医学高等教育多媒体数字化融合教材
供临床医学、中医学、中西医临床医学、医学影像学、
眼视光医学、针灸推拿学、口腔医学等专业使用

临床技能实训教程

主编　逯　晶　邹　芳

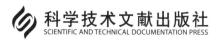

科学技术文献出版社
SCIENTIFIC AND TECHNICAL DOCUMENTATION PRESS

·北京·

图书在版编目（CIP）数据

临床技能实训教程 / 逯晶，邹芳主编. -- 北京：
科学技术文献出版社，2025.3. -- ISBN 978-7-5235
-2001-7

Ⅰ. R4

中国国家版本馆 CIP 数据核字第 2024C8E855 号

临床技能实训教程

策划编辑：张雪峰　　责任编辑：张雪峰　张　睿　　责任校对：张吲哚　　责任出版：张志平

出　版　者	科学技术文献出版社
地　　　址	北京市复兴路15号　邮编 100038
编　务　部	(010) 58882938，58882087（传真）
发　行　部	(010) 58882868，58882870（传真）
邮　购　部	(010) 58882873
官 方 网 址	www.stdp.com.cn
发　行　者	科学技术文献出版社发行　全国各地新华书店经销
印　刷　者	中煤（北京）印务有限公司
版　　　次	2025 年 3 月第 1 版　2025 年 3 月第 1 次印刷
开　　　本	787×1092　1/16
字　　　数	360千
印　　　张	15
书　　　号	ISBN 978-7-5235-2001-7
定　　　价	48.00元

编 委 会

主　编　逯　晶　邹　芳
副主编　方　瑜　郑　玲　文红艳　杨冬梅
编　委（按姓氏笔画为序）

王爱武　湖南中医药大学医学院
文红艳　湖南中医药大学湘杏学院
方　瑜　陕西中医药大学基础医学院
邓　颖　湖南中医药大学研究生院
龙江红　湖南中医药大学第一附属医院
冯惠玲　湖南中医药大学医学院
刘　婵　湖南中医药大学教务处
刘向华　湖南中医药大学第一附属医院
刘艳丽　湖南中医药大学医学院
刘彩霞　湖南中医药大学中西医结合学院
刘惠娜　湖南中医药大学医学院
刘惠敏　湖南中医药大学第一附属医院
许红淼　长沙市第四医院（湖南师范大学附属长沙医院）
杨冬梅　湖南中医药大学医学院
杨毅敬　湖南中医药大学中医学院
肖　莉　湖南中医药大学中医学院
邹　芳　湖南中医药大学医学院
张　莎　陕西中医药大学基础医学院
张小欢　湖南中医药大学医学院
张豪杰　湖南中医药大学第一附属医院
易　纯　湖南中医药大学医学院
郑　玲　湖南医药学院
胡立娟　湖南中医药大学医学院
袁卫红　湖南中医药大学第一附属医院
郭晨璐　湖南中医药大学第一附属医院
逯　晶　湖南中医药大学医学院
蓝文蕖　湖南中医药大学医学院
戴　晴　湖南中医药大学医学院

前　　言

在医学的浩瀚领域中，临床技能是每一位医者攀登医学高峰的必备工具。作为医学知识的实践者和传承者，我们深知临床技能的重要性，并深感有必要将这些宝贵的经验和知识系统地整理、分享给广大的医学专业人士和医学生。

因此，我们怀着对医学事业的无限热爱和对知识传承的敬畏之心，编写了这本《临床技能实训教程》。本书旨在为读者提供一本系统、实用的临床技能学习指南，帮助读者更好地掌握和应用临床技能，提高临床诊治水平。

在编撰过程中，我们力求将最新的临床技能知识融入其中，结合考核评价要点，使本书更具针对性和实用性。我们希望通过本书，能够引导读者深入理解和掌握临床技能的基本理论和基本操作，为他们的临床实践提供坚实的理论支持和技能保障。

此外，我们还特别注重临床技能的实践性和创新性。在书中，我们不仅介绍了传统的临床技能操作方法，还编入了信息化和虚拟教学在课程中的运用程序，列举了医学生现在迫切需求的医疗相关志愿服务活动案例，介绍了中医和西医诊断病案的异同，引导读者关注国家层面倡导的基层服务和中西医并重的理念，激发他们的创新精神和为人民服务的精神。

最后，我们感谢所有为本书编撰付出辛勤劳动和贡献的专家和学者，感谢他们的支持和指导。同时，我们期待更多的医学专业人士和医学生能够加入我们的行列，共同为医学事业的发展贡献自己的力量。

让我们携手共进，在医学的道路上不断前行，为人类的健康事业做出更大的贡献。

逯　晶

目　　录

第一章　体格检查

第一节　基本检查法及生命体征

学习目标

1. 掌握视诊、触诊、叩诊、听诊的方法，重点是触诊、间接叩诊的操作手法；生命体征（T、P、R、BP）的正确检查方法；生命体征检查的临床意义。

2. 熟悉5种叩诊音的声学特点；理解嗅诊对疾病诊断的意义。

3. 了解听诊器的结构和使用方法。

一、基本检查法

（一）视诊

视诊是医师用眼睛来观察被检查者全身或局部表现的诊断方法。视诊可用于全身一般状态和许多体征的检查，如年龄、发育、营养、意识状态、面容、表情、体位、步态、姿势等。局部视诊可了解身体各部分的改变，如皮肤、黏膜、舌苔、头颈、胸廓、腹形、四肢、肌肉、骨骼、关节外形等。但对特殊部位（如鼓膜、眼底等）则需用某些仪器（如耳镜、检眼镜等）帮助检查。视诊最好在间接日光下进行，也可借助灯光，但灯光下不易辨认黄疸和发绀。视诊适用范围很广，能提供重要的诊断资料，有时仅用视诊就可明确一些疾病的诊断，但视诊必须有丰富的医学知识和临床经验做基础，否则会出现视而不见的情况。疾病的临床征象繁多，只有通过深入、敏锐的观察才能发现对确定诊断具有重要意义的临床征象。

（二）触诊

触诊是医师通过手接触被检查部位的感觉进行判断的诊断方法。触诊的适用范围很广，可遍及身体各部，尤以腹部更为重要。触诊还可以对视诊所不能明确的体征进行补充，如皮温、震颤、摩擦感、包块的硬度、压痛等。检查前医师要向患者说明触诊的目的，消除患者的紧张和顾虑，取得患者的密切配合，医师手应温暖，手法应轻柔，以免引起肌肉紧张，影响检查效果。患者应采取适当体位，才能获得满意检查效果。触诊时医师应手脑并用，边检查边思索。注意病变的部位、特点、毗邻关系，以明确病变的性质和来源。根据目的和手法的不同，触诊分浅部触诊法和深部触诊法。

1. 浅部触诊法

浅部触诊时医师用一只手轻轻放在被检查的部位，利用掌指关节和腕关节的协同动作，轻柔地进行滑动触摸（图1-1）。浅部触诊法使腹壁下压约1 cm。浅部触诊适用于体表浅在病变，如关节、软组织，浅部的动脉、静脉、神经，阴囊和精索等的检查和评估。浅部触诊法一般不会引起被检查者痛苦或痛苦较轻，也多不会引起肌肉紧张，因此更有利于检查腹部有无压痛、抵抗感、搏动、包块和某些肿大脏器等。

2. 深部触诊法

深部触诊法主要用于检查腹内脏器和腹腔病变情况。检查时以一只手或两只手重叠，由浅入

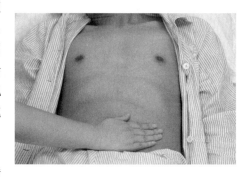

图1-1 浅部触诊法

深，逐渐加压以达到深部，使腹壁下压2 cm以上，有时可达4～5 cm。

（1）深部滑行触诊法：医师以并拢的示、中、环指指端逐渐压向腹腔的脏器或包块，并在其上做上下左右的滑动触摸（图1-2a）。如为肠管或条索状包块，应向与包块长轴相垂直的方向进行滑动触诊。该触诊方法常用于腹腔深部包块和胃肠病变的检查。

（2）双手触诊法：将左手置于被检查脏器或包块的背后部，将被检查部位或脏器推向右手方向，右手进行滑动触摸（图1-2b）。此法除可发挥固定作用外，又可使被检查脏器或包块更接近体表，主要用于肝、脾、肾和腹腔肿物的检查。

（3）深压触诊法：以拇指或并拢的示指、中指逐渐深压，用以探测腹腔深部病变或确定腹腔压痛点（图1-2c），再检查反跳痛，即在深压的基础上迅速将手抬起，并询问被检查者是否瞬间感觉疼痛加剧或观察有无痛苦表情。

（4）冲击触诊法：右手以并拢的中间3个手指与腹壁成70°～90°，置于腹壁上相应部

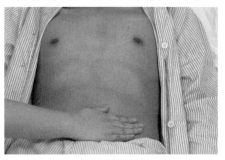

a. 深部滑行触诊法

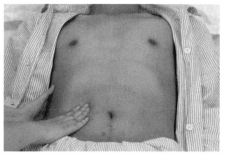

b. 双手触诊法

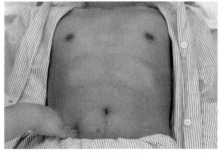

c. 深压触诊法

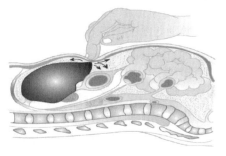

d. 冲击触诊法

图1-2 深部触诊法

位，进行数次急速而较有力的冲击动作（图 1-2d），在冲击时会出现腹腔内脏器官在指端浮沉的感觉，检查时应避免用力过猛。此法一般仅用于大量腹腔积液时肝脾的触诊。

（三）叩诊

叩诊是用手指叩击身体某部表面，使之震动而产生音响，根据震动和声响的特点来判断被检查部位有无异常的一种诊断方法。叩诊在胸、腹部检查中尤为重要。因叩诊的部位不同，被检查者须采取适宜的体位。如叩诊胸部时取坐位或卧位，叩诊腹部时常取仰卧位。

1. 叩诊方法

（1）间接叩诊法：叩诊时左手中指第二指节紧贴于叩诊部位，其他手指稍微抬起，勿与体表接触。右手指自然弯曲，以中指指端叩击左手中指第二指骨的前端，叩击方向应与叩诊部位的体表垂直（图 1-3）。叩诊时应以腕关节与掌指关节的活动为主，避免肘关节及肩关节参加运动。叩击动作要灵活、短促、富有弹性。叩击后右手应立即抬起，以免影响音响的振幅与频率。在一个部位叩诊时，每次只需连续叩击 2 ~ 3 下，如未能获得明确印象，可再连续叩击 2 ~ 3 下，不间断地连续叩击反而不利于对叩诊音的分辨。叩击力量要均匀适中，使产生的声响一致，才能正确判断叩诊音的变化。

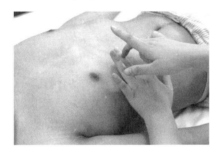
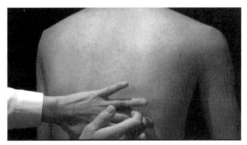

a. 卧位叩诊　　　　　　　　　　b. 坐位叩诊

图 1-3　间接叩诊法

（2）直接叩诊法：用右手中间 3 指的掌面或指端直接拍击或叩击被检查的部位，借拍击或叩击所产生的反响和手指震动感来判断病变情况。此法适用于胸部和腹部范围较广泛的病变，如大量胸腔积液或腹腔积液及气胸等。初学者可通过下面两种方法训练叩诊技巧。

1）右手和右上肢平放桌面或墙壁上，自腕关节处向后屈起右手，中指指尖快速叩击桌面或墙壁，然后迅速抬起至屈腕位，接着再次叩击。

2）左手握住右上肢前臂远端以限制其运动，右手屈腕，中指指尖快速叩击桌面或墙壁，而后恢复屈腕，再次叩击。

2. 叩诊音

被叩诊的组织或脏器因密度、弹性、含气量及体表距离的不同，叩击时所产生的反响即叩诊音亦不同。根据音响的频率、振幅的不同，临床上将叩诊音分为清音、浊音、鼓音、实音、过清音 5 种。

（1）清音：一种频率为 100 ~ 128 次/秒，振动持续时间较长的音响。是正常肺部的叩诊音。

（2）浊音：一种音调较高、音响较弱、振动持续时间较短的叩诊音。正常见于心肺、肝肺重叠处。病理情况下见于肺炎等。

（3）鼓音：一种和谐的乐音，如同击鼓声，与清音相比音响更强，振动持续时间也较长，在叩击含有大量气体的空腔器官时出现。正常见于左前下胸的胃泡区及腹部。病理情况下见于肺内大空洞、气胸、气腹等。

（4）实音：音调较浊音更高、音响更弱、振动持续时间更短的叩诊音。正常见于心、肝分布处。病理情况下见于大量胸腔积液、肺实变等。

（5）过清音：介于鼓音与清音之间的音响，音调较清音低，音响较清音强。见于肺气肿等。

（四）听诊

听诊是以耳或听诊器听取体内或有关部位所发出的声音，并判断其正常与否的一种诊断方法。听诊环境要安静，避免干扰；要温暖、避风以免患者由于肌束颤动而出现附加音；不可隔着衣服听诊，应注意避免体件与皮肤摩擦而产生附加音。听诊时注意力要集中，听肺部时要摒除心音的干扰，听心音时要摒除呼吸音的干扰，必要时嘱患者控制呼吸配合听诊。

1. 间接听诊法

间接听诊法即应用听诊器听诊的方法，可在任何体位使用，对器官运动所发出的声音，还能起到放大作用。此法应用范围广，除心、肺、腹外，还可听取血管音、皮下气肿音等。

听诊器由耳件、体件及软管三部分组成

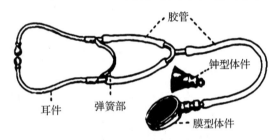

图1-4 听诊器模式图

（图1-4）。体件有两种类型：一种是钟型，适于听取低调声音，使用时应轻触体表被检查部位；另一种是膜型，适于听取高调声音，使用时应紧触体表被检查部位。

2. 直接听诊法

直接听诊法即耳贴附于被检查的体表进行听诊的方法。此法已少用。

（五）嗅诊

嗅诊是以嗅觉判断发自被检查者的异常气味与疾病之间关系的方法。这些异常气味多来自皮肤、黏膜、呼吸道、胃肠道的呕吐物、排泄物、分泌物、脓液与血液等。

二、生命体征

（一）体温（T）

1. 体温测量方法

常用口测法、腋测法和肛测法测定。口温度计水银端细长，肛温度计则较短粗。取体温计，先检查体温计的汞柱是否甩到 35 ℃以下，然后再进行测量。

（1）口测法：常用于神志清楚的成年人，儿童及神志不清患者不宜测口温。被检查者测量前10分钟禁饮开水或冰水，将消毒的体温计置于舌下，然后紧闭口唇，不用口呼吸

（图1-5a），测量5分钟后取出，用干净棉球拭干口腔分泌物后读数并记录。正常值为36.3~37.2 ℃。

（2）腋测法：神志清楚的能配合的成年人或高龄儿童可测腋温。擦干腋下汗液，将体温计置于腋窝深部，上臂将体温计夹紧（图1-5b）。测量10分钟后取出，读数并记录。正常值为36~37 ℃。

（3）肛测法：常用于婴幼儿及神志不清患者体温的测量。被检查者取侧卧位，婴幼儿取俯卧位，将肛门体温计头端涂以润滑剂，徐徐插入肛门，深达体温计长度的一半（图1-5c）。测量5分钟后取出，用酒精棉球消毒后读数并记录。正常值为36.5~37.7 ℃。

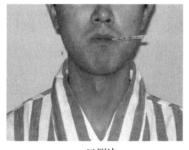
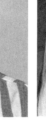
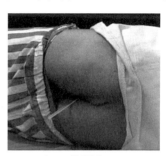

a. 口测法　　　　　　　　　b. 腋测法　　　　　　　　　c.肛测法

图1-5　体温测量

2. 体温测量误差的常见原因

常见原因包括：①测量前未将体温计的汞柱甩到35 ℃以下；②采用腋测法时，未能将体温计夹紧；③检测局部存在冷热物品或刺激。

（二）脉搏（P）

脉搏测量应选择浅表动脉，一般触桡动脉搏动（图1-6）。

1. 操作过程

被检查者取坐、卧位均可，伸出前臂，取自然或舒适位置。医师以示指、中指、环指指腹平放在被检查者手腕桡动脉搏动处，边看时间边计脉搏次数，至少计数30秒，两侧都需触诊至少30秒，以做对比了解其对称性。正常成年人脉率为60~100次/分。

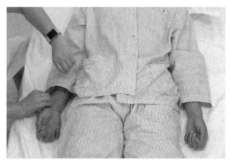

图1-6　脉搏测量

2. 注意事项

除计数脉率外，还应注意脉律是否规整，强弱是否相同，并注意血管紧张度，有无条索状、纤曲或结节状等。根据需要也可检查颞动脉、颈动脉、肱动脉、股动脉、足背动脉的搏动情况。

（三）呼吸（R）

1. 操作过程

被检查者取舒适的坐位或能反映自然呼吸频率的体位。医师边看时间边计胸部起伏次数,至少计数30秒或1分钟,并记录,正常为12～20次/分。

2. 注意事项

呼吸细弱不易察觉时,可用少许棉花纤维置于被检查者鼻孔前方,观察棉花吹动频率。同时注意呼吸节律和深度,是否存在快慢、深浅不一,有无潮式呼吸、间停呼吸及叹息样呼吸等。

（四）血压（BP）

1. 血压测量方法

（1）被检查者安静休息5～10分钟。

（2）取仰卧位或坐位,被测上肢（一般为右上肢）裸露,上臂自然伸直并轻度外展,使肱动脉、血压计0点、右心房（坐位平第4肋软骨,平卧位平腋中线）在同一水平。

（3）打开血压计水银柱开关,使水银与"0"平行。

（4）袖带气囊部分对准肱动脉,袖带上的两条胶管置于肘窝肱动脉两侧,贴于皮肤缚于上臂,松紧度合适（可插入1指）,袖带下缘应距肘弯横纹上约2.5 cm。

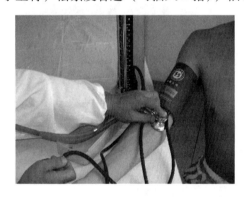

图1-7　血压测量

（5）医师先于肘窝处触知肱动脉搏动,再将听诊器胸件置于肘窝处肱动脉上,轻压听诊器胸件与皮肤密接,不可压得太重,更不可塞入袖带内（图1-7）。

（6）向袖带内充气,边充气边听诊,待肱动脉搏动音消失,再将汞柱升高30 mmHg后,开始缓慢放气,使汞柱缓慢下降（2～6 mmHg/s）,两眼平视,根据听诊结果读出血压值。根据Korotkoff 5期法,首先听到的响亮拍击声（第1期）代表收缩压,随后拍击声有所减弱和带有柔和吹风样杂音为第2期,在第3期当压力进一步降低而动脉血流量增加后,拍击声增强和杂音消失,然后音调突然变得沉闷为第4期,最终声音消失即达第5期。第5期的血压值即舒张压。对于妊娠女性、严重贫血、甲状腺功能亢进、主动脉瓣关闭不全及Korotkoff音不消失者,可以将第4期作为舒张压读数,或舒张压也可以同时记录两个数值,如血压150/84～56 mmHg。血压至少应测量2次,间隔1～2分钟;如收缩压或舒张压2次读数相差5 mmHg以上,应再次测量,以3次读数的平均值作为测量结果。解下袖带,向右侧倾斜血压计约45°,使水银柱内水银进入水银槽内后关闭开关,整理好后放入血压计盒内,将气球挂在盒内特制的钩卡上或右侧角处,不可随便放于盒内,以避免气球上的铁器压碎水银柱的玻管,损坏血压计。

（7）必要时测量下肢血压。测下肢血压的方法与测上肢血压基本相同,但被检查者应采取俯卧位,选用较宽的袖带,将气袖束于腘窝上部3～4 cm处,测量腘动脉的压力。

2. 血压标准

正常成年人血压为90～139/60～89 mmHg,双侧上肢血压正常可相差<10 mmHg,下肢血压较上肢高20～40 mmHg。

（1）高血压:至少3次非同日血压值达到或超过140/90 mmHg,或仅舒张压或仅收缩压达到标准，即可认为有高血压。如果仅收缩压达到标准则称为单纯收缩期高血压。绝大多数是原发性高血压，约5%为继发性或症状性高血压。

（2）低血压：凡血压低于90/60 mmHg时称低血压，见于休克、心肌梗死、急性心脏压塞等。

（3）双侧上肢血压差别显著：双上肢血压差别超过10 mmHg，见于多发性大动脉炎或先天性动脉畸形等。

（4）上、下肢血压差异常：如下肢血压低于上肢，见于主动脉缩窄，胸、腹主动脉型大动脉炎等。

（5）脉压改变：脉压≥60 mmHg，为脉压增大，见于甲状腺功能亢进、主动脉瓣关闭不全等；脉压＜30 mmHg，则为脉压减小，见于主动脉瓣狭窄、心包积液及严重心力衰竭。

第二节　一般检查

学习目标

1. 掌握全身状态检查的内容；意识障碍、病态面容、异常步态的表现特征；皮肤检查的内容和检查方法；浅表淋巴结检查顺序及方法。

2. 熟悉发育、营养状态判断的指标和标准；皮肤异常体征的临床意义；浅表淋巴结检查的内容和检查方法。

一、全身状态检查

（一）发育

通常以年龄、智力及体格成长状态之间的关系来判定，以良好、中等、差来表示。通过对身体各部测量，如身高、上半身（从头顶至耻骨联合上缘）及下半身（耻骨联合上缘至足底）长度、指距（两上肢平伸外展与肩平时，左右手中指尖的距离）、体重及第二性征来确定身材高矮，身体各部及体型是否匀称。

（二）营养

观察皮肤、皮下脂肪及肌肉发育状况，做出良好、中等、不良之分级。临床上常见的营养状态异常包括营养不良和营养过度。

1. 营养不良

营养不良由摄食不足、消化障碍和消耗增多引起。体重低于正常体重的10%称消瘦，极度消瘦者称恶病质。

2. 营养过度

营养过度是体内中性脂肪过多积聚的表现。超过标准体重20%以上者为肥胖，分为外源性肥胖和内源性肥胖。

（三）意识状态

意识状态是大脑功能活动的综合表现，即对环境的知觉状态。判断意识状态多采用问诊，通过交谈了解被检查者思维、反应、情感、计算及定向力等方面情况。对较严重者，还应进行痛觉试验、瞳孔对光反射、角膜反射等检查。正常人意识清晰。意识障碍包括以下几点。

1. 嗜睡

嗜睡是最轻的意识障碍，是一种病理性嗜睡，患者陷入持续的睡眠状态，可被唤醒，并能正确回答和做出各种反应，但当刺激去除后很快又再入睡。

2. 意识模糊

意识模糊是意识水平轻度下降，较嗜睡深的一种意识障碍。患者能保持简单的精神活动，但对时间、地点、人物的定向能力发生障碍。

3. 昏睡

昏睡是接近于人事不省的意识状态。患者处于熟睡状态，不易唤醒。虽在强烈刺激下（如压迫眶上神经、摇动患者身体等）可被唤醒，但很快又再入睡。醒时答话含糊或答非所问。

4. 昏迷

昏迷是严重的意识障碍，表现为意识持续地中断或完全丧失。按其程度可分为三阶段。

（1）轻度昏迷：意识大部分丧失，无自主运动，对声、光刺激无反应，对疼痛刺激尚可出现痛苦的表情或肢体退缩等防御反应。角膜反射、瞳孔对光反射、眼球运动、吞咽反射等可存在。

（2）中度昏迷：对周围事物及各种刺激均无反应，对剧烈刺激可出现防御反射。角膜反射减弱，瞳孔对光反射迟钝，眼球无转动。

（3）深度昏迷：对各种刺激全无反应，深、浅反射均消失。

此外，还有一种以兴奋性增高为主的高级神经中枢急性活动失调状态，称为谵妄。表现为意识模糊、定向力丧失、幻觉、错觉、躁动不安、言语杂乱。谵妄可发生于急性感染的发热期间，也可见于某些药物中毒（如颠茄类药物中毒、急性酒精中毒）、代谢障碍（如肝性脑病）、循环障碍或中枢神经疾病等。

（四）体位

体位是指被检查者身体所处的状态。

1. 自主体位

身体活动自如，不受限制。见于正常人、轻症和疾病早期患者。

2. 被动体位

患者不能自己调整或变换身体的位置。见于极度衰竭或昏迷。

3. 强迫体位

为减轻痛苦，被迫采取某种特殊的体位。常见的：①强迫仰卧位，双腿蜷曲，见于急性腹膜炎等；②强迫俯卧位，见于脊柱疾病；③强迫侧卧位，见于一侧胸膜炎和大量胸腔积液的患者；④强迫坐位，亦称端坐呼吸，见于心、肺功能不全者；⑤强迫蹲位，见于发绀型先天性心脏病；⑥强迫停立位，见于心绞痛；⑦辗转体位，见于胆石症、胆道蛔虫病、肾绞痛等；⑧角弓反张多见于破伤风及小儿脑膜炎。

（五）面容

1. 急性病容

面色潮红，兴奋不安，鼻翼煽动，表情痛苦。多见于急性感染性疾病，如肺炎链球菌肺炎、流行性脑脊髓膜炎等。

2. 慢性病容

面容憔悴，面色晦暗或苍白无华，目光暗淡。见于慢性消耗性疾病，如恶性肿瘤、严重结核病等。

3. 贫血面容

面色苍白，表情疲惫。见于各种原因所致的贫血。

4. 肾病面容

眼睑、颜面水肿，舌缘有齿痕。见于肾脏疾病。

5. 肝病面容

面色晦暗，有褐色色素沉着。见于慢性肝脏疾病。

6. 甲状腺功能亢进面容

面容惊愕，眼裂增宽，眼球凸出，目光炯炯，兴奋不安，烦躁易怒。见于甲状腺功能亢进症（图1-8a）。

7. 黏液性水肿面容

面色苍黄，颜面水肿，睑厚面宽，目光呆滞，反应迟钝。见于甲状腺功能减退。

8. 二尖瓣面容

面色晦暗、双颊紫红、口唇轻度发绀。见于风湿性心瓣膜病二尖瓣狭窄（图1-8b）。

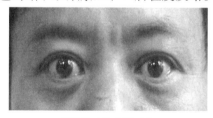
a. 甲状腺功能亢进面容

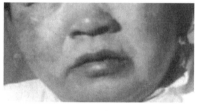
b. 二尖瓣面容

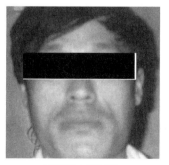
c. 肢端肥大症面容

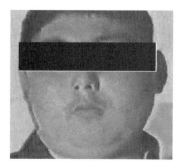
d. 满月面容

图1-8 几种常见病容

9. 肢端肥大症面容

头颅增大，面部变长，下颌增大、向前突出，眉弓及两颧隆起，耳鼻增大。见于肢端肥大症（图1-8c）。

10. 伤寒面容

表情淡漠，反应迟钝呈无欲状态。见于肠伤寒、脑脊髓膜炎、脑炎等高热衰竭患者。

11. 面具面容

面部呆板、无表情，似面具样。见于帕金森病、脑炎等。

12. 满月面容

面圆如满月，皮肤发红，常伴痤疮和胡须生长。见于库欣综合征及长期应用糖皮质激素者（图1-8d）。

（六）步态

步态是指行走时所表现的姿态。正常人步态稳健，常见的异常步态如下。

1. 蹒跚步态

走路时身体左右摇摆似鸭行。见于维生素D缺乏症、大骨节病等。

2. 醉酒步态

行走时躯干重心不稳，步态紊乱不准确如醉酒状。见于小脑疾病、酒精中毒等。

3. 共济失调步态

起步时一脚高抬，骤然垂落，且双目向下注视，两脚间距很宽，以防身体倾斜，闭目时则不能保持平衡。见于脊髓痨患者。

4. 慌张步态

起步后小步急速趋行，身体前倾，有难以止步之势（图1-9a）。见于帕金森病。

5. 跨阈步态

由于患足下垂，行走时必须抬高下肢才能起步（图1-9b）。见于腓总神经麻痹。

6. 剪刀步态

由于双下肢肌张力增高，尤以伸肌和内收肌张力增高明显，移步时下肢内收过度，两腿

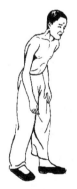 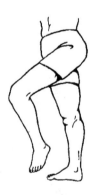 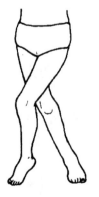 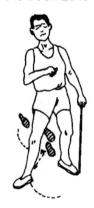

a. 慌张步态　　　　b. 跨阈步态　　　　c. 剪刀步态　　　　d. 偏瘫步态

图1-9　几种常见异常步态

交叉呈剪刀状（图1-9c）。见于脑性瘫痪与截瘫患者。

7. 间歇性跛行

步行中，因下肢突发性酸痛乏力，患者被迫停止行进，需稍休息后方能继续行进。见于高血压、动脉硬化患者。

8. 偏瘫步态

偏瘫侧上肢屈曲、内旋，下肢伸直，行走时下肢先外展，再内收，呈划圆弧状，也称划圈步态（图1-9d）。多见于脑血管意外。

二、皮肤

（1）颜色：注意色泽改变（潮红、苍白、发绀、黄染及色素沉着或脱失）及其部位和范围。观察黄疸时应在天然光线下进行。轻度黄疸只能自巩膜的颜色察觉。

（2）湿度：皮肤湿度与皮肤的排泌功能有关。包括无汗干燥、多汗、盗汗、冷汗等情况。

（3）弹性：用示指和拇指将皮肤捏起，然后松开。皮肤弹性良好时在捏过后很快恢复常态，弹性减退时皱褶消退缓慢（图1-10）。

（4）皮疹：注意形态色泽及分布部位。

（5）出血点与紫癜：注意大小、形态及分布部位。

（6）蜘蛛痣：由一支中央小动脉和向外辐射的多个细小血管组成，形如蜘蛛。检查时用尖头钝物压迫中央小动脉，周围扩张的分支小血管则充血消失。

（7）毛发：观察色泽、有无脱落、分布状况。

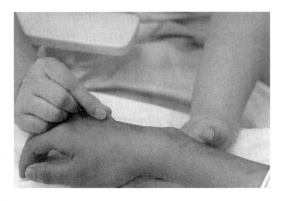

图1-10　皮肤弹性检查

（8）水肿：一般多观察眼睑、小腿胫骨前、踝部，卧位被检查者应注意枕部与腰骶部。水肿部位用手指按压后出现凹陷者为凹陷性水肿。应根据水肿范围及不同病因判定水肿程度为轻、中、重度。

三、淋巴结

正常淋巴结为绿豆大小，有时可达黄豆大小，因不同部位而异，一般无压痛。

（一）浅表淋巴结

耳前、耳后、枕部、颌下、颏下、颈部、锁骨上窝、腋窝、滑车上、腹股沟、腘窝等。

（二）检查内容

数目、大小、质地、压痛、活动度、与周围组织的关系、皮肤有无改变等。

（三）检查方法（部分）

（1）颌下：医师用右手扶被检查者的头部，使头倾向右前下方，再以左手（四指并拢）触摸右颌下淋巴结。同前法用右手检查左颌下淋巴结。

（2）颈部：双手四指并拢，分别检查左右两侧，每侧以胸锁乳突肌为界，分前后两区，依次检查。

（3）锁骨上窝：双手四指并拢，分别触摸两侧锁骨上窝处。

（4）腋窝：医师以左手托起被检查者左前臂稍屈曲外展，右手四指并拢，稍弯曲，插入被检查者腋窝。同样方法用左手检查右侧腋窝。

（5）滑车上淋巴结：左手扶托被检查者左前臂，以右手在滑车上方的肱二头肌和肱三头肌肌间沟部位由浅入深地进行触摸。同样方法用左手检查右滑车上淋巴结。

（6）腹股沟：被检查者平卧，下肢伸直，医师用手触摸。

（四）检查顺序

检查时应按一定的顺序进行，以免遗漏。顺序为耳前、耳后、颌下、颏下、颈部（颈前、颈后）、锁骨上、腋窝（尖群、中央群、胸肌群、肩胛下群、外侧群）、滑车上、腘窝淋巴结（图1-11）。

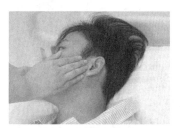
a. 耳前淋巴结检查

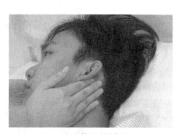
b. 耳后淋巴结检查

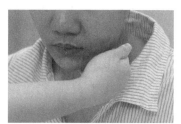
c. 颌下淋巴结检查

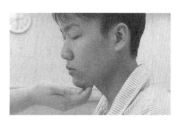
d. 颏下淋巴结检查

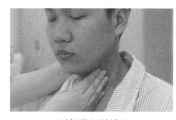
e. 颈部淋巴结检查

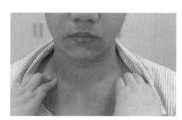
f. 锁骨上淋巴结检查

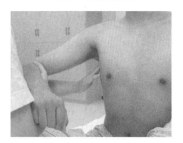
g. 腋窝淋巴结检查

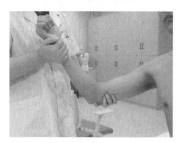
h. 滑车上淋巴结检查

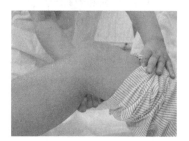
i. 腘窝淋巴结检查

图 1-11　浅表淋巴结检查

第三节 头颈部检查

学习目标

1. 掌握瞳孔对光反射、集合反射、眼球运动；睑结膜、鼻窦、扁桃体、颈部血管、甲状腺、气管的检查方法。

2. 熟悉头颈部检查的内容；眼、耳、鼻、口腔及颈部血管、甲状腺、气管检查异常的临床意义。

一、头部

（一）头颅

注意头颅形状、大小及毛发分布、头围。

（二）眼

（1）眼眉：有无稀疏、脱落。

（2）眼睑：注意水肿、睑裂大小和上睑下垂。

（3）眼球：注意突出、下陷、震颤和眼球四向运动与集合反射。检查眼球运动时，医师置目标物（棉签或手指）于被检查者眼前 30~40 cm 处，嘱被检查者固定头部，眼球随目标按左→左上→左下，右→右上→右下 6 个方向的顺序移动（图 1-12）。

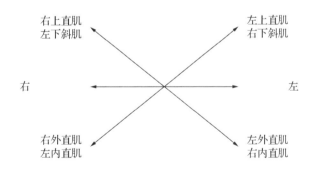

图 1-12 眼球 6 个方向的运动及配偶肌

（4）结膜：注意充血、苍白、水肿、出血点。检查下睑结膜时，检查者用拇指向下按被检查者下睑，同时嘱其向上方注视，则下睑结膜露出（图 1-13a）。检查上睑结膜时，检查者用拇指及示指捏住被检查者上睑皮肤，嘱其向正下注视，并迅速将上睑翻转，则可观察上睑结膜（图 1-13b）。

（5）巩膜：注意颜色。检查时用拇指轻轻向上压住上睑，嘱被检查者向内下看，即可观察到全部巩膜，注意要在天然光线下进行检查。

（6）角膜：注意透明度、溃疡和瘢痕、老年环、凯-弗环（K-F 环）。

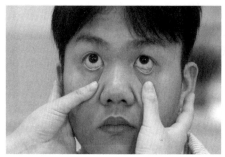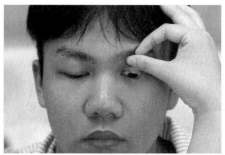

a. 下睑结膜检查   b. 上睑结膜检查

图 1-13   结膜检查

（7）瞳孔：注意大小、形状、两侧是否对称，检查对光反射、调节反射和集合反射。检查对光反射时应在较暗处，令被检查者向前看，检查者将手电筒的光线自侧方迅速照射眼睛，可见同侧瞳孔收缩，同时可见对侧瞳孔伴随收缩。在检查间接对光反射时，应将手置于鼻梁中间遮挡光线。根据反应速度记明灵敏、迟钝或消失。

调节反射和集合反射是检查被检查者注视由远移近的物体时所出现的适应性反射。检查调节反射时，检查者可让被检查者注视远方数秒后，立即注视面前仅数厘米处检查者的手指，此时出现两眼瞳孔缩小；检查集合反射时，嘱被检查者凝视检查者的示指，自远处（1 m外）向近处逐渐移动手指，观察眼球的内聚。

（三）耳

注意耳郭畸形，痛风石、外耳道分泌物与疖肿，乳突压痛及听力（粗试）。

检查外耳道时，嘱被检查者面向一侧，检查者用一只手的拇指及示指将耳郭向外上方牵拉，使耳道伸直，进行观察。

（四）鼻

注意鼻翼煽动、堵塞、分泌物、穿孔、鼻窦压痛。

（1）鼻中隔穿孔：用手电光线照射一侧鼻孔，检查者从另一鼻孔观察有无光线透过。

（2）鼻窦压痛：检查者用双手拇指分别按压两侧鼻窦，其余四指置于两侧固定头部。具体方法如下。①额窦：检查者双手置于两侧颞部，双手拇指分别置于被检查者左右眼眶上方稍内，稍用力向后按压。②筛窦：检查者双手置于颞部，双手拇指分别置于被检查者鼻根部与眼内角交界处向后方按压。③上颌窦：检查者双手置于被检查者两侧耳后，双手拇指分别于左右眼眶下缘稍下方向后按压。

（五）口

（1）唇：颜色、疱疹、口角炎。

（2）齿：龋齿、缺齿、残齿、义齿。

（3）齿龈：红肿、溢脓、退缩、出血、铅线。

（4）舌：颜色、乳头、舌苔、伸舌有无偏斜。

（5）颊黏膜：溃疡、出疹、出血点、色素沉着、腮腺导管开口。

（6）扁桃体：注意大小、颜色、脓性渗出。大小分 3 度：Ⅰ 度未过腭咽弓，Ⅱ 度超过腭咽弓未过中线，Ⅲ 度超过中线（图 1-14）。

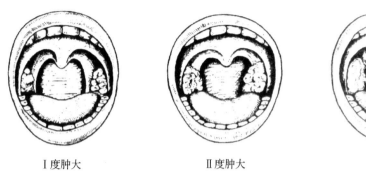

Ⅰ度肿大　　　　　　　　Ⅱ度肿大　　　　　　　　Ⅲ度肿大

图 1-14　扁桃体位置及肿大分度

（7）咽：颜色、渗出、肿胀、咽后壁淋巴滤泡。

（8）喉：发音。

检查口腔时，嘱被检查者张口，利用手电光或天然光，借助压舌板由外向内观察，然后用压舌板按压舌的前 2/3，让被检查者发出"啊……"音使软腭上升，以暴露咽部及扁桃体。

二、颈部

（一）外形、姿势与运动

正常人颈部直立，两侧对称，活动自如。

观察被检查者是否存在以下异常改变：①头不能抬起；②斜颈；③颈部活动受限疼痛。

（二）抵抗感度

检查颈部有无抵抗或强直。

方法：被检查者仰卧，去枕头，双腿平伸。检查者用两手将被检查者头部轻轻向左右转动，然后将左手放在被检查者后枕部，轻抬头部向前屈曲，注意有无抵抗或强直感觉。

（三）血管

正常人坐、立位时颈外静脉不显露，平卧时可稍充盈，但限于锁骨上缘至下颌角距离的下 2/3 以内。若取 30°～45°角的半卧位时静脉充盈度超过正常水平称颈静脉怒张，提示静脉压增高，见于右心衰竭、缩窄性心包炎、心包积液及上腔静脉阻塞综合征，以及胸腔、腹腔压力增加等情况。颈静脉搏动可见于三尖瓣关闭不全等。

正常人颈动脉搏动微弱或看不见，安静状态下颈动脉明显搏动，见于主动脉瓣关闭不全、高血压、甲状腺功能亢进及严重贫血等。因颈动脉和颈静脉都可能发生搏动，故应鉴别。一般静脉搏动柔和，范围弥散，触诊时无搏动感；动脉搏动比较强劲，为膨胀性，搏动感明显。

听诊血管杂音时，被检查者取坐位，在颈部、锁骨上区听诊，注意杂音出现的部位、强度、性质、音调及传导方向。如在颈部大血管区听到血管杂音，应考虑颈动脉或椎动脉狭窄。在锁骨上窝处听到杂音，则可能为锁骨下动脉狭窄。颈静脉杂音常出现于右侧颈下部，它随体位变动、转颈、呼吸等改变其性质，故与动脉杂音不同。在右锁骨上窝听到低调、柔和、连续性杂音，则可能为颈静脉血流快速流入上腔静脉口径较宽的球部所产生的。

（四）甲状腺

注意大小、质地、压痛、结节、震颤、血管杂音。

方法：检查甲状腺峡部，检查者用示指（站在被检查者后方）或拇指（站在被检查者前方）从胸骨上切迹向上触摸，同时让被检查者做吞咽运动，甲状腺峡部可随吞咽运动而上下移动。触诊甲状腺侧叶，前面触诊时，一只手拇指施压于一侧甲状软骨，将气管推向对侧，另一只手示、中指在对侧胸锁乳突肌后缘向前推挤甲状腺侧叶，拇指在胸锁乳突肌前缘触诊，配合吞咽动作，同法检查另一侧；后面触诊时，一只手示、中指施压于一侧甲状软骨，将气管推向对侧，另一只手拇指在对侧胸锁乳突肌后缘向前推挤甲状腺，示、中指在其前缘触诊甲状腺侧叶，同法检查另一侧。检查震颤时可将示指和中指并拢轻放在甲状腺上进行感触。血管杂音须用听诊器听取。不能看出但可触及为Ⅰ度（正常），可以看出但在胸锁乳突肌以内为Ⅱ度，超过者为Ⅲ度（图1-15）。

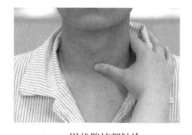 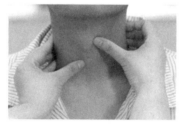 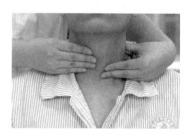

a. 甲状腺峡部触诊　　　　　b. 前面触诊甲状腺侧叶　　　　　c. 后面触诊甲状腺侧叶

图1-15　甲状腺触诊

（五）气管

检查时，将右手示指及环指分别置于两侧胸锁关节上，然后将中指置于气管正中，观察中指是否在示指与环指的正中间（图1-16）。也可直接用示指、中指二指先后触压气管与胸锁关节两侧的空隙，比较两侧空隙的大小来判断气管是否有偏移。

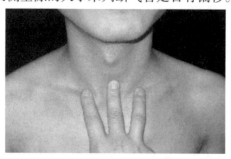

图1-16　气管检查法

第四节　胸部与肺部检查

学习目标

1. 掌握胸壁、乳房检查的方法和内容，了解乳房的常见病变；掌握胸肺部视、触、叩、听的方法，重点掌握叩诊与听诊的方法及主要内容；掌握正常和异常呼吸音的种类和听诊特点；掌握肺部常见病的典型体征。

2. 熟悉胸部常用体表标志、划线及分区的意义。

一、胸部体表标志

（一）天然标志

（1）锁骨上窝。

（2）胸骨上窝。

（3）肋骨、肋间：胸骨柄与胸骨体交界处，稍隆起，称胸骨角。胸骨角两旁为左、右第 2 肋骨，其下为第 2 肋间。其他肋骨肋间可依次类推。

（4）腋窝。

（5）肩胛间区。

（6）脊柱：首先确定第 7 颈椎。检查时嘱被检查者低头，检查者从颈椎处由上向下触摸，开始触到的隆起椎体即第 7 颈椎。其他椎体可依此类推。肩胛下角作为第 7 或第 8 肋骨水平或第 8 胸椎水平的标志。

（二）人工划线

（1）前正中线。

（2）锁骨中线：锁骨中线是指通过锁骨两端正中的前正中线的平行线。标记方法：用直尺测量出锁骨胸骨端和锁骨肩峰端之间的中点，从此点用皮尺向胸部引出与前正中线的平行线，即锁骨中线。测量锁骨中线与前正中线的距离，并记录。

（3）腋前线、腋中线、腋后线。

（4）肩胛下角线。

（5）后正中线。

二、胸壁、胸廓与乳房

（一）胸壁

1. 胸壁静脉

医师将右手示指和中指并拢压在静脉上，然后一指紧压静脉向外滑动，挤出该段静脉内血液，至一定距离后放松该手指，另一指紧压不动，看静脉是否充盈，如迅速充盈，则血流方向是从放松的一端流向紧压手指的一端。同法放松另一指，观察静脉充盈速度，即可看出血流方向。上腔静脉阻塞时血流方向自上而下，下腔静脉阻塞时血流方向自下而上。

2. 皮下气肿

胸部皮下气肿多由肺、气管、胸膜或食管受损后，气体逸出积存于皮下所致。胸部皮下气肿严重者气体可蔓延至颈部、腹部或其他部位的皮下。以手按压皮下气肿的皮肤，可出现捻发感或握雪感。用听诊器按压皮下气肿部位可听到捻发音。

3. 胸壁压痛

肋间神经炎、肋软骨炎、胸壁软组织炎及肋骨骨折的患者，胸壁受累的局部可有压痛。白血病患者骨髓异常增生，常有胸骨压痛和叩击痛（图1-17）。

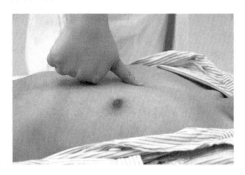

图1-17　胸骨压痛检查

4. 肋间隙

正常情况下肋间隙无回缩或膨隆。吸气时肋间隙回缩提示胸外大气道阻塞。肋间隙广泛膨隆见于大量胸腔积液、张力性气胸或严重肺气肿患者用力呼气时；肋间隙局部膨出见于胸壁肿瘤、主动脉瘤或婴儿和儿童心脏明显肿大者。

（二）胸廓

正常胸廓两侧大致对称，呈椭圆形。成年人胸廓的前后径与左右径的比例约为1:1.5，小儿和老年人胸廓的前后径略小于左右径或几乎相等，呈圆柱形。常见的胸廓外形改变如下。

1. 扁平胸

胸廓前后径不及左右径的一半，呈扁平状（图1-18a）。

2. 桶状胸

胸廓前后径与左右径几乎相等，甚或超过左右径，呈圆桶状（图1-18b）。常见于严重肺气肿患者，老年或矮胖体形者亦可发生。

3. 佝偻病胸

佝偻病患儿下胸部前面的肋骨常外翻，沿膈附着的胸壁部分向内凹陷形成肋膈沟。若胸骨剑突处显著内陷，形似漏斗，称为漏斗胸（图1-18c）。胸廓的前后径略长于左右径，其上下距离较短，胸骨下端前突，胸廓前侧壁肋骨凹陷，称为鸡胸（图1-18d）。佝偻病串珠指沿胸骨两侧各肋软骨与肋骨交界处常隆起，形似串珠状。

4. 胸廓一侧变形

胸廓一侧膨隆多见于气胸、大量胸腔积液或一侧严重代偿性肺气肿。胸廓一侧平坦或下陷常见于肺不张、广泛性胸膜增厚和粘连、肺纤维化等。

5. 胸廓局部隆起

胸廓局部隆起可见于心脏明显肿大、大量心包积液、主动脉瘤及胸内或胸壁肿瘤等，亦可见于肋软骨炎和肋骨骨折等。

6. 脊柱畸形引起的胸廓改变

因脊柱前凸、后凸或侧凸，导致胸廓两侧不对称，肋间隙增宽或变窄，常见于脊柱结核

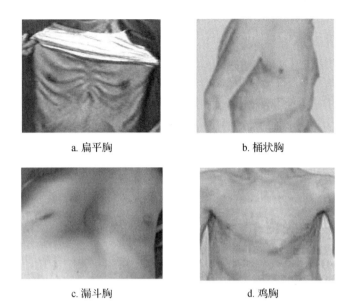

a. 扁平胸　　　　　　　　　b. 桶状胸

c. 漏斗胸　　　　　　　　　d. 鸡胸

图 1-18　胸廓常见畸形

等。严重者可引起呼吸、循环功能障碍，胸腔内器官与表面标志的关系发生改变。

（三）乳房

正常儿童及男子乳房一般不明显，乳头位置大约在锁骨中线第 4 肋间隙。正常女性乳房在青春期逐渐增大呈半球形。

1. 视诊

（1）对称性：一侧乳房明显增大见于先天畸形、囊肿、炎症或肿瘤等。一侧乳房明显缩小多为发育不全。

（2）表面情况：乳房皮肤发红提示局部炎症或乳腺癌所致癌性淋巴管炎。前者常伴局部肿、热、痛，后者局部皮肤常呈深红色，因毛囊及毛囊孔明显下陷，故呈"橘皮"或"猪皮"样外观，可见皮肤浅表血管，不伴热、痛。

（3）乳头：应注意乳头的位置、大小，两侧是否对称，乳头回缩，如系自幼发生，为发育异常；如为近期发生则可能为乳腺癌。乳头出现分泌物提示乳腺导管病变。出血最常见于导管内良性乳头状瘤，亦见于乳腺癌患者。乳头分泌物由清亮变为绿色、紫色或黄色，常见于慢性囊性乳腺炎。

（4）皮肤回缩：乳房皮肤回缩可由外伤或炎症导致。如无确切的乳房急性炎症的病史，则常提示恶性肿瘤的存在。

（5）腋窝和锁骨上窝：注意有无红肿、包块、溃疡、瘘管和瘢痕等。

2. 触诊

（1）触诊时医师坐在被检查者的侧方，被检查者取坐位或仰卧位（肩下垫以小枕头），先两臂下垂，然后双臂高举超过头部或双手叉腰再行检查。

（2）触诊先由健侧乳房开始，后检查患侧。

（3）医师的手指和手掌应平置在乳房上，应用指腹，轻施压力，以旋转或来回滑动进行触诊。

（4）有序检查乳腺的外上、外下、内下、内上、中央 5 个部位（图 1–19）及腋窝、锁骨上窝及颈部淋巴结区。

（5）触诊乳房时应注意下列物理征象：①质地和弹性；②压痛；③包块（部位、大小、外形、质地、压痛、活动度）；④腋窝、锁骨上窝及颈部淋巴结有无肿大或其他异常。

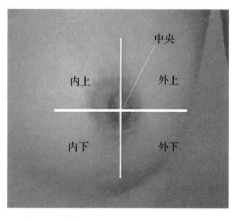

图 1–19　乳房的分区

三、肺部和胸膜

（一）视诊

1. 呼吸运动

正常人在静息状态下呼吸运动稳定而有节律。男性和儿童以腹式呼吸为主；女性以胸式呼吸为主。

上呼吸道部分阻塞患者，出现胸骨上窝、锁骨上窝及肋间隙向内凹陷，称为"三凹征"。因吸气时间延长，又称为吸气性呼吸困难，常见于气管阻塞，如气管肿瘤、异物等。反之，下呼吸道阻塞患者，出现肋间隙膨隆，因呼气时间延长，又称为呼气性呼吸困难，常见于支气管哮喘和阻塞性肺气肿。

2. 呼吸频率

正常成年人静息状态下，呼吸为 12～20 次/分，呼吸与脉搏之比为 1：4。

（1）呼吸过速：指呼吸频率超过 20 次/分。见于发热、贫血、甲状腺功能亢进及心力衰竭等。一般体温升高 1 ℃，呼吸大约增加 4 次/分。

（2）呼吸过缓：指呼吸频率低于 12 次/分。见于麻醉剂或镇静剂过量和颅内压增高等。

（3）呼吸深度的变化：呼吸浅快，见于呼吸肌麻痹、严重鼓肠、腹腔积液和肥胖等，以及肺部疾病，如肺炎、胸膜炎、胸腔积液和气胸等。呼吸深快，见于剧烈运动。情绪激动或过度紧张时，亦常出现呼吸深快，并有过度通气的现象。当严重代谢性酸中毒时，出现深快的呼吸，称为库斯莫尔呼吸，见于糖尿病酮症酸中毒和尿毒症酸中毒等。

3. 呼吸节律

（1）潮式呼吸：又称陈–施（Cheyne-Stokes）呼吸。是一种由浅慢逐渐变为深快，然后再由深快转为浅慢，随之出现一段呼吸暂停后，又开始如上变化的周期性呼吸。潮式呼吸周期可长达 30 秒至 2 分钟，暂停期可持续 5～30 秒（图 1–20a）。

（2）间停呼吸：又称比奥（Biots）呼吸。表现为有规律呼吸几次后，突然停止一段时间，又开始呼吸，即周而复始的间停呼吸（图 1–20b）。多见于中枢神经系统疾病，如脑炎、脑膜炎、颅内压增高及某些中毒，如糖尿病酮症酸中毒、巴比妥中毒等。间停呼吸较潮式呼吸更为严重，常在临终前发生。

（3）抑制性呼吸：此为胸部发生剧烈疼痛所致的吸气相突然中断，呼吸运动短暂地突然受到抑制，患者表情痛苦，呼吸较正常浅而快。常见于急性胸膜炎、胸膜恶性肿瘤、肋骨骨折及胸部严重外伤等。

（4）叹气样呼吸：表现为在一段正常呼吸节律中插入一次深大呼吸，并常伴有叹息声（图1-20c）。此多为功能性改变，见于神经衰弱、精神紧张或抑郁症。

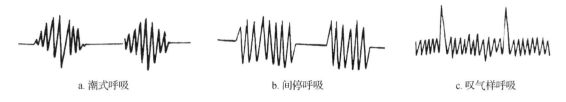

a. 潮式呼吸　　　　　　　　　　b. 间停呼吸　　　　　　　　　　c. 叹气样呼吸

图1-20　常见异常呼吸节律

（二）触诊

1. 胸廓扩张度

检查前胸部扩张度时，医师手掌和伸展的手指置于胸廓下面的前侧部，左右拇指分别沿两侧肋缘指向剑突；检查后胸部扩张度时，则将两手平置于被检查者背部，约于第10肋骨水平，拇指与中线平行，并将两侧皮肤向中线轻推。嘱被检查者做深呼吸运动，观察比较两手的动度是否一致（图1-21）。一侧胸廓扩张受限，见于大量胸腔积液、气胸、胸膜增厚和肺不张等。

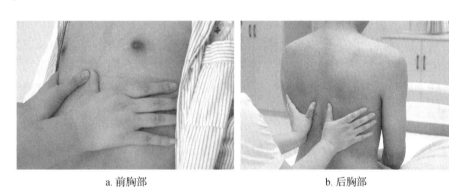

a. 前胸部　　　　　　　　　　　　b. 后胸部

图1-21　胸廓扩张度检查

2. 语音震颤

发声引起胸壁振动被触知称为语音震颤。检查时将左右手掌的尺侧缘或掌面轻放于两侧胸壁的对称部位，然后嘱被检查者用同等的强度重复发"yi"长音，自上至下，从内到外，两侧交叉对比，注意两侧相应部位语音震颤有无增强或减弱（图1-22）。

（1）语音震颤减弱或消失主要见于：①肺泡内含气量过多，如肺气肿；②支气管阻塞，如阻塞性肺不张；③大量胸腔积液或气胸；④胸膜高度增厚粘连；⑤胸壁皮下气肿。

（2）语音震颤增强主要见于：①肺组织实变，如大叶性肺炎实变期、肺梗死等；②肺内大空腔，如空洞型肺结核、肺脓肿等，因声波在空洞内可产生共鸣。

3. 胸膜摩擦感

急性胸膜炎时，因纤维蛋白沉着于两层胸膜而变得粗糙，呼吸时脏层和壁层胸膜相互摩擦，可由医师的手感知，称为胸膜摩擦感。通常于呼、吸两相均可触及，但有时只能在吸气相末触到，有如皮革相互摩擦的感觉。检查时将左右手掌的掌面或指腹轻置于胸廓的下前侧部更易于触及（图1-23），因该处为呼吸时胸廓动度最大的区域。

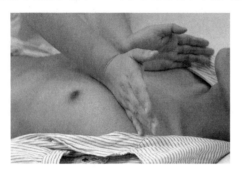

图1-22 语音震颤检查

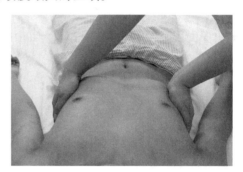

图1-23 胸膜摩擦感检查

（三）叩诊

1. 叩诊的方法

多用间接叩诊法，胸部叩诊时，被检查者取坐位或仰卧位，两臂垂放，呼吸均匀。首先检查前胸，胸部稍向前挺，叩诊由锁骨上窝开始，然后沿锁骨中线、腋前线自第1肋间隙从上至下逐一进行肋间隙叩诊。其次检查侧胸壁，嘱被检查者举起上臂置于头部，自腋窝开始沿腋中线、腋后线叩诊，向下检查至肋缘。最后检查背部，被检查者向前稍低头，双手交叉抱肘，尽可能使肩胛骨移向外侧方，上半身略向前倾，叩诊肩胛间区时左手板指与脊柱平行，叩诊肩胛下区时左手板指与肋骨平行置于肋间隙。并做对应部位的比较，注意叩诊音的变化及板指的震动感。

2. 正常胸部叩诊音

正常胸部叩诊音为清音，其音响强弱和高低与肺脏含气量的多少、胸壁的厚薄及邻近器官的影响有关。而左侧腋前线下方有胃泡的存在，故叩诊时呈鼓音，称Traube's鼓音区。

3. 肺界的叩诊

（1）肺下界：平静呼吸时分别于锁骨中线、腋中线、肩胛线自上胸部清音部位开始，从上至下叩诊，由清音变浊音或实音即肺下界（图1-24）。正常肺下界：锁骨中线——第6肋间；腋中线——第8肋间；肩胛线——第10肋间。肺下界降低见于肺气肿、腹腔内脏下垂，肺下界上升见于肺不张、腹内压升高使膈上升，如鼓肠、腹腔积液、肝脾肿大及腹腔内巨大肿瘤等。

（2）肺下界移动度：分别在肩胛线、腋中线、锁骨中线叩诊，以肩胛线叩诊为常用。先在被检查者平静呼吸时，在肩胛线上叩出肺下界，并做记号，然后嘱被检查者做深吸气，屏住呼吸迅速向下由清音区叩至浊音区并做标记，恢复平静呼吸，然后深呼气后屏住呼吸，重新由下向上叩出已上升的肺下界并做标记，测量深吸气至深呼气两个标记之距离，即肺下界移动度。正常肺下界移动度为6~8cm（图1-25）。肺下界移动度减少见于肺气肿、肺不张、肺纤维化及肺组织炎症等。胸腔大量积液、积气及广泛胸膜增厚粘连时肺下界及其移动度不能叩得。

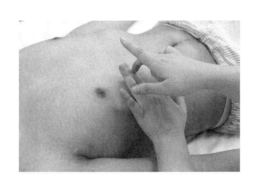

图 1-24 肺下界叩诊

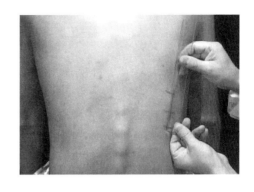

图 1-25 肺下界移动度测量

（四）听诊

1. 肺部听诊

肺部听诊时，被检查者取坐位或卧位。听诊的顺序自肺尖开始，自上而下，自前面而侧面（自腋窝向下行），最后检查背部（肩胛间区及肩胛下区），前胸沿锁骨中线和腋前线，侧胸沿腋中线和腋后线，背部沿肩胛线听诊，逐一肋间进行，并在两侧对称部位相互对比，判断声音改变。

空气在气管支气管肺泡系统内流动产生的比较柔和的声音为呼吸音。

（1）肺泡呼吸音：该音类似上齿咬下唇向内吸气时所产生的"夫"音，声音柔和，有如微风吹拂的声音。其特点为吸气期音长、强而调高，呼气期音短、弱而调低。此音在正常两侧肺野均可听到。

（2）支气管呼吸音：该音类似把舌尖抬高张口呼出空气所发出的"哈"音，其特征为呼气期较吸气期为长，音较强，调较高，正常在喉、胸骨上窝、背后第6、第7颈椎及第1、第2胸椎附近可听到。

（3）支气管肺泡呼吸音：其吸气音的性质与正常肺泡呼吸音相似，但音调较高且较响亮。其呼气音的性质则与支气管呼吸音相似，但强度稍弱，音调稍低。吸气相与呼气相大致相同。此音在胸骨两侧第1、第2肋间隙，肩胛间区第3、第4胸椎水平及肺尖前后可听到。

2. 听觉语音

听觉语音的检查方法与触觉语颤的检查方法相同，当被检查者按平时说话的音调数"一、二、三"时，在胸壁上可用听诊器听到柔和而模糊的声音，即听觉语音。听觉语音的发生机制及临床意义与触觉语颤相同，但更敏感。被检查者声带振动产生的声波经过气管、支气管、肺组织、胸膜及胸壁而传出，用听诊器便可听到。正常时在气管、大支气管附近（如胸骨柄和肩胛间区）听觉语音较强且清楚，右胸上部较左胸上部强，其他部位则较弱且字音含糊，肺底最弱。

第五节 心脏和血管检查

学习目标

1. 掌握心脏视诊、触诊、叩诊的主要内容和方法；5 个瓣膜听诊区的部位及听诊顺序；心脏听诊的主要内容及临床意义。

2. 熟悉心脏视诊、触诊、叩诊异常体征的临床意义；血管检查的内容及临床意义。

3. 了解心脏解剖、功能与心脏体征的关系。

一、心脏检查

（一）视诊

被检查者尽可能取卧位，也可取坐位。除一般观察外，必要时医师从切线方向可更好地观察心前区隆起和异常搏动（图 1-26）。

1. 心前区隆起与凹陷

心前区隆起：①如先天性心脏病法洛四联症，肺动脉瓣狭窄或风湿性二尖瓣狭窄；②大量心包积液，可见心前区饱满；③鸡胸。

心前区凹陷可见于漏斗胸。

2. 心尖搏动

（1）正常心尖搏动：位于第 5 肋间左锁骨中线内 0.5 ~ 1.0 cm，范围为直径 2.0 ~ 2.5 cm。

（2）心尖搏动移位包括以下因素。①生理性因素：正常仰卧时心尖搏动略上移；左侧卧位，心尖搏动向左移 2.0 ~ 3.0 cm；右侧卧位可向右移

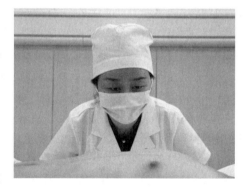

图 1-26 心脏视诊

1.0 ~ 2.5 cm。肥胖体形者、小儿及妊娠时，心尖搏动向上外移，可在第 4 肋间左锁骨中线外。体形瘦长者心尖搏动移向内下，可达第 6 肋间。②病理性因素：左心室增大，心尖搏动向左下移位；右心室增大，心尖搏动向左而不向下移位；当左右心室均增大时，心尖搏动向左下移位，常伴心浊音界向两侧扩大。右位心时，心尖搏动位于右侧。一侧胸腔积液或积气，可将纵隔推向健侧，心尖搏动随之稍向健侧移位。一侧肺不张或胸膜粘连，纵隔向患侧移位，心尖搏动亦随之稍向患侧移动。大量腹腔积液、腹腔巨大肿瘤等，心尖搏动上移。

（3）心尖搏动强度与范围的改变包括以下因素。①生理性因素：胸壁肥厚、乳房悬垂或肋间隙狭窄时心尖搏动较弱，搏动范围也缩小。胸壁薄或肋间隙增宽时心尖搏动相应增强，范围也较大。剧烈运动与情绪激动时，心尖搏动也随之增强。②病理性因素：左心室肥大，心尖搏动增强，范围增大；扩张型心肌病和急性心肌梗死，心尖搏动减弱；心包积液、缩窄性心包炎，心尖搏动减弱或消失。其他疾病如高热、严重贫血、甲状腺功能亢进时心尖搏动增强，范围增大；肺气肿、左侧大量胸腔积液或气胸时心尖搏动减弱或消失。

（4）负性心尖搏动：心脏收缩时心尖搏动内陷，称负性心尖搏动，见于粘连性心包炎、

重度右心室肥大。

3. 心前区异常搏动

（1）剑突下搏动：见于右心室收缩期搏动或腹主动脉搏动。鉴别方法：一是深吸气后搏动增强为右心室搏动，减弱则为腹主动脉搏动；二是用手指平放从剑突下向上压入前胸壁后方，右心室搏动冲击手指末端，而腹主动脉搏动则冲击手指掌面。

（2）心底部异常搏动：胸骨左缘第2肋间收缩期搏动多见于肺动脉扩张或肺动脉高压；胸骨右缘第2肋间收缩期搏动多见于主动脉弓动脉瘤或升主动脉扩张。

（3）胸骨左缘第3、第4肋间搏动：多见于右心室搏出的压力负荷增加所致的右心室肥大。

（二）触诊

心脏触诊方法有两种：①先用右手全手掌置于心前区检查，然后逐渐缩小到手掌尺侧（小鱼际）（图1-27a），主要用于触诊震颤和心包摩擦感；②示指和中指指腹并拢同时触诊（图1-27b），主要用于确定心尖搏动的位置、强度和范围。

1. 心尖搏动和心前区搏动

用触诊确定心尖搏动的位置、强度和范围比视诊更为准确，尤其是视诊不能发现或看不清的搏动。心尖搏动触诊结合听诊可确定第一、第二心音或收缩期、舒张期。触及心尖区抬举性搏动为左心室肥厚的体征，胸骨左下缘收缩期抬举性搏动为右心室肥厚的指征。

2. 震颤

震颤是触诊时手掌感到的一种细小均匀的震动感，与在猫喉部摸到的呼吸震颤类似，又称猫喘，为心血管器质性病变的体征。常见于某些先天性心脏病及狭窄性瓣膜病变。而瓣膜关闭不全时较少有震颤（表1-1）。

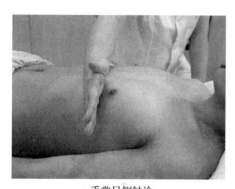
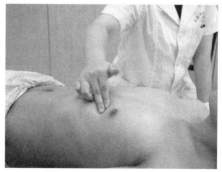

a. 手掌尺侧触诊   b. 指腹触诊

图1-27 心脏触诊

3. 心包摩擦感

在心前区以胸骨左缘第3、第4肋间，于收缩期与舒张期可触及双相的粗糙摩擦感。收缩期、前倾体位和呼气末时更为明显（图1-28）。其与胸膜摩擦感的区别在于心包摩擦感与呼吸无关。

表 1-1　心前区震颤的临床意义

部位	时期	常见病变
胸骨右缘第 2 肋间	收缩期	主动脉瓣狭窄
胸骨左缘第 2 肋间	收缩期	肺动脉瓣狭窄
胸骨左缘第 3、第 4 肋间	收缩期	室间隔缺损
胸骨左缘第 2 肋间	连续性	动脉导管未闭
心尖区	舒张期	二尖瓣狭窄

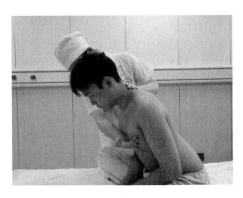

图 1-28　心包摩擦感触诊

（三）叩诊

1. 叩诊方法和顺序

被检查者坐位时，左手叩诊板指与心脏平行（与肋间垂直）；被检查者卧位时，医师立于被检查者右侧，则左手叩诊板指与心脏垂直（与肋间平行）（图 1-29）。宜采用轻叩法。叩诊顺序：先叩左界再叩右界，左界从心尖搏动最强点外 2~3 cm 处开始，自下而上叩至第 2 肋间；叩右界则先沿右锁骨中线，自上而下叩诊肝上界，于其上肋间（一般为第 4 肋间）由外向内叩出浊音界，如此叩至第 2 肋间，并分别做标记。测量左右心浊音界各标记点距前正中线的垂直距离及左锁骨中线与前正中线间的距离。

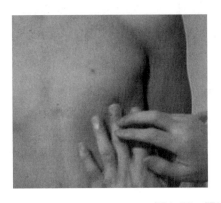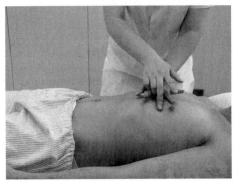

图 1-29　叩诊心脏相对浊音界

2. 正常成年人心脏相对浊音界

正常成年人心脏相对浊音界如表 1-2 所示，并标出前正中线与左锁骨中线的间距。

表 1-2　正常成年人心脏相对浊音界

右（cm）	肋间	左（cm）
2～3	Ⅱ	2～3
2～3	Ⅲ	3.5～4.5
3～4	Ⅳ	5～6
	Ⅴ	7～9

注：左锁骨中线距前正中线 8～10 cm。

3. 心浊音界改变及其临床意义

（1）心脏病变。①左心室增大：心浊音界向左下增大，心腰加深，似靴形，常见于主动脉瓣病变或高血压性心脏病，又称"主动脉型心"。②右心室增大：轻度增大时，绝对浊音界增大，相对浊音界无明显改变。显著增大时，心界向左右两侧扩大，常见于肺心病或单纯二尖瓣狭窄。③双室增大：心浊音界向两侧增大，且左界向左下增大，称"普大心"，常见于扩张型心肌病。④左心房增大：心腰丰满或膨出，心界如梨形，常见于二尖瓣狭窄，又称"二尖瓣型心"。⑤主动脉扩张或主动脉瘤：胸骨右缘第 1、第 2 肋间浊音界增宽，常伴收缩期搏动；⑥心包积液：心界向两侧增大，相对、绝对浊音界几乎相同，并随体位而改变，坐位时心界呈三角形烧瓶样，卧位时心底部浊音界增宽。

（2）心外因素：肺气肿时，心浊音界变小或叩不出；大量胸腔积液或气胸使心浊音界移向健侧；肺不张与胸膜增厚使心浊音界移向病侧；大量腹腔积液使心浊音界向左增大。

（四）听诊

听诊时被检查者可取平卧位、左侧卧位、坐位或坐位前倾 4 种体位。

1. 心脏瓣膜听诊区与听诊顺序

（1）心脏瓣膜听诊区。①二尖瓣听诊区：心尖搏动最强点。②肺动脉瓣听诊区：胸骨左缘第 2 肋间处。③主动脉瓣听诊区：胸骨右缘第 2 肋间处。④主动脉瓣第二听诊区：胸骨左缘第 3 肋间处。⑤三尖瓣听诊区：胸骨下端左缘，即胸骨左缘第 4、第 5 肋间。

（2）听诊顺序。通常按逆时针方向依次听诊：二尖瓣区→肺动脉瓣区→主动脉瓣区→主动脉瓣第二听诊区→三尖瓣区。

2. 听诊内容

（1）心率：正常成年人心率范围为 60～100 次/分。成年人心率超过 100 次/分，婴幼儿超过 150 次/分，称为心动过速。心率低于 60 次/分，称为心动过缓。

（2）心律：指心脏跳动的节律。正常人心律规则，部分青年和儿童稍有不齐，指吸气时心率增快，呼气时减慢，这种随呼吸出现的心律不齐称窦性心律不齐。

（3）心音：心音有 4 个，按其在心动周期中出现的先后，依次命名为第一心音（S_1）、第二心音（S_2）、第三心音（S_3）和第四心音（S_4）。正常情况下只能听到 S_1 和 S_2，在部分青少年身上可听到 S_3，听到 S_4 多属病理性。

第一心音：标志心室收缩的开始，主要为二尖瓣和三尖瓣的关闭，瓣叶突然紧张产生振动所致。

第二心音：标志心室舒张的开始，主要为主动脉瓣与肺动脉瓣突然关闭引起瓣膜振动所致。S_2 有两个成分，主动脉瓣成分（A_2）和肺动脉瓣成分（P_2），在各自瓣膜听诊区最清楚，青少年 $P_2 > A_2$，老年 $A_2 > P_2$，中年 $A_2 \approx P_2$。

S_1、S_2 听诊特点见表 1–3。

表 1–3　S_1 与 S_2 的听诊特点

鉴别要点	第一心音	第二心音
音调	较低钝	较高而脆
强度	较响	较 S_1 弱
时限	历时较长，持续约 0.1 秒	历时较短，约 0.08 秒
最响部位	心尖部	心底部
与心尖搏动的关系	与心尖搏动同时出现	心尖搏动后出现
与心动周期的关系	S_1 与 S_2 之间的间隔较短	S_2 到下一心动周期 S_1 的间隔较长

第三心音：出现在心室快速充盈期末，距 S_2 0.12 ~ 0.18 秒，主要为心室快速充盈期末血流冲击室壁，心室肌纤维伸展延长，使房室瓣、腱索和乳头肌突然紧张、振动所致。S_3 听诊特点：音调低钝而重浊，持续时间短（约 0.04 秒）而强度弱，在心尖部及其内上方，仰卧位较清楚。

第四心音：出现在心室舒张末期，约在第一心音前 0.1 秒（收缩期前），其产生与心房收缩使房室瓣及其相关结构突然紧张振动有关。在心尖部及其内侧较明显，低调，沉浊而弱。

（4）心脏杂音：是指在心音与额外心音之外，心脏收缩或舒张时血液在心脏或血管内产生湍流所致的室壁、瓣膜或血管壁振动所产生的持续时间较长的异常声音。

1）杂音产生的机制：正常血流呈层流状态。在血流加速、异常血流通道、血管管径异常等情况下，可使层流转变为湍流，冲击心壁、大血管壁、瓣膜等使之振动而产生杂音。具体机制有血流加速、瓣膜口或大血管狭窄、瓣膜关闭不全、异常血流通道、心腔异物或异常结构和大血管瘤样扩张。

2）杂音的听诊要点如下。

最响部位和传导方向：杂音在某瓣膜听诊区最响则提示该瓣膜有病变。如杂音在心尖部最响，提示二尖瓣病变；杂音在主动脉瓣区或肺动脉瓣区最响，则分别提示为主动脉瓣或肺动脉瓣病变；室间隔缺损的杂音最响部位在胸骨左缘第3、第4肋间；动脉导管未闭的连续性杂音最响部位在胸骨左缘第2肋间。杂音的传导方向都有一定规律，如二尖瓣关闭不全的杂音向左腋下传导，主动脉瓣狭窄的杂音向颈部传导。

出现时期：可分为收缩期杂音、舒张期杂音和连续性杂音。

杂音性质：由于杂音的频率不同而表现出音色与音调的不同。杂音的音调常描述为柔和、粗糙，杂音的音色可形容为吹风样、隆隆样（雷鸣样）、机器样、喷射样、叹气样（哈气样）、乐音样和鸟鸣样等。一般而言，功能性杂音较柔和，器质性杂音较粗糙。

强度与形态：收缩期杂音的强度一般采用 Levine 6 级分级法（表1-4），对舒张期杂音的分级可采用此标准，亦可不分级。

表1-4　杂音强度分级

级别	响度	听诊特点	震颤
1	最轻	很弱，须在安静环境下仔细听诊才能听到，易被忽略	无
2	轻度	较易听到，不太响亮	无
3	中度	明显的杂音，较响亮	无或有
4	响亮	杂音响亮	有
5	很响	杂音很强，且向四周甚至背部传导，听诊器离开胸壁听不到	明显
6	最响	杂音震耳，即使听诊器离胸壁一定距离也能听到	强烈

杂音形态是指在心动周期中杂音强度的变化规律。常见的杂音形态有 5 种（图1-30）：①递增型杂音如二尖瓣狭窄的舒张期隆隆样杂音。②递减型杂音如主动脉瓣关闭不全时的舒张期叹气样杂音。③递增递减型杂音如主动脉瓣狭窄的收缩期杂音。④一贯型杂音如二尖瓣关闭不全的收缩期杂音。⑤连续型杂音如动脉导管未闭的连续型杂音。

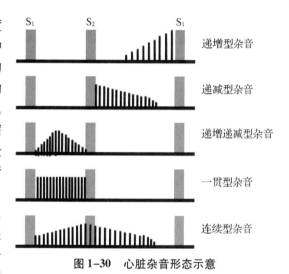

图1-30　心脏杂音形态示意

体位、呼吸和运动对杂音的影响。①体位：左侧卧位可使二尖瓣狭窄的舒张期隆隆样杂音更明显；前倾坐位时，易于闻及主动脉瓣关闭不全的叹气样杂音；仰卧位则二尖瓣、三尖瓣与肺动脉瓣关闭不全的杂音更明显；从卧位或下蹲位迅速站立，使瞬间回心血量减少，从而使二尖瓣、三尖瓣、主动脉瓣关闭不全及肺动脉瓣狭窄与关闭不全的杂音均减轻，而肥厚型梗阻性心肌病的杂音则增强。②呼吸：深吸气时，胸腔负压增加，回心血量增多，从而使与右心相关的杂音增强，如三尖瓣和肺动脉瓣狭窄与关闭不全。如深吸气后紧闭声门并用力做呼气动作（Valsalva 动作）时，胸腔压力增高，回心血量减少，经瓣膜产生的杂音一般都减轻，而肥厚型梗阻性心肌病的杂音增强。③运动：使心率增快，血流加速，心搏增强，可使器质性杂音增强。

二、血管检查

主要阐述周围血管检查，包括脉搏、血管杂音和周围血管征。

（一）脉搏

检查脉搏主要是触诊浅表的动脉，最常触诊的是桡动脉，必要时可触肱动脉、股动脉、颈动脉及足背动脉等。触诊一侧动脉应注意脉搏脉率、节律、紧张度和动脉壁弹性、强弱和

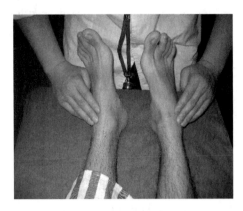

图1-31　足背动脉对比触诊

波形变化。正常人两侧脉搏差异很小，某些疾病如缩窄性大动脉炎或无脉症，两侧脉搏明显不同，检查时需两侧脉搏同时对比（图1-31）。

1. 脉率

脉率的生理与病理变化及其意义与心率基本一致。心房颤动或频发期前收缩等心律失常时，脉率可少于心率，即脉搏短绌。

2. 脉律

脉律基本上反映心脏的节律。正常人脉律规则。心房颤动、频发期前收缩、房室传导阻滞时，脉律不规则。

3. 紧张度与动脉壁状态

用靠动脉近端的手指压迫血管，直到在动脉远端的手指触不到脉搏时，其所用的压力大小，即表示脉搏的紧张度，它取决于动脉收缩压。缺乏弹性、僵硬或似结节状，提示动脉硬化。

4. 强弱

脉搏的强弱取决于心搏出量、脉压和外周血管阻力。脉搏增强见于高热、甲状腺功能亢进、主动脉瓣关闭不全等。脉搏减弱见于心力衰竭、主动脉瓣狭窄与休克等。

5. 脉波

（1）正常脉波：由升支、波峰和降支三部分构成。在降支上有一切迹称重搏波，来源于主动脉瓣关闭，血液由外周向近端折回后又向前，以及主动脉壁弹性回缩，使血流持续流向外周动脉导致。在明显主动脉硬化者中，重搏波趋于不明显。

（2）水冲脉：脉搏骤起骤落，犹如潮水涨落。医师握紧被检查者手腕掌面，将其前臂高举过头部，可明显感知犹如水冲的急促而有力的脉搏冲击（图1-32），见于脉压增大的疾病如主动脉瓣关闭不全、甲状腺功能亢进、严重贫血、动脉导管未闭、动静脉瘘等。

（3）交替脉：指脉律规则而脉搏强弱交替出现的脉搏，系左心室收缩力强弱交替所致，为左心室心力衰竭的重要体征之一。常见于高血压性心脏病、急性心肌梗死和主动脉瓣关闭不全等。

（4）奇脉：吸气时脉搏明显减弱或消失而在呼吸终末时增强，系左心室搏血量减少所致，见于心脏压塞或心包缩窄，又称"吸停脉"。

（5）无脉：脉搏消失，见于严重休克及多发性大动脉炎等。

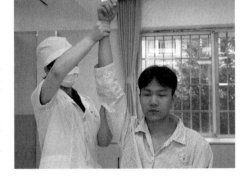

图1-32　水冲脉检查

（二）血管杂音

1. 静脉杂音

颈静脉营营音指在锁骨上窝，甚至在锁骨下，尤其是右侧出现的低调、柔和、连续性杂音，系颈静脉血流快速流入上腔静脉所致。门静脉高压引起腹壁静脉曲张时，可在脐周闻及静脉营营音。

2. 动脉杂音

血管丰富血流加速的组织器官、动脉瘤、动脉狭窄、动静脉瘘可在病变处听到杂音。

（三）周围血管征

其因脉压增大引起。见于甲亢、严重贫血、主动脉瓣关闭不全、动脉导管末闭、动静脉瘘等。包括以下体征。

1. 颈动脉搏动增强

脉压增大时，可发现颈动脉异常搏动，并常伴有点头运动。

2. 水冲脉

脉搏骤起骤落，犹如潮水涨落。

3. 枪击音

将听诊器胸件放于肱动脉或股动脉搏动处可听到与心搏一致的射枪样的"嗒嗒"声。

4. 杜氏（Duroziez）双重杂音

将听诊器胸件置于股动脉处稍加压力所听到的收缩期及舒张期双期吹风样杂音。

5. 毛细血管搏动征

用手指轻压被检查者指甲床末端，或以一清洁玻片轻压其唇黏膜，如见到红、白交替的节律性微血管搏动即毛细血管搏动。

第六节　腹部检查

学习目标

1. 掌握腹部视诊的内容和临床意义；腹部触诊、叩诊、听诊的内容和方法及临床意义。
2. 熟悉腹部的体表标志和分区；消化系统常见疾病的主要症状与体征。

一、腹部的体表标志、分区

腹部主要由腹壁、腹腔和腹腔内脏器官组成，为了准确描述脏器病变和体征的部位和范围，常借助腹部的天然体表标志和人为的画线。

（一）体表标志

常用腹部的体表标志如下。
（1）肋弓下缘：由第8～10肋软骨连接形成的肋缘和第11、第12浮肋构成。
（2）剑突：胸骨下端的软骨。
（3）腹上角：两侧肋弓的交角。
（4）脐：位于腹部中心，向后平第3～4腰椎。
（5）髂前上棘：髂嵴前方突出点。
（6）腹直肌外缘：相当于锁骨中线的延续。

（7）腹中线：前正中线的延续。

（8）腹股沟韧带：腹部体表的下界。

（9）耻骨联合：两耻骨间的纤维软骨连接。

（10）肋脊角：两侧背部第12肋骨与脊柱的交角。

（二）腹部分区

（1）四区法：通过脐划一水平线与一垂直线，两线相交将腹部分为四区：右上腹部、右下腹部、左上腹部和左下腹部。

（2）九区法：两侧肋弓下缘连线和两侧髂前上棘连线为水平线，左右髂前上棘至腹中线连线的中点为两条垂直线，四线相交将腹部划分为井字形九区（图1-33）。

脏器分布位置如下（图1-34）。

右上腹部（右季肋部）：肝右叶、胆囊、结肠肝曲、右肾、右肾上腺。

右侧腹部（右腰部）：升结肠、空肠、右肾。

右下腹部（右髂部）：盲肠、阑尾、回肠下端、淋巴结、女性右侧卵巢和输卵管、男性右侧精索。

左上腹部（左季肋部）：脾、胃、结肠脾曲、胰尾、左肾、左肾上腺。

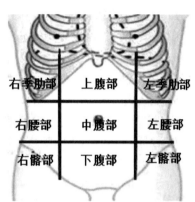

图1-33 九区分法

左侧腹部（左腰部）：降结肠、空肠、回肠、左肾。

左下腹部（左髂部）：乙状结肠、女性左侧卵巢和输卵管、男性左侧精索。

上腹部：胃、肝左叶、十二指肠、胰头、胰体、横结肠、腹主动脉、大网膜。

中腹部（脐部）：十二指肠、空肠、回肠、下垂的胃或横结肠、输尿管、腹主动脉、肠系膜及其淋巴结、大网膜。

下腹部（耻骨上部）：回肠、乙状结肠、输尿管、胀大的膀胱、女性增大的子宫。

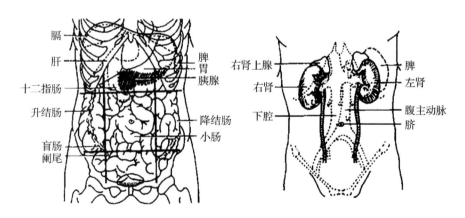

图1-34 腹部脏器分布位置示意图

二、腹部检查

(一) 视诊

1. 腹部外形

正常成年人腹部外形平坦。肥胖者或小儿腹部外形较饱满,消瘦者及老年人腹部低平。

(1) 腹部膨隆:仰卧时前腹壁明显高于肋缘与耻骨联合的平面,外观呈凸起状,称腹部膨隆。①全腹膨隆:常见于腹腔积液、腹内巨大肿块、腹内积气。当全腹膨隆时,为观察其程度和变化,常需测量腹围。方法为让患者排尿后平卧,用软尺经脐绕腹一周,测得的周长为腹围,通常以厘米(cm)为单位。②局部膨隆:常见于脏器肿大、腹内肿瘤或炎症包块、胃或肠胀气及腹壁上的肿物和疝等。

(2) 腹部凹陷:仰卧时前腹壁明显低于肋缘与耻骨联合的平面,称腹部凹陷。①全腹凹陷:患者仰卧时前腹壁明显凹陷,见于消瘦和脱水者。严重时前腹壁凹陷几乎贴近脊柱,肋弓、髂嵴和耻骨联合显露,腹形如舟状,称舟状腹,见于恶病质,如结核病、恶性肿瘤等慢性消耗性疾病。②局部凹陷:较少见,多为手术后腹壁瘢痕收缩所致。

2. 呼吸运动

腹式呼吸减弱见于腹膜炎症、腹腔积液、腹腔内巨大肿瘤或妊娠等。腹式呼吸消失见于胃肠穿孔所致急性腹膜炎或膈肌麻痹等。腹式呼吸增强,常为癔症性呼吸或胸腔疾病如大量积液等。

3. 腹壁静脉

腹壁静脉曲张时,医师将手的示指和中指并拢压在静脉上,中指向上移动 3 ~ 4 cm,挤出血液,放开中指,如静脉迅速充盈,说明血流方向由上而下(图1-35)。再同法放松另一手指,观察静脉充盈速度。

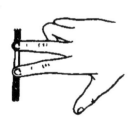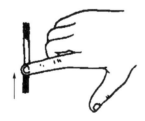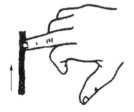

图1-35 静脉血流方向检查手法

门静脉高压显著时,于脐部可见到一簇曲张静脉向四周放射,如水母头,又称海蛇头。下腔静脉阻塞时,曲张的静脉大都分布在腹壁两侧,脐以下的腹壁浅静脉血流方向也转流向上(图1-36)。上腔静脉阻塞时,上腹壁或胸壁的浅静脉曲张,血流方向均转流向下。

4. 胃肠型和蠕动波

胃肠道发生梗阻时,梗阻近端的胃或肠段饱满而隆起,可显出各自的轮廓,称为胃型或肠型,伴有该部位的蠕动加强,可以看到蠕动波。从侧面更易察见,用手轻拍腹壁即可诱发。

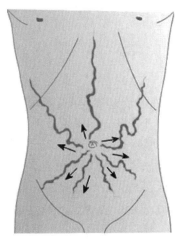 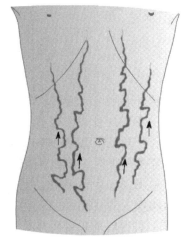

a. 门静脉高压   b. 下腔静脉阻塞

图 1-36 腹壁静脉曲张血流分布和方向

5. 腹壁其他情况

包括皮疹、色素、腹纹、瘢痕、疝、脐部和腹部体毛、上腹部搏动等。

（二）听诊

1. 肠鸣音

肠蠕动时，肠管内气体与液体流动，产生一种断断续续的咕噜声称为肠鸣音。将听诊器胸件置于右下腹，一般听诊 1 分钟，计肠鸣音次数。正常每分钟 4～5 次。每分钟 10 次以上，但音调不特别高亢，称肠鸣音活跃，见于急性胃肠炎、服泻药后或胃肠道大出血等。次数多且肠鸣音响亮、高亢甚至呈叮当声或金属音，称肠鸣音亢进，见于机械性肠梗阻。持续 2 分钟听到 1 次，称肠鸣音减弱。持续 2 分钟未听到肠鸣音，且刺激腹壁仍无肠鸣音，称肠鸣音消失，见于急性腹膜炎或麻痹性肠梗阻。

2. 血管杂音

（1）动脉杂音：将听诊器胸件分别置于下列听诊部位（图 1-37）。①左右上腹部听诊肾动脉杂音；②双侧下腹听诊髂动脉杂音；③腹中部听诊腹主动脉杂音。收缩期血管杂音（喷射性杂音）常提示动脉狭窄或动脉瘤。

（2）静脉杂音：将听诊器胸件置于脐周或上腹部，听诊有无静脉营营声。此音常提示门静脉高压时侧支循环形成。

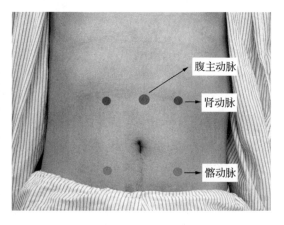

腹主动脉

肾动脉

髂动脉

图 1-37 腹部动脉杂音听诊部位

3. 摩擦音

在脾梗死、脾周围炎、肝周围炎或胆囊炎累及局部腹膜的情况下，可于深呼吸时，在各相应部位听到摩擦音。

（三）叩诊

一般采用间接叩诊法。叩诊可从左下腹开始逆时针方向至右下腹部，再至脐部。

1. 腹部叩诊音

正常情况下，除肝、脾所在部位及两侧腹部近腰肌处叩诊为浊音外，腹部大部分区域均为鼓音。当肝、脾或其他脏器极度肿大，腹腔内肿瘤或大量腹腔积液时，鼓音范围缩小，病变部位可出现浊音或实音。当胃肠高度胀气和胃肠穿孔致气腹时，则鼓音范围明显增大或出现于不应有鼓音的部位（如肝浊音界内）。

2. 肝脏叩诊

叩诊肝上界时，一般沿右锁骨中线、右腋中线和右肩胛线，由肺区向下叩向腹部，当清音转变为浊音时即肝上界。叩诊肝下界时，最好由腹部鼓音区沿右锁骨中线或正中线向上叩，由鼓音转为浊音处即是（图1-38）。正常肝在右锁骨中线上，其上界在第5肋间，下界位于右季肋下缘，两者之间距离为9～11 cm；在右腋中线上，其上界在第7肋间，下界在第10肋骨水平；在右肩胛线上，其上界在第10肋间。肝浊音界扩大见于肝癌、肝脓肿、肝炎、肝淤血和多囊肝等。肝浊音界缩小见于急性重型肝炎、肝硬化和胃肠胀气等。肝浊音界消失代之以鼓音者，是急性胃肠穿孔的一个重要征象。肝浊音界向上移位见于右肺纤维化、右下肺不张及气腹鼓肠等。肝浊音界向下移位见于肺气肿、右侧张力性气胸等。肝区叩击痛对于诊断肝炎、肝脓肿或肝癌有一定的意义（图1-39）。

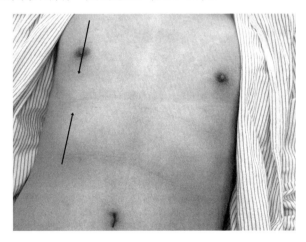

图1-38 肝浊音界叩诊方向

3. 脾脏叩诊

脾浊音区的叩诊宜采用轻叩法，在左腋中线上进行。正常时在左腋中线第9～11肋叩到脾浊音，其长度为4～7 cm，前方不超过腋前线，脾浊音区扩大见于各种原因所致脾大。

4. 移动性浊音

医师自腹中部平面开始向左侧叩击，发现浊音时，板指固定不动，嘱被检查者向右侧卧位，重新叩诊固定之板指，则左侧腹部转为鼓音，而浊音移至下面的右侧腹部。同样方法向右侧叩诊，叩得浊音后嘱被检查者向左侧卧位（图1-40）。这种因体位不同而出现浊音区变动的现象，称移动性浊音。当腹腔内游离腹腔积液在 1000 mL 以上时，移动性浊音即可阳性。

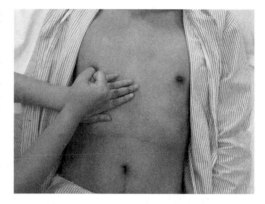

图1-39　肝区叩击痛检查法

巨大卵巢囊肿亦可使腹部出现大面积浊音，鉴别要点如下：卵巢囊肿所致浊音，于仰卧时常在腹中部，鼓音区则在腹部两侧；卵巢囊肿的浊音不呈移动性。尺压试验也可鉴别：被检查者仰卧，用一硬尺横置于腹壁上，将尺下压，如为卵巢囊肿，则腹主动脉的搏动可经囊肿壁传到硬尺，使尺发生节奏性跳动；如为腹腔积液，硬尺无此种跳动。

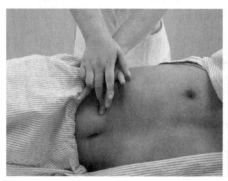

a. 侧卧位

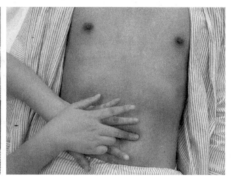

b. 仰卧位

图1-40　移动性浊音叩诊

5. 肝区、胆囊区、肾区叩击痛

①肝区、胆囊区叩击痛：被检查者取仰卧位，双腿屈曲，医师用左手掌平放在其右上腹肝区及胆囊区，右手握拳用轻到中等的力量叩击左手背，询问被检查者有无叩击痛。肝区叩击痛对于诊断病毒性肝炎、肝脓肿或肝癌有一定的意义，胆囊区叩击痛为胆囊炎的重要体征。②肾区叩击痛：被检查者采取坐位或侧卧位，医师用左手掌平放在其肋脊角处（肾区），右手握拳用轻到中等的力量叩击左手背，询问被检查者有无叩击痛。肾炎、肾盂肾炎、肾结石、肾结核及肾周围炎时，肾区有不同程度的叩击痛。

6. 膀胱叩诊

在耻骨联合上方从上往下叩诊。膀胱空虚时，因耻骨上方有肠管存在，叩诊呈鼓音；当膀胱内有尿液充盈时，耻骨上方叩诊呈圆形浊音区。女性在妊娠时子宫增大，子宫肌瘤时，在该区叩诊也呈浊音，应予鉴别。排尿或导尿后，如浊音区转为鼓音，即尿潴留所致膀胱增大。

（四）触诊

触诊是腹部检查的主要方法，对腹部体征的认知和疾病的诊断具有重要意义。腹部触诊的方法包括：①浅部触诊法；②深部触诊法（滑行触诊、双手触诊、深压触诊、冲击触诊）；③钩指触诊法。

为达到满意的触诊效果，被检查者应排尿后取低枕仰卧位，两手自然置于身体两侧，两腿屈起并稍分开（图1-41）。必要时还可取左侧卧位、右侧卧位、坐位或立位、肘膝位。

医师应站立于被检查者右侧，先以全手掌放于腹壁上部，使患者适应片刻，并感受腹肌紧张度。然后以轻柔动作按顺序触诊，一般自左下腹开始逆时针方向至右下腹，再至脐部。原则是先触诊健康部位，逐渐移向病变区域。边触诊边观察被检查者的反应与表情，亦可边触诊边与患者交谈，转移其注意力而减少腹肌紧张，以保证顺利完成检查。

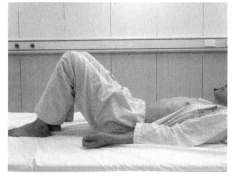

图1-41 腹部触诊体位

1. 腹壁紧张度

采用浅部触诊法，正常人腹壁柔软，较易压陷。

（1）腹壁紧张度增加。全腹壁紧张可见于：①腹腔内容物增加如肠胀气或气腹，腹腔内大量腹腔积液。触诊腹壁张力可增加，但无肌痉挛，也无压痛。②急性胃肠穿孔或脏器破裂所致急性弥漫性腹膜炎。腹膜受刺激而引起腹肌痉挛，腹壁常有明显紧张，甚至强直硬如木板，称板状腹。③结核性炎症，腹膜增厚和肠管、肠系膜的粘连，使腹壁柔韧而具抵抗力，不易压陷，称揉面感或柔韧感，此征亦可见于癌性腹膜炎。局部腹壁紧张常见于脏器炎症波及局部腹膜。

（2）腹壁紧张度减低：按压时腹壁松软无力，失去弹性，多因腹肌张力降低或消失所致。全腹紧张度减低，见于慢性消耗性疾病或大量放腹腔积液后，亦见于经产妇或年老体弱、脱水的患者。脊髓损伤所致腹肌瘫痪和重症肌无力可使腹壁张力消失。

2. 压痛及反跳痛

（1）压痛：多来自腹壁或腹腔内的病变。两者的鉴别方法是腹壁病变比较表浅，抓捏腹壁或仰卧位做屈颈抬肩动作使腹壁肌肉紧张时触痛更明显，而有别于腹腔内病变引起者。腹腔内的病变，如脏器的炎症、淤血、肿瘤、破裂、扭转及腹膜的刺激等均可引起压痛。压痛的部位常提示存在相关脏器的病变（图1-42），如阑尾炎有右下腹压痛；胰体和胰尾的炎症和肿瘤，可有左腰部压痛；胆囊病变常有右肩胛下区压痛。此外胸部病变如下叶肺炎、胸膜炎、心肌梗死等也常在上腹部或季肋部出现压痛，盆腔疾病如膀胱、子宫及附件的疾病可在下腹部出现压痛。一些位置较固定的压痛点常反映特定的病变，如位于脐与右髂前上棘连线中、外1/3交界处的McBurney点（麦氏点）压痛提示阑尾病变，位于右锁骨中线与肋缘交界处的胆囊点压痛提示胆囊病变。

（2）反跳痛：当医师用手触诊腹部出现压痛后，用并拢的2~3个手指压于原处稍停片

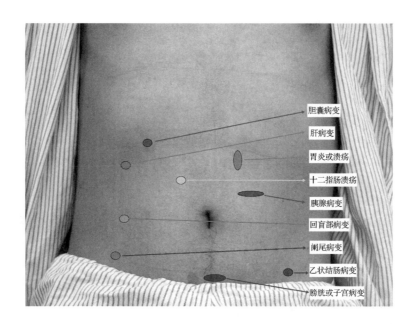

图 1-42　腹部常见疾病的压痛部位

刻，使压痛感觉趋于稳定，然后迅速将手抬起，如此时患者感觉腹痛骤然加重，并常伴有痛苦表情或呻吟，称为反跳痛。反跳痛是腹膜壁层已受炎症累及的征象，是突然抬手时腹膜被激惹所致，多见于腹内脏器病变累及邻近腹膜。腹膜炎时常有腹肌紧张、压痛与反跳痛，称腹膜刺激征，亦称腹膜炎三联征。

3. 肝脏触诊

（1）触诊方法如下。①单手触诊法：右手四指并拢，掌指关节伸直，与肋缘大致平行地放在右上腹部（或脐右侧）估计肝下缘的下方，随被检查者呼气时，手指压向腹深部，再次吸气时，手指向前上迎触下移的肝缘，如此反复进行，手指逐渐向肋缘移动，直到触到肝缘或肋缘。需在右锁骨中线上及前正中线上分别触诊肝缘并测量其与肋缘或剑突根部的距离，以厘米（cm）表示。②双手触诊法：右手位置同单手法。左手托住被检查者右腰部，拇指张开置于肋部，触诊时左手向上推，使肝下缘紧贴前腹壁下移，并限制右下胸扩张，以增加膈下移的幅度，这样吸气时下移的肝脏就容易碰到右手指（图 1-43）。③钩指触诊法：适应于儿童和腹壁薄软者。医师位于被检查者右肩旁，面向其足部，将右手掌搭在右前胸下部，右手第 2~5 指弯曲成钩状，嘱被检查者做深呼吸运动，随吸气而更进一步屈曲指关节，这样指腹容易触到下移的肝下缘（图 1-44）。

（2）触诊注意事项：①最敏感的触诊部位是示指前端的桡侧，并非指尖端，故应以示指前外侧指腹接触肝脏；②右手宜置于腹直肌外缘稍外处向上触诊，否则肝缘易被掩盖或将腹直肌腱划误为肝缘；③需密切配合呼吸动作，于吸气时手指上抬速度一定要落后于腹壁的抬起，而呼气时手指应在腹壁下陷前提前下压，这样就可能有两次机会触到肝缘；④对腹腔积液患者，深触诊法不能触及肝脏时，可应用冲击触诊法，此法在脾脏和腹部肿块触诊时亦可应用；⑤鉴别易误为肝下缘的其他腹腔器官如横结肠、腹直肌腱划。

（3）肝颈静脉回流征：当右心衰竭引起肝淤血肿大时，用手压迫肿大肝脏可使颈静脉

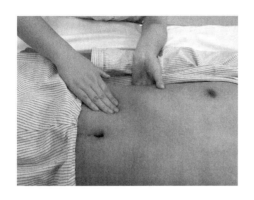 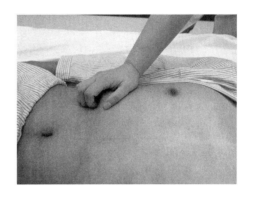

图1-43 肝脏双手触诊法　　　　　　　　图1-44 肝脏钩指触诊法

怒张更明显，称为肝颈静脉回流征阳性。检查方法是嘱被检查者仰卧位，头稍偏向一侧，医师先观察颈静脉怒张程度，若有颈静脉怒张者，应将床头抬高30°~45°，使颈静脉怒张水平位于颈根部。医师以右手掌紧贴于右上腹肝区，逐渐加压持续10秒，同时观察颈静脉怒张程度，若压迫肝区后颈静脉怒张程度明显增加，则称为肝颈静脉回流征阳性。

4. 脾脏触诊

（1）触诊方法：多用双手触诊法，被检查者仰卧，两腿稍屈曲，医师左手绕过被检查者腹部前方，手掌置于左胸下部第9~11肋处，试将脾从后向前托起。右手掌平放于腹部，与左肋弓大致成垂直方向，以手指弯曲的力量下压腹壁，两手配合，待被检查者吸气时向肋弓方向上迎触脾，直到触到脾缘或左肋缘（图1-45）。脾轻度肿大，卧位不易触及时，可嘱被检查者取右侧卧位，右下肢伸直，左下肢屈曲进行检查（图1-46）。脾明显肿大而位置又较表浅时，用单手稍用力触诊即可查到。

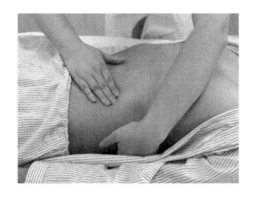 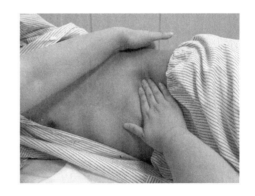

图1-45 仰卧位脾脏双手触诊法　　　　　图1-46 右侧卧位脾脏双手触诊法

（2）触诊内容：触到脾脏应注意大小、质地、边缘和表面情况，有无压痛、摩擦感及切迹等。脾脏切迹为其形态特征，有助于鉴别诊断。触到脾脏还要注意与在左肋缘下可能触到的其他肿块鉴别。①增大的左肾：位置较深，边缘圆钝，表面光滑且无切迹。②肿大的肝左叶：可沿其边缘向右触诊，如发现其隐没于右肋缘后或与肝右叶相连，则为肝左叶，肝左叶肿大不会引起脾浊音区扩大。③结肠脾曲肿物：质硬、多近圆形或不规则，与脾脏边缘不同。④胰尾部囊肿：无锐利的边缘和切迹，并且不随呼吸移动。

（3）脾大测量方法。①第Ⅰ线（甲乙线）：左锁骨中线与左肋缘交点至脾下缘的距离；②第Ⅱ线（甲丙线）：左锁骨中线与左肋缘交点至脾脏最远点的距离；③第Ⅲ线（丁戊线）：脾右缘与前正中线的距离。如脾脏高度增大向右越过前正中线，则测量脾右缘至前正中线的最大距离，以"＋"表示；未超过前正中线则测量脾右缘与前正中线的最短距离，以"－"表示。脾脏轻度肿大时只做第Ⅰ线测量，脾脏明显肿大时，应加测第Ⅱ线、第Ⅲ线。

5. 胆囊触诊

胆囊肿大超过肝缘及肋缘时，可在右肋缘下、腹直肌外缘处触到。肿大的胆囊一般呈梨形或卵圆形，表面光滑，张力较高，随呼吸上下移动。胆囊有炎症时，医师以左手掌平放于被检查者右肋下部，以拇指指腹勾压于右肋下胆囊点处，嘱被检查者缓慢深吸气，在吸气过程中发炎的胆囊下移时碰到用力按压的拇指，即可引起疼痛，此为胆囊触痛，如因剧烈疼痛而致吸气中止称墨菲征（Murphy sign）阳性。

6. 肾脏触诊

被检查者可取仰卧位或立位。用双手触诊法触诊右肾时，医师左手掌托住右腰部向上推起，右手掌平放在右上腹部，手指方向大致平行于右肋缘而稍横向，于被检查者吸气时双手夹触肾（图1-47）。如触到光滑钝圆的脏器，可能为肾下极。触诊左肾时，左手越过被检查者前方而托住左腰部，右手掌横置于被检查者左上腹部，依前法双手触诊左肾。

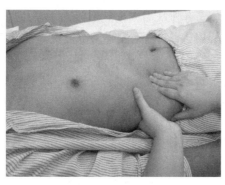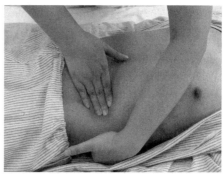

图1-47 肾脏触诊

正常人肾脏一般不易触及。身材瘦长者、肾下垂、游走肾或肾脏代偿性增大时，肾脏较易触到。当肾和尿路有炎症或其他疾病时，可出现压痛点（图1-48）。①季肋点：第10肋骨前端，相当于肾盂位置。②上输尿管点：在脐水平线上腹直肌外缘。③中输尿管点：在髂前上棘水平腹直肌外缘。④肋脊点：背部第12肋骨与脊柱交角的顶点。⑤肋腰点：第12肋骨与腰肌外缘的交角（肋腰角）顶点。

7. 膀胱触诊

一般采用单手滑行触诊法。医师以右手自脐开始向耻骨方向触摸。膀胱增大时呈扁圆形或圆形，触之囊性感，按压时憋胀，有尿意，排尿或导尿后缩小或消失。

8. 腹部包块

除上述脏器外，腹部还可能触及一些包块，可以是正常的脏器，亦可是病理性包块，如肿大或异位的脏器、炎症性肿块、囊肿、肿大淋巴结及良、恶性肿瘤等。

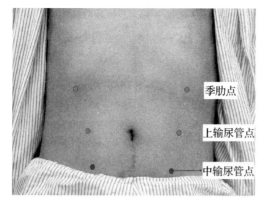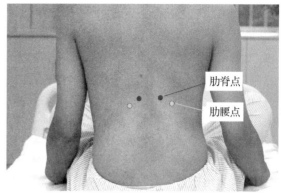

季肋点

上输尿管点

中输尿管点

肋脊点

肋腰点

图 1-48 肾脏和尿路压痛点

（1）正常腹部可触及的结构：①腹直肌肌腹及腱划；②腰椎椎体及骶骨岬；③乙状结肠粪块；④横结肠；⑤盲肠。

（2）异常肿块。①部位：上腹中部肿块常为胃或胰腺的肿瘤、囊肿；右肋下肿块常与肝和胆有关；两侧腹部的肿块常为结肠的肿瘤；脐周或右下腹不规则、有压痛的肿块常为结核性腹膜炎所致的肠粘连；下腹两侧类圆形、可活动、具有压痛的肿块可能系腹腔淋巴结肿大；如位置较深、坚硬不规则的肿块则可能系腹膜后肿瘤。②大小：触及肿块时应测量其上下（纵长）、左右（横宽）和前后径（深厚）。前后径难以测出时，可大概估计。③形态：触到肿块应注意其形状、轮廓、边缘和表面情况。圆形且表面光滑的肿块多为良性，以囊肿或淋巴结居多。形态不规则，表面凹凸不平且坚硬者，应多考虑恶性肿瘤、炎性肿物或结核性肿块。④质地：实质性肿块，其质地可能柔韧、中等硬或坚硬，见于肿瘤、炎性或结核浸润块等。肿块若为囊性，质地柔软，见于囊肿、脓肿，如卵巢囊肿、多囊肾等。⑤压痛：炎性肿块有明显压痛。⑥搏动：消瘦者可以在腹部见到或触到动脉的搏动。如在腹中线附近触到明显的膨胀性搏动，则应考虑腹主动脉或其分支的动脉瘤。有时尚可触及震颤。⑦移动度：如果肿块随呼吸而上下移动，多为肝、胆、脾、胃、肾或其肿物。肝脏和胆囊的移动度大，不易用手固定。如果肿块能用手推动者，可能来自胃、肠或肠系膜。移动度大的多为带蒂的肿物或游走的脏器。局部炎性肿块或脓肿及腹腔后壁的肿瘤，一般不能移动。

触及腹部包块应鉴别其是来自腹壁上的肿块还是腹腔内病变，鉴别方法是嘱患者仰卧位做屈颈抬肩动作，使腹壁肌肉紧张，如肿块更加明显，说明肿块位于腹壁上。反之，如变得不明显或消失，说明肿块在腹腔内。

9. 液波震颤

被检查者平卧，医师以一只手的掌面贴于被检查者一侧腹壁，另一只手四指并拢屈曲，用指端叩击对侧腹壁（或以指端冲击式触诊），如有大量液体存在，贴于腹壁的手掌有被液体波动冲击的感觉，称液波震颤或波动感。为防止腹壁本身的震动传至对侧，可让另一人将手掌尺侧缘压于脐部腹中线上（图 1-49）。此法检查腹腔积液，需有 3000～4000 mL。

10. 振水音

被检查者仰卧，医师以一耳凑近上腹部，同时以冲击触诊法振动胃部，即可听到气、液撞击的声音，亦可将听诊器体件置于上腹部进行听诊（图 1-50）。正常人在餐后或饮进大量液体时可有上腹部振水音，但若在清晨空腹或餐后 6～8 小时以上仍有此音，则提示幽门梗阻或胃扩张。

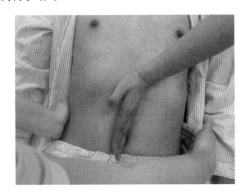

图 1-49　液波震颤检查法

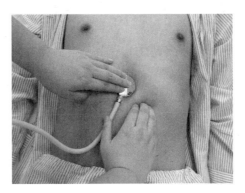

图 1-50　振水音检查法

第七节　心、肺、腹模拟人

学习目标

1. 通过心、肺、腹模拟人上机实验，巩固肺脏、心脏的听诊方法、常见异常的听诊特点和腹部常见阳性体征的触诊。

2. 熟悉肺部异常呼吸音、啰音、胸膜摩擦音的听诊特点及临床意义；熟悉心律不齐、心音改变、额外心音、心脏杂音、心包摩擦音的听诊特点及临床意义；熟悉腹部麦氏点压痛、反跳痛、墨菲征、肝脾肿大的触诊方法及临床意义。

一、肺部听诊

（一）异常呼吸音

1. 异常肺泡呼吸音

（1）肺泡呼吸音减弱或消失：可见于胸廓活动受限、呼吸肌疾病、支气管阻塞、压迫性肺膨胀不全、腹部疾病等。

（2）肺泡呼吸音增强：可见于运动、发热、代谢亢进、贫血和酸中毒等。一侧肺泡呼吸音增强，见于一侧肺胸病变引起肺泡呼吸音减弱，此时健侧肺可发生代偿性肺泡呼吸音增强。

（3）呼气音延长：因下呼吸道部分阻塞、痉挛或狭窄，如支气管哮喘等，导致呼气的阻力增加；或由于肺组织弹性减退，使呼气的驱动力减弱，如慢性阻塞性肺气肿等，均可引起呼气音延长。

（4）断续性呼吸音：肺内局部性炎症或支气管狭窄，使空气不能均匀地进入肺泡，可引起断续性呼吸音，因伴短促的不规则间歇，故又称齿轮呼吸音，常见于肺结核和肺炎等。

（5）粗糙性呼吸音：支气管黏膜轻度水肿或炎症浸润造成不光滑或狭窄，使气流进出不畅所形成的粗糙呼吸音，见于支气管或肺部炎症的早期。

2. 异常支气管呼吸音

异常支气管呼吸音常见于：①肺组织实变，如大叶性肺炎的实变期。②内大空腔，如肺脓肿或空洞型肺结核。③压迫性肺不张，如胸腔积液时，于积液区上方可听到支气管呼吸音。

3. 异常支气管肺泡呼吸音

异常支气管肺泡呼吸音常见于：①肺部实变区域较小且与正常含气肺组织混合存在；②肺实变部位较深并被正常肺组织所覆盖，见于支气管肺炎、肺结核、大叶性肺炎初期等。

（二）啰音

1. 湿啰音

其特点：断续而短暂，一次常连续多个出现，于吸气时或吸气终末较为明显，有时也出现于呼气早期，部位较恒定，性质不易变，中、小湿啰音可同时存在，咳嗽后可减轻或消失。湿啰音可分为以下几种。

（1）粗湿啰音：又称大水泡音。发生于气管、主支气管或空洞部位，多出现在吸气早期，相对响亮、粗糙。见于支气管扩张、肺水肿及肺结核或肺脓肿空洞。昏迷或濒死的患者因无力排出呼吸道分泌物，于气管处可闻及粗湿啰音，有时不用听诊器亦可听到，谓之痰鸣。

（2）中湿啰音：又称中水泡音。发生于中等大小的支气管，多发生在吸气中期。见于支气管炎、支气管肺炎等。

（3）细湿啰音：又称小水泡音。发生于小支气管，多在吸气后期出现。常见于细支气管炎、支气管弥漫性肺间质纤维化等。

（4）捻发音：一种极细而均匀一致的湿啰音。多在吸气的终末闻及。此音是由于细支气管和肺泡壁因分泌物而互相黏着陷闭，当吸气时被气流冲开重新充气，所发出的高音调、高频率的细小爆裂音。常见于肺淤血、肺炎早期和肺泡炎等。但正常老年人或长期卧床的患者，于肺底亦可听及捻发音，在数次深呼吸或咳嗽后可消失，一般无临床意义。

2. 干啰音

干啰音是由于气管、支气管或细支气管狭窄或部分阻塞，空气吸入或呼出时发生湍流所产生的声音。其特点：干啰音为一种持续时间较长的带乐性的呼吸附加音，音调较高，吸气及呼气时均可听及，但以呼气时为明显，干啰音的强度和性质易改变，部位易变换，在瞬间内数量可明显增减。干啰音可分为：①高调干啰音，又称哨笛音；②低调干啰音，又称鼾音。哮鸣音为一种吸气短、呼气长、高音调的声音，常见于支气管哮喘等（图1-51）。

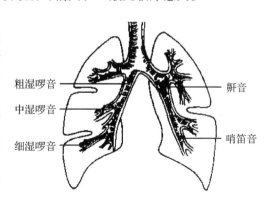

图1-51 各种啰音发生部位

（图中标注）粗湿啰音、中湿啰音、细湿啰音、鼾音、哨笛音

（三）语音共振

（1）支气管语音：语音共振的强度和清晰度均增加。见于肺实变。

（2）胸语音：一种更强、更响亮和较近耳的支气管语音，言词清晰可辨，容易闻及。见于大范围的肺实变区域。

（3）羊鸣音：语音的强度增加，且其性质发生改变，带有鼻音性质，颇似"羊叫声"。嘱被检查者说"yi—yi—yi"音，往往听到的是"a—a—a"，则提示有羊鸣音的存在。常在中等量胸腔积液的上方肺受压的区域闻及。

（4）耳语音：嘱被检查者用耳语声调发"yi、yi、yi"音，正常人在能听到肺泡呼吸音的部位，仅能听及极微弱的音响。但当肺实变时，则可清楚地听到增强的音调较高的耳语音，故对诊断肺实变具有重要的价值。

（四）胸膜摩擦音

当胸膜由于炎症、纤维素渗出而变得粗糙时，则随着呼吸便可出现胸膜摩擦音。颇似用一只手掩耳，以另一只手的手指在其手背上摩擦时所听到的声音。胸膜摩擦音通常于呼吸两相均可闻及，一般于吸气末或呼气初较为明显，屏气时即消失，深呼吸及听诊器加压时摩擦音可增强。胸膜摩擦音常见于纤维素性胸膜炎、肺梗死、胸膜肿瘤及尿毒症等。

二、心脏听诊

（一）心律不齐

1. 期前收缩

期前收缩又称早搏，是指在规则心律基础上，突然提前出现一次心跳，其后有一较长间隙。提前心跳的第一心音增强，第二心音减弱，而较长间歇后出现的第一次心跳，其第一心音减弱，第二心音增强。如果每次窦性搏动后出现一次期前收缩，称二联律；每两次窦性搏动后出现一次期前收缩则称为三联律，以此类推。

2. 心房颤动

心房颤动听诊特点有：①心律绝对不齐；②第一心音强弱不等；③脉搏短绌（脉率小于心率）。常见于二尖瓣狭窄、冠心病和甲状腺功能亢进，少数原因不明称特发性。

（二）心音改变

1. 心音强度的改变

影响心音强度主要因素有心室收缩力与收缩速度、心室充盈度、瓣膜位置和瓣膜的活动性等。此外，胸壁厚度、肺含气量多少、胸壁与心脏的距离等心外因素也影响心音的强度。

（1）S_1 增强：二尖瓣狭窄、P-R 间期缩短。高热、贫血、甲状腺功能亢进。

（2）S_1 减弱：二尖瓣关闭不全、P-R 间期延长、主动脉瓣关闭不全、心肌炎、心肌病、心肌梗死或心力衰竭。

（3）S_1 强弱不等：常见于心房颤动和完全性房室传导阻滞等。

（4）S_2 增强：A_2 增强常见于高血压、动脉粥样硬化。P_2 增强主要见于肺心病、左向右分流的先天性心脏病等。

（5）S_2减弱：A_2减弱常见于低血压、主动脉瓣狭窄或关闭不全等。P_2减弱常见于肺动脉瓣狭窄或关闭不全等。

2. 心音性质改变

S_1、S_2均减弱时，听诊类似钟摆声，又称"钟摆律"或"胎心律"，提示病情严重，如大面积急性心肌梗死和重症心肌炎等。

3. 心音分裂

S_1或S_2的两个主要成分之间的间距延长，导致听诊时闻及其分裂为两个声音称心音分裂。

（1）S_1分裂：当左右心室收缩明显不同步，S_1的两个成分相距0.03秒以上时，可出现S_1分裂。常见于完全性右束支传导阻滞、右心衰竭、先天性三尖瓣下移畸形、二尖瓣狭窄和心房黏液瘤。

（2）S_2分裂：①通常分裂见于肺动脉瓣关闭明显延迟，如完全性右束支传导阻滞、肺动脉瓣狭窄、二尖瓣狭窄等，或主动脉瓣关闭时间提前如二尖瓣关闭不全和室间隔缺损等。其特点是在肺动脉瓣区深吸气听到S_2分裂，呼气时消失。②固定分裂指S_2分裂不受吸气、呼气的影响，S_2分裂的两个成分时距较固定，见于先天性心脏病房间隔缺损。③反常分裂又称逆分裂，指主动脉瓣关闭迟于肺动脉瓣，吸气时分裂变窄，呼气时变宽，见于完全性左束支传导阻滞、主动脉瓣狭窄或重度高血压。

（三）额外心音

1. 舒张期额外心音

（1）奔马律：在S_2之后出现的响亮额外音，当心率快时与原有的S_1、S_2组成类似马奔跑时的蹄声，故称奔马律，是心肌严重损害的体征。按其出现的时间早晚可分3种。

1）舒张早期奔马律：最为常见，听诊特点为音调低、强度弱。左心室奔马律听诊部位在心尖区稍内侧，呼气时响亮；右心室奔马律则在剑突下或胸骨左缘第5肋间，吸气时响亮。其出现提示有严重器质性心脏病，常见于心力衰竭、急性心肌梗死、扩张型心肌病、重症心肌炎与心肌病等。

2）舒张晚期奔马律：又称房性奔马律，实为增强的S_4。多出现于收缩期开始之前，即S_1前0.1秒，故又称收缩期前奔马律。听诊特点为音调较低，强度较弱，距S_2较远，距S_1较近，在心尖部稍内侧听诊最清楚。多见于高血压性心脏病、肥厚型心肌病、主动脉瓣狭窄等。

3）重叠型奔马律：当同时存在舒张早期和晚期奔马律时，听诊呈"Ka-Len-Da-La"4个音，称舒张期四音律，好似火车行驶机轮发出的声音，又称"火车头"奔马律。当心率加快超过120次/分时，两个附加音重叠在一起，称为重叠型奔马律；当心率减慢时，又形成四音律。常见于心肌病或心力衰竭。

（2）开瓣音：又称二尖瓣开放拍击声，出现于心尖内侧S_2后0.05~0.06秒，听诊特点为音调高、历时短促而响亮、清脆、呈拍击样。见于二尖瓣狭窄而瓣膜尚柔软有弹性时。

（3）心包叩击音：出现在S_2后约0.1秒处的中频、较响而短促的额外心音。见于缩窄性心包炎。

2. 收缩期额外心音

（1）收缩早期喷射音：爆裂样声音，高调、短促而清脆，紧接于 S_1 之后 $0.05 \sim 0.07$ 秒，在心底部听诊最清楚。肺动脉收缩期喷射音在肺动脉瓣区最响，可见于肺动脉高压、原发性肺动脉扩张、轻中度肺动脉瓣狭窄、房间隔缺损和室间隔缺损等。主动脉收缩期喷射音在主动脉瓣区听诊最响，见于高血压、主动脉瘤、主动脉瓣狭窄、主动脉瓣关闭不全与主动脉缩窄等。

（2）收缩中晚期喀喇音：高调、短促、清脆如关门落锁的"Ka-Ta"样声音。多数由于二尖瓣在收缩中晚期脱入左心房，引起"张帆"样声音。收缩中晚期喀喇音合并收缩晚期杂音称二尖瓣脱垂综合征。

3. 医源性额外音

（1）人工起搏音：发生于 S_1 前 $0.08 \sim 0.12$ 秒处，高频、短促、带喀喇音性质。在心尖内侧或胸骨左下缘最清楚。

（2）人工瓣膜音：在置换人工金属瓣后均可产生瓣膜开关时撞击金属支架所致的金属乐音，音调高、响亮、短促。人工二尖瓣的瓣膜音在心尖部及胸骨左下缘最明显。人工主动脉瓣的瓣膜音在心底或心前区均可听到。

（四）心脏杂音

心脏杂音是指在心音与额外心音之外，在心脏收缩或舒张时血液在心脏或血管内产生湍流所致的室壁、瓣膜或血管壁振动所产生的持续时间较长的异常声音。

1. 杂音的临床意义

杂音对心血管病的诊断与鉴别诊断有重要价值。首先要区分功能性杂音和器质性杂音。功能性杂音包括生理性杂音和相对性杂音。生理性杂音是指在心脏和大血管无器质性病变的健康人中发现的杂音。相对性杂音是指心脏瓣膜本身无器质性病变，而是由于心脏和大血管病变使相应瓣膜产生相对性关闭不全或狭窄引起的杂音。相对性杂音与器质性杂音又可合称为病理性杂音。收缩期生理性与器质性杂音的鉴别要点如下（表1-5）。

表1-5　收缩期生理性与器质性杂音的鉴别要点

鉴别点	生理性	器质性
年龄	儿童，青少年可见	不定
部位	肺动脉瓣区和（或）心尖区	不定
性质	柔和、吹风样	粗糙、吹风样、高调
持续时间	短促	较长，常为全收缩期
强度	一般为≤2/6级	常≥3/6级
震颤	无	3/6级以上常伴有
传导	局限、传导不远	传导较远而广

2. 收缩期杂音

（1）二尖瓣区。①功能性：见于运动、发热、贫血、妊娠与甲状腺功能亢进等。杂音性质柔和、吹风样、强度 2/6 级，时限短，较局限。具有心脏病理意义的功能性杂音有左心增大引起的二尖瓣相对性关闭不全，如高血压性心脏病、冠心病、贫血性心脏病和扩张型心肌病等，杂音性质较粗糙、吹风样、强度（2~3）/6 级，时限较长，可有一定的传导。②器质性：主要见于风湿性二尖瓣关闭不全、二尖瓣脱垂综合征等。杂音性质粗糙、吹风样、高调，强度≥3/6 级，呈递减型，持续时间长，可占全收缩期，甚至遮盖 S_1，呼气时增强，吸气时减弱，向左腋下传导。

（2）主动脉瓣区。①功能性：见于升主动脉扩张，如高血压和主动脉粥样硬化。杂音柔和、吹风样、2/6 级以下，常有 A_2 亢进。②器质性：见于主动脉瓣狭窄。杂音为喷射性，响亮而粗糙，向颈部传导，常伴有震颤，且 A_2 减弱。

（3）肺动脉瓣区。①功能性：其中生理性杂音多见于青少年及儿童，杂音柔和、吹风样、强度在 2/6 级以下，时限较短。相对性杂音为肺动脉扩张引起肺动脉瓣相对性狭窄而产生的杂音，听诊特点与生理性类似，杂音强度较响，P_2 亢进，见于二尖瓣狭窄、房间隔缺损等。②器质性：见于肺动脉瓣狭窄，杂音呈典型的收缩中期杂音，喷射性、粗糙、强度≥3/6 级，常伴有震颤且 P_2 减弱。

（4）三尖瓣区。①功能性：多见于右心室扩大的患者，如二尖瓣狭窄、肺心病，因右心室扩大导致三尖瓣相对性关闭不全。杂音为吹风样、柔和，吸气时增强，一般在 3/6 级以下，可随病情好转、心腔缩小而减弱或消失。②器质性：极少见，听诊特点与器质性二尖瓣关闭不全类似，但不传至腋下。

（5）其他部位：室间隔缺损时，在胸骨左缘第 3、第 4 肋间出现响亮而粗糙的收缩期杂音，伴震颤，有时呈喷射性。

3. 舒张期杂音

（1）二尖瓣区。①功能性：主要见于中、重度主动脉瓣关闭不全，导致左心室舒张期容量负荷过重，使二尖瓣基本处于半关闭状态，呈现相对狭窄而产生杂音，称 Austin Flint 杂音，杂音柔和、递减型，舒张中、晚期隆隆样，不伴震颤和 S_1 亢进及开瓣音。②器质性：见于风湿性二尖瓣狭窄。为局限于心尖区的舒张中、晚期低调、隆隆样、递增型杂音，平卧或左侧卧位易闻及，常伴震颤和 S_1 亢进及开瓣音。

（2）主动脉瓣区：可见于各种原因的主动脉瓣关闭不全。杂音呈舒张早期开始的递减型柔和、叹气样的特点，常向胸骨左缘及心尖传导，于前倾坐位、主动脉瓣第二听诊区最清楚。

（3）肺动脉瓣区：器质性杂音极少，多为肺动脉扩张引起肺动脉瓣相对性关闭不全产生的功能性杂音。杂音呈递减型、吹风样、柔和，常伴 P_2 亢进，称 Graham Steel 杂音。常见于二尖瓣狭窄伴明显肺动脉高压。

（4）三尖瓣区：见于三尖瓣狭窄，极少见。杂音局限于胸骨左缘第 4、第 5 肋间，低调、隆隆样，深吸气末杂音增强。

4. 连续性杂音

连续性杂音常见于先天性心脏病动脉导管未闭。杂音在胸骨左缘第 2 肋间最清楚，性质粗糙、响亮、机器样，持续于整个收缩期与舒张期，其间不中断，掩盖 S_2，常伴连续性震颤。

（五）心包摩擦音

心包摩擦音指脏层与壁层心包由于生物性或理化因素致纤维蛋白沉积而粗糙，以致在心脏搏动时产生摩擦而出现的声音。音质粗糙、音调高、搔抓样、很近耳，在心前区或胸骨左缘第3、第4肋间最响亮，坐位前倾及呼气末更明显，听诊器体件向胸壁加压时心包摩擦音增强。心包摩擦音与心搏一致，屏气时摩擦音仍存在，可据此与胸膜摩擦音相鉴别。见于各种感染性心包炎，也可见于风湿性病变、急性心肌梗死、尿毒症、系统性红斑狼疮等。

三、腹部触诊

（一）压痛及反跳痛

1. 压痛

如位于脐与右髂前上棘连线中、外1/3交界处的McBurney点（麦氏点）压痛则提示阑尾病变。

2. 反跳痛

当医师用手触诊腹部出现压痛后，用并拢的2~3个手指压于原处稍停片刻，使压痛感觉趋于稳定，然后迅速将手抬起，如此时患者感觉腹痛骤然加重，并常伴有痛苦表情或呻吟，称为反跳痛。反跳痛是腹膜壁层已受炎症累及的征象，是突然抬手时腹膜被激惹所致，多见于腹内脏器病变累及邻近腹膜。腹膜炎时常有腹肌紧张、压痛与反跳痛，称腹膜刺激征，亦称腹膜炎三联征。

（二）腹腔内脏器触诊

1. 肝脏触诊

（1）大小：正常成年人的肝脏，一般在肋缘下触不到，但瘦长体形的人于深吸气时可于肋弓下触及肝下缘，多在1 cm以内，在剑突下可触及肝下缘多在3 cm以内，在腹上角较锐的瘦高者剑突根部下可达5 cm。如超出上述标准，肝脏质地柔软，表面光滑，且无压痛，则首先应考虑肝下移，此时可用叩诊法叩出肝上界，如肝上界也相应降低，肝上下径正常，则为肝下移，否则提示肝大。肝大可分为弥漫性及局限性。弥漫性肝大见于病毒性肝炎、肝淤血、脂肪肝、早期肝硬化、白血病、血吸虫病等。局限性肝大见于肝脓肿、肝肿瘤及肝囊肿（包括肝棘球蚴病）等。肝脏缩小见于急性和亚急性重型肝炎、门脉性肝硬化晚期。

（2）质地：一般将肝脏质地分为质软、质韧（中等硬度）和质硬3级。正常肝脏质地柔软，如触口唇；质韧如触鼻尖，见于急性肝炎、脂肪肝、慢性肝炎及肝淤血；质硬如触前额，见于肝硬化、肝癌。肝脓肿或囊肿有液体时呈囊性感，可能触到波动感。

（3）边缘和表面状态：正常肝脏边缘整齐且厚薄一致、表面光滑。肝边缘圆钝常见于脂肪肝或肝淤血。肝边缘锐利，表面扪及细小结节，多见于肝硬化。肝边缘不规则，表面不光滑，呈不均匀的结节状，见于肝癌、多囊肝等。肝表面呈大块状隆起者，见于巨块型肝癌或肝脓肿。

（4）压痛：正常肝脏无压痛，如果肝包膜有炎性反应或因肝大受到牵拉，则有压痛，轻度弥漫性压痛见于肝炎、肝淤血等，局限性剧烈压痛见于较表浅的肝脓肿。当右心衰竭引起肝淤血肿大时，用手压迫肝脏可使颈静脉怒张更明显，称为肝颈静脉反流征阳性。

（5）搏动：当肝大压迫到腹主动脉，或右心室增大到向下推压肝脏时，可出现肝脏搏动。

（6）肝区摩擦感：检查时将右手的掌面轻贴于肝区，让患者做腹式呼吸动作。见于肝周围炎，听诊时亦可听到肝区摩擦音。

（7）肝震颤：检查时需用浮沉触诊法。当手指掌面稍用力按压片刻肝囊肿表面时，如感到一种微细的震动感，称为肝震颤。肝震颤见于肝棘球蚴病。由于包囊中的多数子囊浮动，撞击囊壁而形成震颤。

（8）肝脏触诊的临床意义：由于肝脏病变的性质不同，物理性状也各异，故触诊时必须逐项仔细检查，认真体验，综合判断其临床意义。急性肝炎时，肝脏可轻度肿大，表面光滑，边缘钝，质稍韧，但有充实感及压痛。肝淤血时，肝脏可明显肿大，且大小随淤血程度变化较大，表面光滑，边缘圆钝，质韧，也有压痛，肝颈静脉反流征阳性为其特征。脂肪肝所致肝大，表面光滑，质软或稍韧，但无压痛。肝硬化的早期肝常肿大，晚期则缩小，质较硬，边缘锐利，表面可能触到小结节，无压痛。肝癌时肝脏逐渐肿大，质地坚硬，边缘不整，表面不平，可有大小不等的结节或巨块，压痛和叩痛明显。

2. 脾脏触诊

脾大分度及临床意义：临床上常将脾大分为轻度、中度、高度3度。①脾缘不超过肋下2 cm为轻度肿大；②超过2 cm，在脐水平线以上为中度肿大；③超过脐水平线或前正中线则为高度肿大，即巨脾。脾轻度肿大常见于急慢性肝炎、伤寒、粟粒性结核、感染性心内膜炎及败血症等，一般质地柔软。脾中度肿大常见于肝硬化、慢性淋巴细胞白血病、慢性溶血性黄疸、淋巴瘤、系统性红斑狼疮等。脾脏高度肿大，表面光滑者见于慢性粒细胞白血病、黑热病和骨髓纤维化等，表面不平滑而有结节者见于淋巴瘤和恶性组织细胞病。脾周围炎或脾梗死，触诊时有摩擦感且有明显压痛，听诊时也可闻及摩擦音。

3. 胆囊触诊

医师以左手掌平放于被检查者右肋下部，以拇指指腹勾压于右肋下胆囊点处（图1-52），嘱被检查者缓慢深吸气，在吸气过程中发炎的胆囊下移时碰到用力按压的拇指，即可引起疼痛，此为胆囊触痛，如因剧烈疼痛而致吸气中止称墨菲征阳性。胆囊肿大的临床意义有：肿大胆囊呈囊性感，并有明显压痛，墨菲征阳性，常见于急性胆囊炎；胆囊肿大呈囊性感，无压痛者，见于壶腹周围癌；胆囊肿大，有实性感者，见于胆囊结石或胆囊癌。由于胰头癌压

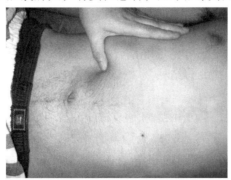

图1-52　墨菲征检查

迫胆总管导致胆道阻塞、黄疸进行性加深，胆囊也显著肿大，但无压痛，称为 Courvoisier 征阳性。

第八节 脊柱、四肢及神经系统检查

学习目标

1. 掌握神经反射检查的主要内容、方法及临床意义。

2. 熟悉脊柱检查的主要内容、方法及常见体征的临床意义；四肢与关节检查的主要内容、方法及常见体征的临床意义；运动功能的检查方法及结果判断；感觉功能的检查方法及结果判断。

一、脊柱

脊柱检查时被检查者可处站立位和坐位，按视、触、叩的顺序进行。

（一）脊柱弯曲度

1. 生理性弯曲

（1）侧面观察：正常人直立时，从侧面观察脊柱有四个生理性弯曲，即颈段稍向前凸，胸段稍向后凸，腰椎明显向前凸，骶椎则明显向后凸。类似"S"形，称为生理性弯曲。

（2）后面观察：从上至下看脊柱有无侧弯。检查方法：医师用手指沿脊椎的棘突以适当的压力往下划压，划压后皮肤出现一条红色充血痕，以此痕为标准，判断脊柱有无侧弯（图1-53）。

2. 病理性变形

（1）颈椎变形：颈椎侧偏见于先天性斜颈，患者头向一侧倾斜，患侧胸锁乳突肌隆起。

（2）脊柱后凸：也称为驼背，多发生于胸段脊柱。见于：①佝偻病；②结核病，形成特征性的成角畸形；③强直性脊柱炎，常有脊柱强直性固定，仰卧位时亦不能伸直；④脊椎退行性变，多见于老年人；⑤其他如外伤所致脊椎压缩性骨折，可造成脊柱后凸。

（3）脊柱前凸：多发生在腰椎部位，患者腹部明显向前突出，臀部明显向后突出。多见于晚期妊娠、大量腹腔积液、腹腔巨大肿瘤、髋关节结核及先天性髋关节后脱位等。

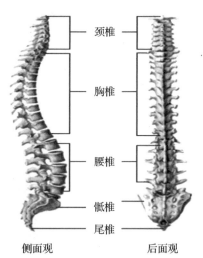

图1-53 脊柱生理弯曲

（4）脊柱侧凸：脊柱离开后正中线向左或右偏曲称为脊柱侧凸。根据侧凸发生部位不同，分为胸段侧凸、腰段侧凸及胸腰段联合侧凸；根据侧凸的性状分为姿势性和器质性两种。①姿势性侧凸。脊柱结构无异常，弯曲度多不固定，改变体位可使侧凸得以纠正，如平卧位或向前弯腰时脊柱侧凸可消失。其原因有儿童发育期坐、立姿势不良；代偿性侧凸可因一侧下肢明显短于另一侧所致；坐骨神经性侧凸多因椎间盘突出，患者改变体位，放松对神经根压迫的一种保护性措施，突出的椎间盘位于神经根外侧者，腰椎突向患侧，位于神经根内侧者，腰椎突向健侧；脊髓灰质炎后遗症等。②器质性侧凸。脊柱器质性侧凸的特点是改变体位不能使侧凸得到纠正。其病因有先天性脊柱发育不全、慢性胸膜肥厚、胸膜粘连及肩部或胸廓的畸形等。

（二）脊柱活动度

检查时嘱被检查者做前屈、后伸、侧弯、旋转等运动，观察脊柱的活动情况及有无变形（表1-6）。已有脊柱外伤可疑骨折或关节脱位时，应避免脊柱活动，以免损伤脊髓。

表1-6 脊柱各段活动度

	前屈	后伸	左右侧弯	旋转度（一侧）
颈椎	45°	45°	45°	60°
胸椎	30°	20°	20°	35°
腰椎	75°	30°	35°	30°
全脊柱	128°	125°	73°	115°

（三）脊柱压痛与叩击痛

检查压痛时，被检查者取端坐位，身体稍向前倾。医师以右手拇指从枕骨粗隆开始自上而下逐个按压脊柱棘突及椎旁肌肉，并询问被检查者有无压痛，然后标记出疼痛的脊椎体（图1-54）。检查叩击痛方法有以下两种。①直接叩击法：直接用叩诊锤或中指叩击各椎体棘突，多用于检查胸椎和腰椎；②间接叩击法：被检查者取坐位，医师以左手掌置于被检查者头顶部，右手半握拳以小鱼际肌部位叩击左手背，询问被检查者有无疼痛及疼痛的部位（图1-55）。正常人无叩击痛。

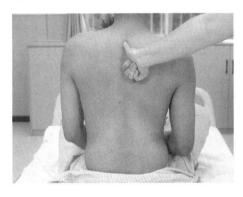

图1-54 脊柱压痛检查

（四）脊柱检查的几种特殊试验

1. 屈颈试验

被检查者仰卧，医师一只手置于其胸前，另一只手置于其枕后，缓慢、用力地上抬其头

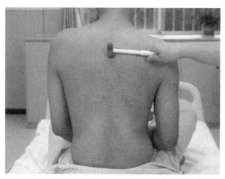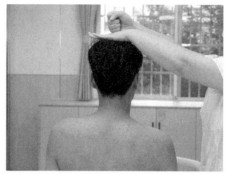

图1-55　脊柱直接与间接叩击痛检查

部，使颈前屈，若出现下肢放射痛，则为阳性。见于腰椎间盘突出症。其机制是屈颈时，硬脊膜上移，脊神经根被动牵扯，加重了突出的椎间盘对神经根的压迫，因而出现下肢的放射痛。

2. 拾物试验

将一物品放在地上，嘱被检查者拾起。腰椎正常者可两膝伸直，腰部自然弯曲，俯身将物品拾起。如被检查者先以一只手扶膝蹲下，腰部挺直地用手接近物品，此即拾物试验阳性。多见于腰椎病变如腰椎间盘突出症、腰肌外伤及炎症等。

3. Lasegue 征（直腿抬高试验）

被检查者仰卧，双下肢平伸，医师一只手握踝部，另一只手置于大腿伸侧，分别做双侧直腿抬高动作（图1-56），腰与大腿正常可达80°～90°。若抬高不足70°，且伴有下肢后侧的放射性疼痛，则为阳性。见于腰椎间盘突出症，也可见于单纯性坐骨神经痛。

二、四肢与关节

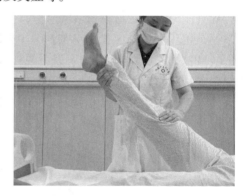

图1-56　Lasegue 征

（一）上肢

1. 上肢长度

可用目测法测上肢长度：被检查者双上肢向前伸直，掌面并拢，比较其长度。也可用尺测量：从肩峰至尺骨鹰嘴为上臂的长度；从鹰嘴突至尺骨茎突的距离为前臂长度；肩峰至桡骨茎突或中指指尖距离为全上肢长度。双上肢长度不等见于骨折、关节脱位、先天性短肢等。

2. 肩关节

（1）外形：被检查者脱去上衣，取坐位，对比观察双肩。正常双肩对称，呈弧形。当肩关节脱位或三角肌萎缩时，肩关节弧形轮廓消失，肩峰突出，呈"方肩"。两侧肩关节一高一低，见于先天性肩胛高耸症及脊柱侧弯。

（2）运动：嘱被检查者向不同方向自主活动肩关节，或医师固定肩胛骨，另一只手持前臂进行各个方向活动。正常时外展 90°，内收 45°，前屈 90°，后伸 35°，旋转 45°。若关节各方向活动均受限为"冻结肩"。

（3）搭肩试验：被检查者取坐位，挺胸，用患侧手掌平放于对侧肩关节前方，如不能搭上，前臂不能自然贴紧胸壁，为阳性，提示肩关节脱位。

3. 肘关节

（1）外形：嘱被检查者伸直双上肢，手掌向前，左右对比，观察肘关节双侧及肘窝部是否饱满、肿胀，肱骨内外上髁及尺骨鹰嘴形成的连线，和屈肘时形成的三角解剖关系是否改变。

（2）活动度：肘关节活动正常时前屈 135°～150°，后伸 10°，旋前（手背向上转动）80°～90°。

（3）触诊：触诊肘关节周围有无肿块，桡骨小头是否压痛，肱动脉搏动强弱，双侧是否对称等。

4. 腕关节及手

（1）外形。①手的功能位置：腕背伸 30°并稍偏尺侧，拇指于外展时掌屈曲位，其余各指屈曲，呈握茶杯姿势（图 1-57）；②手的自然休息姿势：半握拳，腕关节背伸约 20°，向尺侧倾斜约 10°，拇指尖靠近示指关节的桡侧，其余四肢呈半屈曲状，屈曲程度由示指向小指逐渐增大，且各指尖均指向舟骨结节处（图 1-58）。

（2）畸形。①杵状指（趾）：常见于呼吸系统疾病，如慢性肺脓肿、支气管扩张和支气管肺癌；心血管疾病，如发绀型先天性心脏病、亚急性感染性心内膜炎；营养障碍性疾病，如肝硬化。②匙状甲：又称反甲，常见于缺铁性贫血和高原疾病。③其他畸形：腕垂症见于桡神经损伤；猿掌见于正中神经损伤；爪形手的手指呈鸟爪样，见于尺神经损伤、进行性肌萎缩和脊髓空洞症等；餐叉样畸形见于 Colles 骨折。

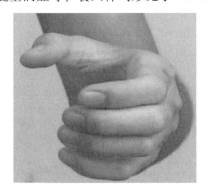

图 1-57 手的功能位

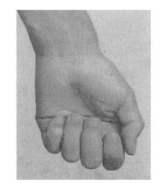

图 1-58 手的自然休息姿势

（3）运动：腕关节及各手指关节活动范围是否正常。正常腕关节可掌屈 50°～60°，背伸 30°～60°，内收 25°～30°，外展 30°～40°。手指除拇指可做内收并拢桡侧示指及外展 40°外，其余四指掌指、指关节仅能做掌屈运动。

（二）下肢

1. 髋关节

（1）畸形：被检查者取仰卧位，双下肢伸直，使两侧髂前上棘连线与躯干正中线保持垂直，腰部放松，腰椎平贴于床面，观察下肢有无超越中线的偏移，髋关节有无畸形。超越中线为内收畸形，离开中线向外偏移为外展畸形。

（2）活动度：髋关节屈曲130°～140°，后伸15°～30°，内收20°～30°，外展30°～45°及旋转45°。

2. 膝关节

（1）外形：嘱被检查者直立，暴露双膝，双腿并拢，观察下肢外形，如两踝距离增宽，小腿向外偏斜呈"X"形，称膝外翻；若被检查者双股骨内踝间距增大，小腿向内偏斜呈"O"形，称膝内翻，见于佝偻病。若膝关节过度后伸形成向前的反屈状，为膝反张，见于小儿麻痹后遗症和膝关节结核。还应观察膝关节是否肿大，双侧膝眼是否消失，皮肤有无红肿及窦道形成，关节周围有无肌萎缩。

（2）活动度：膝关节屈曲可达120°～150°，伸5°～10°，内旋10°，外旋20°。

（3）浮髌试验：被检查者取平卧位，下肢伸直放松，医师一只手虎口卡于患膝髌骨上极，并加压压迫髌上囊，使关节液集中于髌骨底面，另一只手示指垂直按压髌骨并迅速抬起，按压时髌骨与关节面有碰触感，松手时髌骨浮起，即浮髌试验阳性（图1-59），提示有中等量以上关节积液（50 mL）。

3. 踝关节与足

（1）畸形：足部常见畸形有如下几种。①扁平足；②高弓足；③马蹄足；④跟足畸形；⑤足内翻；⑥足外翻。

（2）运动：嘱被检查者主动活动或医师检查时做被动活动。踝关节：背伸20°～30°，跖屈40°～50°。距跟关节：内、外翻各30°。跗骨间关节：内收25°，外展25°。跖趾关节：跖屈30°～40°，背伸45°。

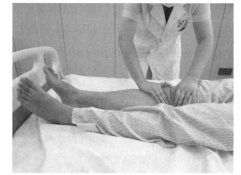

图1-59 浮髌试验

三、神经系统

（一）运动功能

1. 肌力

肌力是指肌肉运动时的最大收缩力。检查方法：令被检查者做肢体伸屈动作，医师从相反方向给予阻力，测试被检查者对阻力的克服力量，并注意两侧对比。

肌力的记录采用0～5级的六级分级法。

0级：完全瘫痪，测不到肌肉收缩。

1级：仅测到肌肉收缩，但不能产生动作。

2级：肢体在床面上能水平移动，但不能抬离床面。

3级：肢体能抬离床面，但不能对抗阻力。

4级：能做对抗阻力动作，但较正常差。

5级：正常肌力。

瘫痪分为以下4种。①单瘫：单一肢体瘫痪，多见于脊髓灰质炎；②偏瘫：为一侧肢体

（上、下肢）瘫痪，常伴有同侧颅神经损害，多见于颅内病变或脑卒中；③交叉性偏瘫：为一侧肢体瘫痪及对侧颅神经损害，多见于脑干病变；④截瘫：为双侧下肢瘫痪，是脊髓横贯性损伤的结果，多见于脊髓外伤、炎症等。

2. 肌张力

肌张力是指静息状态下的肌肉紧张度和被动运动时所遇到的阻力。检查方法：在被检查者肌肉松弛时，医师的双手握住被检查者肢体，用不同的速度和幅度，反复做被动的伸屈和旋转运动，感到的轻度阻力就是这一肢体有关肌肉的张力。同时可用手触摸肌肉，从其硬度中测知其肌张力。

（1）肌张力增高：触摸肌肉有坚实感，伸屈肢体时阻力增加。可表现为：①痉挛性肌张力增高，又称折刀现象，为锥体束损害的表现；②铅管样强直，为椎体外系损害表现。

（2）肌张力降低：肌肉松软，伸屈其肢体时阻力低，关节运动范围扩大。

3. 不自主运动

不自主运动是指患者意识清楚的情况下，随意肌不自主收缩所产生的一些无目的的异常动作，多为锥体外系损害的表现。

4. 共济失调

（1）指鼻试验：嘱被检查者以示指接触前方 0.5 m 检查者示指，再触自己的鼻尖，由慢到快，先睁眼、后闭眼重复进行。小脑半球病变时同侧指鼻不准。

（2）跟 - 膝 - 胫试验：被检查者仰卧，上抬一侧下肢，将足跟置于另一下肢膝盖下端，再沿胫骨前缘向下移动，先睁眼、后闭眼重复进行，小脑损害时，动作不稳。

（3）其他。①轮替动作：嘱被检查者伸直手掌并以前臂做快速旋前、旋后动作，共济失调者动作缓慢、不协调；②闭目难立征：嘱被检查者足跟并拢站立，闭目，双手向前平伸，若出现身体摇晃或倾斜则为阳性，提示小脑病变。

（二）感觉功能

感觉功能检查时，患者必须意识清晰，检查前让患者了解检查的目的与方法，以取得充分合作。检查时要注意左右侧和远近端部位的差别。检查感觉功能时被检查者需闭目，以避免主观或暗示作用。

1. 浅感觉检查

（1）痛觉：用针尖均匀地轻刺被检查者皮肤以检查痛觉，注意两侧对比，记录感觉障碍类型（正常、过敏、减退或消失）与范围。

（2）触觉：用棉签轻触被检查者的皮肤或黏膜。

（3）温度觉：用盛有热水（40～50 ℃）和冷水（5～10 ℃）的试管交替测试皮肤温度觉。

2. 深感觉检查

（1）运动觉：轻轻夹住被检查者的手指或足趾两侧，做上或下移动，令被检查者根据感觉说出"向上"或"向下"。

（2）位置觉：将被检查者的肢体摆成某一姿势，请被检查者描述该姿势或用对侧肢体模仿。

（3）振动觉：用震动的音叉（128 Hz）柄置于骨突起处（如内踝、外踝、手指、桡尺骨茎突、胫骨、膝盖等），询问有无震动感觉，两侧有无差别。

3. 复合感觉检查

（1）皮肤定位觉：以手指或棉签轻触被检查者皮肤某处，让被检查者指出被触部位。

（2）两点辨别觉：以钝脚分规轻轻刺激皮肤上的两点（小心不要造成疼痛），检测被检查者辨别两点的能力，再逐渐缩小双脚间距，直到被检查者感觉为一点时，测其实际间距，两侧比较。

（3）实体觉：嘱被检查者用单手触摸熟悉的物体，如钢笔、钥匙、硬币等，并说出物体的名称。先测功能差的一侧，再测另一侧。

（4）图形觉：被检查者闭目，在其皮肤上画图形（方形、圆形、三角形等）或写简单的字（一、二、十等），观察其能否识别。

（三）神经反射

神经反射由反射弧完成，反射弧包括感受器、传入神经元、神经中枢、传出神经元和效应器。反射弧中任一环节有病变都可影响反射，使其减弱或消失；反射又受高级神经中枢控制，如锥体束以上病变，可使反射活动失去抑制而出现反射亢进。

1. 浅反射

（1）角膜反射：嘱被检查者睁眼向内侧注视，医师用捻成细束的棉絮避开被检查者视线，由角膜外缘向内轻触角膜（图1-60），该侧眼睑迅速闭合，为直接角膜反射，对侧也出现眼睑闭合，为间接角膜反射。直接与间接角膜反射均消失见于三叉神经病变（传入障碍）；直接反射消失，间接反射存在，见于患侧面神经瘫痪（传出障碍）。

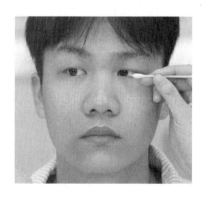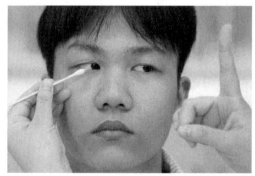

图1-60 角膜反射

（2）腹壁反射：被检查者仰卧，双下肢稍屈曲使腹壁放松，医师用钝头竹签按上、中、下三个部位轻划腹壁皮肤（图1-61）。正常人在该处可见腹肌收缩。上、中、下腹壁反射中枢分别位于胸髓7~8、9~10、11~12节段。反射消失分别见于上述不同平面的胸髓病损。双侧上、中、下部反射均消失见于昏迷和急性腹膜炎患者。一侧上、中、下部腹壁反射均消失见于同侧锥体束病损。肥胖、老年人及经产妇由于腹壁过于松弛也会出现腹壁反射减弱或消失。

（3）提睾反射：被检查者仰卧，下肢稍屈曲，医师用钝头竹签由下而上轻划股内侧上方皮肤。正常人可引起同侧提睾肌收缩，睾丸上提。反射中枢位于腰髓1~2节段。双侧反射消失为腰髓1~2节段病损。一侧反射减弱或消失见于锥体束损害。局部病变如腹股沟疝、

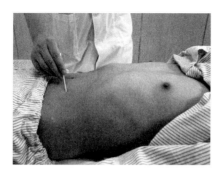 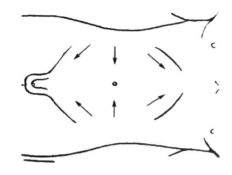

图1-61　腹壁反射

阴囊水肿等也可影响提睾反射。

2. 深反射

（1）肱二头肌反射：被检查者前臂屈曲，医师以左手拇指置于被检查者肘部肱二头肌肌腱上，右手持叩诊锤叩击左拇指（图1-62），正常反应为肱二头肌收缩，前臂快速屈曲。反射中枢位于颈髓5~6节段。

（2）肱三头肌反射：被检查者外展上臂，半屈曲肘关节，医师用左手托住其上臂，右手用叩诊锤直接叩击鹰嘴上方的肱三头肌腱（图1-63），正常反应为肱三头肌收缩，前臂稍外展。反射中枢位于颈髓6~7节段。

（3）桡骨膜反射：被检查者前臂置于半屈半旋前位，医师左手托前臂，使腕关节自然下垂，再以叩诊锤轻叩桡骨茎突（图1-64），正常反应为前臂旋前，屈肘。反射中枢位于颈髓5~6节段。

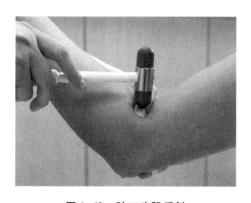 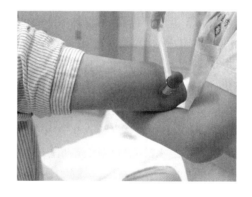

图1-62　肱二头肌反射　　　　　图1-63　肱三头肌反射

（4）膝反射：被检查者取坐位，小腿自然下垂；或取仰卧位，医师以左手托起其膝关节使之屈曲约120°，用右手持叩诊锤叩击膝盖髌骨下方股四头肌腱（图1-65）。正常反应为小腿伸展。反射中枢位于腰髓2~4节段。

（5）跟腱反射：又称踝反射，被检查者仰卧，髋、膝关节稍屈曲，下肢取外旋外展位。医师左手将被检查者足部背屈成直角，再以叩诊锤叩击跟腱（图1-66）。正常反应为腓肠肌收缩，足向跖面屈曲。反射中枢位于骶髓1~2节段。

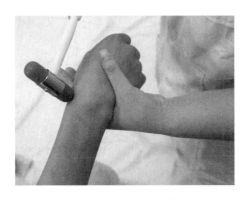

图1-64　桡骨膜反射

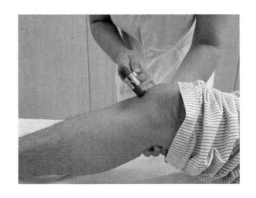

图1-65　膝反射

（6）阵挛。①踝阵挛：被检查者仰卧，髋与膝关节稍屈，医师一只手持被检查者腘窝部，另一只手持足底前端，用力使踝关节背伸。阳性表现为腓肠肌与比目鱼肌发生连续性节律性收缩。②髌阵挛：被检查者下肢伸直，医师用拇指与示指捏住髌骨上缘，用力向远端方向快速连续推动数次后保持推力。阳性表现为股四头肌发生节律性收缩，使髌骨上下移动。

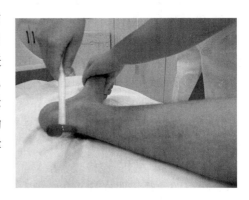

图1-66　跟腱反射

3. 病理反射

病理反射指锥体束病损时，大脑失去了对脑干和脊髓的抑制作用而出现的异常反射。

（1）Babinski征（巴宾斯基征）：被检查者仰卧，下肢伸直，医师一只手持被检查者踝部，另一只手用竹签沿着被检查者足底外侧缘，由后向前至小趾根部时转向内侧（图1-67a）。阳性表现为拇趾背伸，其余四趾呈扇形展开。

（2）Oppenheim征（奥本海姆征）：医师用拇指及示指沿胫骨前缘用力由上向下滑压（图1-67b）。阳性表现同巴宾斯基征。

（3）Gordon征（戈登征）：医师用拇指和其他四指分置于腓肠肌两侧，以适当的力量捏压（图1-67c）。阳性表现同巴宾斯基征。

（4）Hoffmann征（霍夫曼征）：医师左手持被检查者腕部，右手中指与示指夹住被检查者中指并向上提，使腕部处于轻度过伸位，用拇指迅速弹刮被检查者的中指指甲（图1-67d）。由于中指深屈肌受到牵引而引起其余四指的轻度掌屈反应则为阳性。反射中枢位于颈髓7节段~胸髓1节段。

4. 脑膜刺激征

脑膜刺激征为脑膜受激惹的体征。见于脑膜炎、蛛网膜下隙出血和颅内压增高等。

（1）颈强直：被检查者仰卧，颈部放松，医师左手托被检查者枕部，右手置于胸前做被动屈颈动作以测试颈肌抵抗力。若被动屈颈时抵抗力增强，即颈强直。

（2）Kernig征（凯尔尼格征）：被检查者仰卧，先将一侧髋膝关节屈成直角，再用手抬高小腿，伸膝，正常人可将膝关节伸达135°以上（图1-68a）。阳性表现为在135°以内伸膝

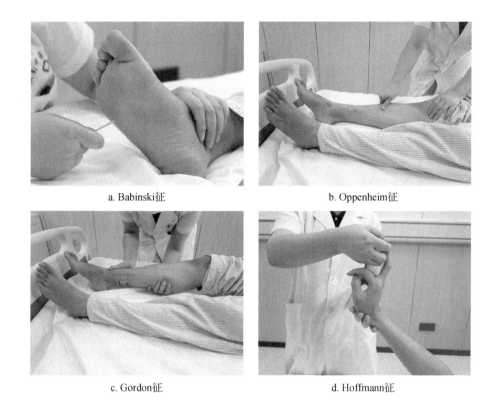

a. Babinski征   b. Oppenheim征

c. Gordon征   d. Hoffmann征

图 1-67　病理反射检查

受限，并伴疼痛，屈肌痉挛。

（3）Brudzinski 征（布鲁津斯基征）：被检查者仰卧，下肢自然伸直，医师左手托被检查者枕部，右手按压其胸前，使头部被动前屈（图 1-68b）。阳性表现为双侧膝关节和髋关节屈曲。

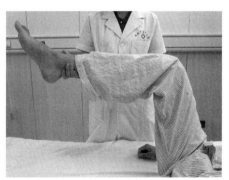

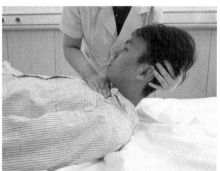

a. Kernig征   b. Brudzinski征

图 1-68　脑膜刺激征检查

第九节　全身体格检查

👥 **学习目标**

掌握全身体检的方法和顺序；病历中体格检查部分的书写内容和顺序。

一、基本要求

（1）内容务求全面系统。

（2）顺序应从头到足进行，按照合理、规范的逻辑顺序，最大限度地保证体检的效率和速度，减少患者的不适和不必要的体位变动。

（3）全身体格检查顺序

1）卧位患者：一般情况和生命体征→头颈部→前、侧胸部（心肺）→后背部（包括肺、脊柱、肾区、骶部）→腹部→上肢→下肢→肛门直肠→外生殖器→神经系统（最后站立位）。

2）坐位患者：一般情况和生命体征→上肢→头颈部→后背部（包括肺、脊柱、肾区、骶部）→（患者取卧位）前、侧胸部（心、肺）→腹部→下肢→肛门直肠→外生殖器→神经系统（最后站立位）。按照以上两种检查顺序可保证分段而集中地顺利完成体格检查，同时患者只有二三次体位变动。

（4）掌握检查的进度和时间。应尽量在 30～40 分钟完成。

（5）检查结束时应与患者简单交谈，说明重要发现，以及患者应注意的事项或下一步检查计划。

二、基本项目

（一）一般检查及生命体征

（1）准备和清点器械。

（2）自我介绍。

（3）当患者在场时洗手。

（4）观察患者发育、营养、面容、表情和意识等一般状态。

（5）测量体温、脉搏、呼吸、血压。

（二）头颈部

（1）观察头部外形、毛发分布、异常运动等。

（2）测量头围。

（3）检查眉毛、睫毛、眼睑、结膜、巩膜、眼球运动。

（4）检查瞳孔对光反射。

（5）检查集合反射。

（6）检查外耳及耳后区、外耳道。

（7）检查外鼻、鼻前庭、鼻中隔、鼻窦。

（8）观察口唇、牙齿、上腭、舌质、舌苔、咽和扁桃体。

（9）观察颈部外形、颈静脉和颈动脉并触诊。

（10）检查颈椎屈曲及左右活动情况。

（11）触诊头颈部淋巴结。

（12）视、触甲状腺，听诊血管杂音。

（13）触诊气管位置。

（三）前、侧胸部

（1）暴露胸部。

（2）观察胸部外形、皮肤和呼吸运动，检查压痛等。

（3）检查乳房。

（4）触诊腋窝淋巴结。

（5）检查双侧呼吸动度、触觉语颤、胸膜摩擦感。

（6）叩诊肺上界、双侧前胸和侧胸比较叩诊。

（7）听诊双侧前胸和侧胸呼吸音，双侧语音共振及异常呼吸音、啰音。

（8）观察心尖、心前区搏动、心前区隆起。

（9）触诊心尖搏动、心前区其他搏动、震颤。

（10）叩诊心界。

（11）听诊二尖瓣区→肺动脉瓣区→主动脉瓣区→主动脉瓣第二听诊区→三尖瓣区（频率、节律、心音、杂音、摩擦音）。

（四）背部

（1）请患者坐起，充分暴露背部。

（2）观察脊柱、胸廓外形及呼吸运动。

（3）检查胸廓扩张度、触觉语颤、胸膜摩擦感。

（4）叩诊双侧后胸部、肺下界、肺下界移动度。

（5）听诊双侧后胸部呼吸音、异常呼吸音、啰音、胸膜摩擦音、语音共振。

（6）检查脊柱有无畸形、压痛、叩击痛。

（7）检查双侧肋脊点和肋腰点有无压痛、无叩击痛。

（五）腹部

（1）充分暴露腹部，屈膝、屈髋、双上肢置于躯干两侧，平静呼吸。

（2）观察腹部外形、皮肤、脐、腹式呼吸等。

（3）听诊肠鸣音、血管杂音。

（4）叩诊全腹、肝上界、肝下界、肝区叩击痛。

（5）检查移动性浊音。

（6）触诊腹肌紧张度、压痛、反跳痛。

（7）触诊肝脏、胆囊、脾脏、肾脏、膀胱。

（8）检查肝颈静脉反流征。

（9）检查腹壁反射。

（六）上肢

（1）观察上肢、关节的外形、运动。
（2）检查淋巴结、血管。
（3）检查肱二头肌反射、肱三头肌反射、桡骨骨膜反射、Hoffmann 征。

（七）下肢

（1）观察双下肢外形、运动。
（2）检查淋巴结及血管。
（3）检查膝反射、跟腱反射。
（4）检查 Babinski 征、Oppenheim 征、Gordon 征。
（5）检查 Kernig 征、Brudzinski 征。
（6）检查 Lasègue 征。
（7）检查髌阵挛、踝阵挛。

（八）共济运动、步态与腰椎运动

（1）请患者站立。
（2）检查指鼻试验、跟－膝－胫试验、轮替运动、Romberg 征。
（3）观察步态。
（4）检查颈部、腰部运动。

第十节　操作考核

考核目的

1. 掌握体格检查的操作方法、内容、顺序；常见体征的临床意义。
2. 能够识别检查结果，并能正确地表达检查结果。

考核范围

1. 体温测量（腋测法）
2. 血压测量
3. 浅表淋巴结检查
4. 口咽及扁桃体检查、气管检查
5. 鼻窦压痛检查、眼球运动
6. 结膜、巩膜检查
7. 瞳孔对光反射、集合调节反射
8. 颈部血管检查
9. 甲状腺检查
10. 胸廓扩张度及胸膜摩擦感的检查
11. 触觉语颤
12. 肺部对比叩诊
13. 肺下界叩诊
14. 肺下界移动度叩诊
15. 肺部听诊
16. 听觉语音
17. 心脏视诊、心脏触诊
18. 心浊音界叩诊

19. 心脏听诊
20. 肝颈静脉反流征及奇脉的检查
21. 周围血管征的检查
22. 腹壁紧张度
23. 阑尾点压痛、反跳痛、墨菲征
24. 肝脏触诊
25. 脾脏触诊
26. 肾脏触诊
27. 肝浊音界叩诊
28. 移动性浊音
29. 液波震颤、振水音
30. 脊柱压痛与叩击痛
31. 浮髌试验、髌阵挛、踝阵挛
32. 角膜反射
33. 桡骨骨膜反射及霍夫曼征
34. 肱二头肌反射、肱三头肌反射
35. 膝反射、跟腱反射
36. 病理反射
37. 脑膜刺激征
38. 腹壁反射、拉塞格征

第二章　实验室检查

学习目标

1. 掌握常见的实验室检查项目的临床意义。
2. 能够通过实战演练，正确分析异常实验结果。
3. 具备高度的责任心、科学的思维方法。

一、考点汇总

（一）血红蛋白测定和红细胞计数

1. 参考值

男性：血红蛋白 $130 \sim 175$ g/L；红细胞计数 $(4.3 \sim 5.8) \times 10^{12}$/L。

女性：血红蛋白 $115 \sim 150$ g/L；红细胞计数 $(3.8 \sim 5.1) \times 10^{12}$/L。

新生儿：血红蛋白 $180 \sim 190$ g/L；红细胞计数 $(6.0 \sim 7.0) \times 10^{12}$/L。

2. 临床意义

（1）血红蛋白和红细胞计数减少。①贫血分为4级。轻度：血红蛋白，男性 <130 g/L，女性 <115 g/L，但高于 90 g/L；中度：$90 \sim 60$ g/L；重度：$60 \sim 30$ g/L；极重度：<30 g/L。②临床分3类。红细胞生成减少：缺铁性贫血、再生障碍性贫血、慢性感染等；红细胞破坏过多：各种溶血性贫血；红细胞丢失：失血。

（2）血红蛋白和红细胞计数增多。①相对性增多：血液浓缩所致。见于大量出汗、连续呕吐、反复腹泻、大面积烧伤、糖尿病酮症酸中毒、尿崩症、大剂量使用利尿药等。②绝对性增多。继发性：多见于慢性阻塞性肺气肿、肺源性心脏病、发绀型先天性心脏病及异常血红蛋白病等，以及某些肿瘤及肾脏疾病；原发性：见于真性红细胞增多症。

（二）白细胞计数及白细胞分类计数

1. 参考值

（1）白细胞计数：成年人 $(3.5 \sim 9.5) \times 10^9$/L；儿童 $(5 \sim 12) \times 10^9$/L；新生儿 $(15 \sim 20) \times 10^9$/L。

（2）白细胞分类计数：中性杆状核 $0.01 \sim 0.05$；中性分叶核 $0.40 \sim 0.70$；嗜酸性粒细胞 $0.004 \sim 0.08$；嗜碱性粒细胞 $0 \sim 0.01$；淋巴细胞 $0.20 \sim 0.50$；单核细胞 $0.03 \sim 0.10$。

2. 临床意义

白细胞计数高于 9.5×10^9/L 称白细胞增多，低于 3.5×10^9/L 称白细胞减少。

（1）中性粒细胞增多。①反应性增多：感染（化脓性感染为最常见、某些病毒感染、某些寄生虫感染）；严重组织损伤；急性大出血、溶血；其他（中毒、类风湿关节炎等）。

②异常增生增多：见于急、慢性粒细胞白血病，骨髓增殖性疾病。

（2）中性粒细胞减少。①某些感染：病毒感染、伤寒、疟疾。②某些血液病：再生障碍性贫血、粒细胞缺乏症、骨髓纤维化、恶性组织细胞病。③药物及理化因素的作用：抗肿瘤药物、抗结核药物、抗甲状腺药物、解热镇痛药、抗糖尿病药、磺胺药、X 线、放射性核素等。④自身免疫性疾病。⑤脾功能亢进。

（三）血小板计数

1. 参考值

血小板计数（125 ~ 350）×10^9/L。

2. 临床意义

（1）血小板减少。①生成障碍：再生障碍性贫血、急性白血病、急性放射病、骨髓纤维化晚期。②破坏或消耗增多：原发性血小板减少性紫癜、脾功能亢进。

（2）血小板增多。①反应性增多：脾摘除术后、急性感染、急性溶血、急性大失血。②原发性增多：真性红细胞增多症、原发性血小板增多症。

（四）红细胞沉降率

1. 参考值

成年男性 0 ~ 15 mm/h，成年女性 0 ~ 20 mm/h。

2. 临床意义

（1）生理性增快：女性月经期、妊娠、儿童、老人。

（2）病理性增快。①各种炎症：细菌性急性炎症、风湿热和结核病活动期。②损伤及坏死：手术创伤、心肌梗死。③恶性肿瘤。④高球蛋白血症或低白蛋白血症：多发性骨髓瘤、淋巴瘤、系统性红斑狼疮、肾病综合征、肝硬化。⑤贫血。

（五）网织红细胞计数

1. 参考值

成年人 0.005 ~ 0.015（0.5% ~ 1.5%）；新生儿 0.03 ~ 0.06（3% ~ 6%）。

2. 临床意义

（1）反映骨髓造血功能状态：溶血性贫血、急性失血性贫血时网织红细胞显著增多；再生障碍性贫血、白血病、骨髓纤维化时网织红细胞减少。

（2）贫血疗效观察。

（3）观察病情变化。

（六）尿量

1. 参考值

24 小时尿量为 1000 ~ 2000 mL。

2. 临床意义

（1）尿量增多：24 小时尿量超过 2500 mL。①生理性：水摄入过多、进食有利尿作用的食物（如咖啡、茶）。②病理性：内分泌疾病、慢性肾盂肾炎、慢性间质性肾炎。

（2）尿量减少：24 小时尿量少于 400 mL 为少尿；24 小时尿量少于 100 mL 为无尿。①肾前性：休克、心力衰竭、脱水等。②肾性：急性肾小球肾炎、急性肾衰竭少尿期、慢性肾衰竭等。③肾后性：结石、尿路狭窄、肿瘤等。

（七）尿液酸碱性

1. 参考值

尿液 pH 值为 5.0~7.0，平均为 6.5。

2. 临床意义

（1）pH 值降低：蛋白质摄入量多、代谢性酸中毒、高热、痛风及口服维生素 C 等酸性药物。

（2）pH 值增高：代谢性碱中毒、肾小管性酸中毒、应用碳酸氢钠等碱性药物。

（八）尿蛋白

1. 参考值

24 小时尿蛋白为 0~80 mg。

2. 临床意义

（1）生理性蛋白尿：发热、寒冷、剧烈运动、精神紧张、交感神经兴奋及血管活性物质刺激等。

（2）病理性蛋白尿。①肾小球性蛋白尿：急性肾小球肾炎、急进性肾小球肾炎、隐匿性肾小球肾炎、慢性肾小球肾炎、肾病综合征、糖尿病肾病、狼疮肾炎。②肾小管性蛋白尿：肾盂肾炎、间质性肾炎、中毒性肾病。③混合性蛋白尿：慢性肾小球肾炎后期累及肾小管、间质性肾炎后期累及肾小球。④溢出性蛋白尿：多发性骨髓瘤、血管内溶血、大面积心肌梗死、挤压综合征。⑤组织性蛋白尿：肾盂肾炎、尿路肿瘤。⑥假性蛋白尿：膀胱炎、尿道炎或尿道出血等混入导致尿蛋白定性试验阳性。

（九）尿糖

1. 参考值

24 小时尿糖为 0.56~5.0 mmol/L，定性试验为阴性。

2. 临床意义

（1）血糖增高性糖尿：糖尿病、库欣综合征、甲状腺功能亢进症、胰腺炎及嗜铬细胞瘤。

（2）血糖正常性糖尿（肾性糖尿）：慢性肾炎、间质性肾炎和肾病综合征等。

（3）暂时性糖尿：大量输入葡萄糖或一次性大量进食碳水化合物及应激性糖尿。

（4）其他糖尿和假性糖尿：糖的成分是果糖、乳糖、半乳糖和核糖；还原性的物质造成的假性糖尿（维生素 C、尿酸、葡糖醛酸、链霉素、异烟肼、阿司匹林、黄连、大黄）。

（十）尿酮体

1. 参考值

阴性。

2. 临床意义

糖尿病酮症酸中毒时常呈强阳性；妊娠剧吐、高热、过度节食、肝硬化、酒精性肝炎等也可出现酮尿。

（十一）粪便形状检查

1. 参考值

黄褐色成形软便。

2. 临床意义

（1）水样便或糊状便：见于感染性和非感染性腹泻，如急性胃肠炎、甲状腺功能亢进症。

（2）柏油样便：各种原因引起的上消化道出血。

（3）黏液脓性及黏液脓血便：痢疾、溃疡性结肠炎、结肠或直肠癌、肠炎、急性血吸虫病等。阿米巴痢疾以血为主，呈暗红色稀果酱样；细菌性痢疾则以黏液及脓为主，脓中带血。

（4）鲜血便：痔疮、肛裂、直肠息肉及直肠癌。

（5）米泔水样便：粪便呈白色淘米水样，可含大量脱落肠黏膜，见于霍乱。

（6）白陶土样便：各种原因引起的阻塞性黄疸，也可见于服钡餐后、服硅酸铝后。

（7）鲜血便：痔疮、肛裂、直肠息肉及直肠癌。

（8）细条样或扁平带状便：因直肠或肛门狭窄所致，多见于直肠癌。

（十二）潜血试验

1. 参考值

阴性

2. 临床意义

消化道出血时，如消化性溃疡、消化道恶性肿瘤、肠结核、钩虫病，本试验可为阳性。上消化性溃疡呈间断阳性，消化道恶性肿瘤（如胃癌、结肠癌）呈持续阳性。

（十三）血清蛋白

1. 参考值

血清总蛋白：$60 \sim 80$ g/L；白蛋白：$40 \sim 55$ g/L；球蛋白：$20 \sim 30$ g/L；白蛋白/球蛋白比值：$1.5 : 1 \sim 2.5 : 1$。

2. 临床意义

（1）血清总蛋白及白蛋白降低。①肝细胞损害：急性重型肝炎中后期、亚急性重型肝炎、慢性重型肝炎、慢性肝炎中度及重度、肝硬化、肝癌、药物或中毒性肝损伤、缺血性肝损伤。②肝外疾病：肾病综合征、蛋白丢失性肠病、严重烧伤、急性大失血、营养不良、晚期恶性肿瘤、甲状腺功能亢进症、皮质醇增多症、重症结核病、血液稀释。

（2）血清总蛋白及白蛋白增高：脱水患者。

（3）血清总蛋白及球蛋白增高。①慢性肝病：慢性病毒性肝炎、慢性酒精性肝病、肝硬化、自身免疫性肝炎、原发性胆汁性肝硬化等。②M球蛋白血症：多发性骨髓瘤、淋巴瘤、原发性巨球蛋白血症等。③自身免疫性疾病：类风湿关节炎、系统性红斑狼疮、风湿热等。④慢性感染性疾病：结核病、疟疾、黑热病、麻风、获得性免疫缺陷综合征等。

（4）血清球蛋白降低：免疫功能抑制、先天性低丙种球蛋白血症、血液稀释。

（5）白蛋白/球蛋白倒置：慢性肝炎（中度及重度）、肝硬化、肝细胞癌、多发性骨髓瘤、淋巴瘤、原发性巨球蛋白血症等。

（十四）血清转氨酶测定

1. 参考值

谷丙转氨酶（ALT）5～40 U/L；谷草转氨酶（AST）8～40 U/L；AST/ALT≤1。

2. 临床意义

（1）肝脏疾病。①急性病毒性肝炎：ALT 与 AST 升高显著，可达正常上限的 20～50 倍甚至 100 倍，以 ALT 升高更为明显，AST/ALT <1。②慢性病毒性肝炎：ALT 和 AST 正常或轻度升高（不超过正常上限的 3 倍），AST/ALT <1。③重型肝炎：ALT 与 AST 均升高，但 AST 升高更为显著。若病情进展，黄疸进行性加深，而酶活性升高不明显，称为"酶—胆分离"。④淤胆型肝炎。⑤肝炎肝硬化：静止性肝硬化血清转氨酶活性多正常；活动性肝硬化血清转氨酶活性升高。⑥非病毒性肝病：药物性肝炎、肝细胞癌等非病毒性肝病 AST/ALT <1；酒精性肝炎时，AST/ALT >1。

（2）急性心肌梗死：急性心肌梗死 6～8 小时后 AST 开始升高，4～5 天可恢复正常。

（3）其他疾病：骨骼肌疾病、肺梗死、肾梗死、胰梗死、休克及传染性单核细胞增多症等，转氨酶轻度升高。

（十五）γ-谷氨酰转移酶及同工酶测定

1. 参考值

男性 11～50 U/L，女性 7～32 U/L。

2. 临床意义

（1）肝脏疾病：①急性肝炎、急慢性酒精性肝炎、药物性肝炎 γ-GT 中度升高；②慢性肝炎、肝硬化的非活动期，γ-GT 活性多正常；③原发性肝癌时，γ-GT 活性明显升高，可达参考值上限的 10 倍以上；④脂肪肝 γ-GT 活性轻度升高。

（2）胆道梗阻：原发性胆汁性肝硬化、原发性硬化性胆管炎、药物性肝内胆管淤积、胆石症及肿瘤等所致的胆道阻塞性疾病。

（3）其他疾病：胰腺及前列腺的肿瘤、胰腺炎，γ-GT 活性轻度升高。

（十六）胆红素代谢检查

临床上常用胆红素水平判断黄疸类型，见表 2-1。

表 2-1　胆红素代谢检查

	血清胆红素（μmol/L）				尿液		粪便	
	总胆红素	非结合胆红素	结合胆红素	结合胆红素/总胆红素	尿胆原	尿胆红素	颜色	粪胆原
正常人	3.4～17.1	1.7～10.2	0～6.8	0.2～0.4	（-）或（±）	（-）	黄褐色	正常

续表

	血清胆红素（μmol/L）				尿液		粪便	
	总胆红素	非结合胆红素	结合胆红素	结合胆红素/总胆红素	尿胆原	尿胆红素	颜色	粪胆原
溶血性黄疸	↑↑	↑↑	↑	<0.2	（＋＋＋）	（－）	加深	↑
胆汁淤积性黄疸	↑↑↑	↑	↑↑↑	>0.5	（－）	（＋＋＋）	变浅或灰白	↓或消失
肝细胞性黄疸	↑↑	↑↑	↑↑	0.2~0.5	（＋）	（＋＋）	变浅或正常	↓或正常

（十七）乙型肝炎病毒标志物检查

乙型肝炎病毒标志物检查临床意义，见表2-2。

表2-2　乙型肝炎病毒标志物检查临床意义

HBsAg	抗－HBs	HBeAg	抗－HBe	抗－HBc	HBV-DNA	临床意义
（－）	（－）	（－）	（－）	（－）	（－）	未感染过HBV
（－）	（＋）	（－）	（－）	（－）	（－）	注射过乙型肝炎疫苗，有免疫力，既往感染
（＋）	（－）	（＋）	（－）	（＋）	（＋）	"大三阳"，急性或慢性乙型肝炎，HBV复制，传染性强
（＋）	（－）	（－）	（＋）	（＋）	（＋）	"小三阳"，急性HBV感染趋向恢复，慢性HBsAg携带者，传染性低

（十八）内生肌酐清除率测定

1. 参考值

80~120 mL/min。

2. 临床意义

（1）判断肾小球功能损害的敏感指标。

（2）评价肾功能损害程度。①肾功能不全代偿期：51~80 mL/min。②肾功能不全失代偿期（氮质血症期）：20~50 mL/min。③肾衰竭期（尿毒症早期）：10~19 mL/min。④终末期肾衰竭（尿毒症晚期）：<10 mL/min。

（3）指导治疗。

（十九）血清肌酐（Cr）测定

1. 参考值

男性44~132 μmol/L；女性70~106 μmol/L。

2. 临床意义

（1）反映肾小球滤过功能减退。

（2）评估肾功能损害的程度。①肾功能不全代偿期：低于 133 μmol/L。②肾功能不全失代偿期（氮质血症期）：133～221 μmol/L。③肾衰竭期（尿毒症早期）：221～442 μmol/L。④终末期肾衰竭（尿毒症晚期）：超过 442 μmol/L。

（二十）血清尿素氮测定

1. 参考值

成年人 3.2～7.1 mmol/L；儿童 1.8～6.5 mmol/L。

2. 临床意义

（1）肾性：肾小球肾炎、肾病综合征、狼疮性肾炎、紫癜性肾炎。

（2）肾前性：肾灌注减少（充血性心力衰竭、肾动脉狭窄、急性失血、休克、脱水、烧伤等）、蛋白质分解或摄入过多（高热、上消化道大出血、大面积烧伤、大手术后、严重创伤和甲状腺功能亢进症、高蛋白饮食）。

（3）肾后性：尿路结石、前列腺增生症、膀胱肿瘤。

（二十一）血清尿酸测定

1. 参考值

男性 150～416 μmol/L；女性 89～357 μmol/L。

2. 临床意义

（1）血清尿酸增高。①排泄障碍：急慢性肾炎、肾结石、尿道阻塞、中毒性肾病等。②生成增加：原发性高尿酸血症、恶性肿瘤及多种血液病（如慢性白血病、多发性骨髓瘤、真性红细胞增多症等）。③进食高嘌呤食物过多。④药物影响：抗结核药物吡嗪酰胺。

（2）降低：肾小管重吸收尿酸功能损害、重症肝病、尿酸生成有关的酶缺陷。

（二十二）空腹血糖（FPG）测定

1. 参考值

空腹血糖 3.9～6.1 mmol/L。

2. 临床意义

（1）FPG 增高：①糖尿病。②其他内分泌疾病：甲状腺功能亢进症、嗜铬细胞瘤、巨人症、肢端肥大症、肾上腺皮质功能亢进等。③应激性高血糖：如颅内高压、颅脑外伤、中枢神经系统感染、急性心肌梗死等。④肝源性及胃肠性高血糖：严重肝损害、胃切除患者。⑤其他：噻嗪类利尿剂、口服避孕药、大量服用糖皮质激素、妊娠呕吐、脱水、缺氧、麻醉等。

（2）FPG 降低。①胰岛素增多：胰岛细胞瘤或腺癌。②降糖药物过量。③缺乏抗胰岛素的激素：生长激素、甲状腺激素、肾上腺皮质激素等。④肝糖原贮存缺乏：急性重型肝炎、急性肝炎、肝癌、肝淤血。⑤急性酒精中毒。

（二十三）口服葡萄糖耐量试验（OGTT）

1. 参考值

FPG 3.9～6.1 mmol/L；OGTT 0.5～1 小时血糖上升达高峰，一般在 7.8～9.0 mmol/L，

峰值 <11.1 mmol/L；OGTT 2 小时 <7.8 mmol/L；OGTT 3 小时后降至空腹水平。各次尿糖均为阴性。

2. 临床意义

（1）糖尿病的诊断。

（2）糖耐量降低：口服一定量葡萄糖则血糖急剧升高或升高不明显，但在短时间内不能降至空腹水平或原来的水平者，称为耐糖异常或糖耐量降低。糖耐量降低常见于 2 型糖尿病、甲状腺功能亢进症、肢端肥大症、皮质醇增多症及肥胖症。

（3）糖耐量增高：FPG 降低，口服葡萄糖后血糖上升不明显，餐后 2 小时血糖仍处于低水平状态。见于胃排空延迟、小肠吸收不良、腺垂体、肾上腺皮质功能减退、甲状腺功能减退、胰岛素分泌过多等。

（二十四）血清胰岛素测定

1. 参考值

空腹胰岛素 10～20 mU/L。

2. 临床意义

（1）糖尿病分型诊断：1 型糖尿病空腹胰岛素明显降低，口服葡萄糖后释放曲线低平。2 型糖尿病空腹胰岛素可正常、稍高或减低，口服葡萄糖后胰岛素高峰于 2 小时或 3 小时出现，呈延迟释放反应。

（2）胰岛素增高：胰岛 B 细胞瘤、肝硬化、肥胖症、冠心病、肌营养不良、肾衰竭、肢端肥大症等。

（二十五）血清 C 肽测定

1. 参考值

空腹血清 C 肽 0.3～1.3 nmol/L。

2. 临床意义

（1）增高：胰岛 B 细胞瘤时空腹血清 C 肽增高，C 肽释放试验呈高水平曲线；肝硬化时血清 C 肽增高，且 C 肽/胰岛素比值降低。

（2）降低：①糖尿病。②C 肽释放试验：口服葡萄糖后 1 小时血清 C 肽水平降低，释放曲线低平提示 1 型糖尿病；释放曲线高峰延迟见于 2 型糖尿病。③C 肽水平不升高，而胰岛素增高，见于过量使用胰岛素。

（二十六）糖化血红蛋白（HbA1c）检测

1. 参考值

HbA1c 4%～6%。

2. 临床意义

（1）评价糖尿病控制情况：可反映采血前 2～3 个月的血糖平均水平。

（2）筛查糖尿病：HbA1c≥6.5% 作为糖尿病的诊断标准之一。

（3）血管并发症的预测：HbA1c>10%，可出现血管并发症。

（4）高血糖的鉴别：糖尿病性高血糖的 HbA1c 水平多增高，应激性高血糖 HbA1c 水平则正常。

（二十七）血清总胆固醇（TC）测定

1. 参考值

合适范围：<5.18 mmol/L；边缘升高：5.18~6.19 mmol/L；升高：≥6.22 mmol/L。

2. 临床意义

（1）TC 增高：动脉粥样硬化的危险因素之一，高 TC 者动脉硬化、冠心病的发生率较高；还见于甲状腺功能减退、糖尿病、肾病综合征及长期高脂饮食、精神紧张或妊娠等。

（2）TC 降低：肝细胞受损（肝硬化、暴发性肝衰竭）、甲状腺功能亢进症、严重贫血、急性感染和消耗性疾病等。

（二十八）血清甘油三酯（TG）测定

1. 参考值

合适范围：0.56~1.70 mmol/L；边缘水平：1.70~2.30 mmol/L；升高：>2.30 mmol/L。

2. 临床意义

（1）TG 增高：原发性或继发性高脂蛋白血症、冠心病、糖尿病、动脉硬化症、肥胖症、阻塞性黄疸、严重贫血、肾病综合征、甲状腺功能减退。

（2）TG 降低：见于原发性 β - 脂蛋白缺乏症、甲状腺功能亢进症、肾上腺皮质功能减退或肝功能严重低下等。

（二十九）血清高密度脂蛋白胆固醇（HDL-C）测定

1. 参考值

正常值：1.03~2.07 mmol/L；合适水平：>1.04 mmol/L；减低：≤1.0 mmol/L。

2. 临床意义

HDL-C 具有抗动脉粥样硬化作用。

（1）增高：饮酒、运动、降脂药物（烟酸、贝特类、他汀类）、雌激素类药物可使 HDL-C 增高。还可见于慢性肝炎、原发性胆汁性肝硬化等。

（2）降低：动脉粥样硬化、急性感染、糖尿病、肾病综合征及应用雄激素、β 受体阻滞剂和孕酮等药。

（三十）血清低密度脂蛋白胆固醇（LDL-C）测定

1. 参考值

合适范围：≤3.4 mmol/L；边缘升高：3.4~4.1 mmol/L；升高：>4.1 mmol/L。

2. 临床意义

LDL-C 与冠心病发病呈正相关，是动脉粥样硬化的潜在危险因素。

（三十一）血清钾测定

1. 参考值

3.5~5.3 mmol/L。

2. 临床意义

（1）高钾血症：血钾＞5.3 mmol/L。①排钾减少：急慢性肾衰竭、肾上腺皮质功能减退症、长期使用保钾利尿剂。②血浆钾来源增多：严重溶血或组织损伤、注射大量钾盐、输入大量库存血等。③细胞内钾离子向细胞外移出增加：组织缺氧或代谢性酸中毒、应用洋地黄或β受体阻滞剂等。

（2）低钾血症：血钾＜3.5 mmol/L。①钾盐摄入不足：长期低钾饮食、禁食或厌食。②钾丢失过多：严重呕吐、腹泻或胃肠减压；应用排钾利尿剂及肾上腺皮质激素；肾上腺皮质功能亢进或醛固酮增多症；某些慢性消耗性疾病、代谢性碱中毒。③钾在体内分布异常：心功能不全、肾性水肿或大量输入无钾液体；大量应用胰岛素、碱中毒、家族性周期性麻痹、甲状腺功能亢进等。

（三十二）血清钠测定

1. 参考值

137～147 mmol/L。

2. 临床意义

（1）增高。①补盐过多：过量输入含钠溶液或过多进食钠盐。②尿钠排出减少：肾上腺皮质功能亢进、原发性醛固酮增多症等，肾小管重吸收钠增加。③应激性：脑外伤或急性脑血管病。④相对高钠：水丢失过多或摄入不足。

（2）降低。①胃肠道失钠：幽门梗阻、呕吐、腹泻及胃肠道、胆道、胰腺手术后造瘘、引流等。②钠排出增多：严重肾盂肾炎、肾小管严重损害、肾上腺皮质功能不全、糖尿病及应用利尿剂治疗等尿钠排出增多；大量出汗、大面积烧伤及创伤等皮肤失钠。③细胞外液稀释：水钠潴留，水多于钠。④消耗性低钠：肺结核、肿瘤、肝硬化等慢性疾病。

（三十三）血清钙测定

1. 参考值

血清钙2.2～2.7 mmol/L。

2. 临床意义

（1）增高。①吸收及摄入增加：大量应用维生素D、摄入钙过多及静脉用钙过量。②溶骨增强：甲状旁腺功能亢进症、多发性骨髓瘤、骨转移癌及骨折后和肢体麻痹引起的急性骨萎缩。③排出减少：见于急性肾衰竭时，钙排出减少，血钙升高。

（2）降低。①钙吸收减少：维生素D缺乏、重型急性胰腺炎、假性甲状旁腺功能亢进症。②钙磷比例失调：见于肾衰竭时血磷增高、血钙下降及软骨病。③成骨作用增强：见于原发性及继发性甲状旁腺功能减退。

（三十四）淀粉酶（AMS）测定

1. 参考值

血清AMS总活性148～333 U/dL；尿液AMS总活性100～1200 U/dL。

2. 临床意义

（1）急性胰腺炎：①血清AMS发病后2～3小时开始升高，12～24小时达高峰，2～5

天后恢复正常。②尿液 AMS 于起病后 12 ~ 24 小时开始升高，尿液 AMS 活性可高于血清中的 1 倍以上，在 3 ~ 10 天后恢复到正常。

（2）慢性胰腺炎：血、尿 AMS 活性一般不增高。

（3）其他：胰管受阻（胆囊炎、胆石症、胰腺癌、胰腺外伤），以及流行性腮腺炎和胃肠穿孔等，血、尿 AMS 亦可升高，但增高程度不及急性胰腺炎明显。

（三十五）血清肌酸激酶（CK）测定

1. 参考值

男性 38 ~ 174 U/L，女性 26 ~ 140 U/L。

2. 临床意义

（1）增高。①心脏损害：CK 是早期诊断急性心肌梗死（acute myocardial infarction, AMI）的灵敏指标之一；病毒性心肌炎、其他心肌损伤（如创伤性心脏介入治疗），CK 活性也明显升高。②骨骼肌损伤：假肥大性肌营养不良、急性脊髓灰质炎、皮肌炎。③其他：急性脑血管病、溶栓治疗、手术、甲状腺功能减退及剧烈运动。

（2）降低：见于甲状腺功能亢进症、激素治疗及长期卧床等。

（三十六）心肌肌钙蛋白 T 测定

1. 参考值

0.02 ~ 0.13 µg/L。0.2 µg/L 为诊断临界值；超过 0.5 µg/L 可以诊断 AMI。

2. 临床意义

（1）诊断 AMI 的确定性标志物。

（2）诊断心肌微小损伤：如不稳定型心绞痛。

（3）评价其他可致心肌损伤因素：血液透析、围手术期、经皮腔内冠状动脉成形术、甲状腺功能减退、药物损伤及严重脓毒血症等。

（三十七）心力衰竭标志物（B 型利钠尿多肽）测定

1. 参考值

NT-pro-BNP < 125 pg/mL。

2. 临床意义

（1）心力衰竭的诊断：NT-pro-BNP > 2000 pg/mL 可以确定心力衰竭。

（2）AMI 的诊断和评估：AMI 发病早期 BNP 水平即显著升高，1 周后达高峰。

（3）心脏病高危人群的筛查。

（三十八）类风湿因子测定

1. 参考值

阴性；血清稀释度 < 1 : 10。

2. 临床意义

类风湿关节炎患者，约 80% 类风湿因子阳性，且滴度常 > 1 : 160。系统性红斑狼疮、硬皮病、皮肌炎等风湿性疾病，传染性单核细胞增多症、感染性心内膜炎、结核病等感染性疾病，类风湿因子也可呈阳性，但其滴度均较低。

（三十九）抗双链 DNA 抗体测定

1. 参考值
阴性。

2. 临床意义
系统性红斑狼疮合并狼疮性肾炎的诊断具有重要意义。

（四十）抗 Sm 抗体测定

1. 参考值
阴性。

2. 临床意义
系统性红斑狼疮所特有，特异性达 99%。

（四十一）C 反应蛋白（CRP）测定

1. 参考值
阴性或低于 80 mg/L。

2. 临床意义
（1）CRP 升高：早期诊断某些疾病，见于各种急性化脓性感染、组织坏死（如心肌梗死、严重创伤、烧伤、大手术等）、恶性肿瘤、结缔组织疾病、器官移植急性排斥等。
（2）鉴别细菌与病毒感染：细菌感染时 CRP 升高，病毒感染时 CRP 正常。
（3）风湿热活动期和稳定期的鉴别。

（四十二）血清甲胎蛋白（AFP）测定

1. 参考值
阴性或血清 <25 μg/L。

2. 临床意义
（1）原发性肝癌：AFP 是诊断肝细胞癌特异的标志物，血清中 AFP 300 μg/L 可作为原发性肝癌的诊断阈值。
（2）病毒性肝炎、肝硬化：常 <300 μg/L。
（3）妊娠：妊娠 3~4 个月后，AFP 上升，7~8 个月达高峰（<400 μg/L），分娩后约 3 周即恢复正常。
（4）其他：生殖腺胚胎性肿瘤、胃癌或胰腺癌时，血中 AFP 也可升高。

（四十三）癌胚抗原测定（CEA）测定

1. 参考值
阴性或血清 <5 μg/L。

2. 临床意义
（1）CEA 升高：主要见于胰腺癌、结肠癌、直肠癌、乳腺癌、胃癌、肺癌等患者。

（2）动态观察：一般病情好转时，CEA 浓度下降，病情加重时可升高。

（3）其他：结肠炎、胰腺炎、肝脏疾病、肺气肿及支气管哮喘等也常见 CEA 轻度升高。

（四十四）血、尿人绒毛促性腺激素（hCG）测定

1. 参考值

男性与未绝经女性 <5 U/L；绝经女性 <10 U/L。

2. 临床意义

（1）诊断早孕及异位妊娠。

（2）hCG 作为肿瘤标志物，可对绒癌、恶性葡萄胎等作为辅助诊断、治疗效果与随访的观察指标。

（3）睾丸肿瘤高危人群的筛查。

（四十五）血清总三碘甲状腺原氨酸（TT_3）和游离三碘甲状腺原氨酸（FT_3）测定

1. 参考值

TT_3 1.6～3.0 nmol/L。FT_3 6.0～11.4 pmol/L。

2. 临床意义

诊断甲状腺功能亢进症较为灵敏的指标。

（四十六）血清游离甲状腺素（FT_4）测定

1. 参考值

10.3～25.7 pmol/L。

2. 临床意义

反映甲状腺激素活性的重要指标。

（1）增高：见于甲状腺功能亢进症、某些急性甲状腺炎、甲状腺激素不敏感综合征；妊娠、原发性胆汁性肝硬化及口服避孕药或雌激素等。

（2）降低：见于甲状腺功能减退、缺碘性甲状腺肿、慢性淋巴细胞性甲状腺炎、低甲状腺素结合球蛋白血症等；抗甲状腺功能亢进症治疗中、甲状腺外科手术后、恶性肿瘤等；

（四十七）浆膜腔积液测定

在正常情况下，浆膜腔内有少量液体起润滑作用。若有多量液体潴留，形成积液，即为病理变化。这些积液因部位不同而分别称为胸膜积液（胸水）、腹膜积液（腹水）、心包积液等。临床上分为漏出液和渗出液两类（表2-3）。

表2-3　浆膜腔积液

	漏出液	渗出液
病因	非炎症所致	炎症、肿瘤或理化刺激
外观	淡黄、浆液性	不定，黄色、脓性、血性、乳糜性等
透明度	透明或微混	混浊

续表

	漏出液	渗出液
比重	<1.015	>1.018
凝固性	不自凝	能自凝
黏蛋白定性	阴性	阳性
蛋白定量（g/L）	<25	>30
葡萄糖定量	与血糖相近	常低于血糖水平
积液/血清乳酸脱氢酶比值	<0.6	>0.6
乳酸脱氢酶（U/L）	<200	>200
pH 值	>7.4	<7.2
细菌学检查	阴性	可找到致病菌
细胞学检查	少量，并以淋巴细胞、间皮细胞为主	细胞数相对较多，病因不同细胞种类不同
常见疾病	充血性心力衰竭、肝硬化、肾炎伴低蛋白血症	细菌感染、原发性或转移性肿瘤等

二、实战练习

（一）试述女性患者红细胞计数 $3.0 \times 10^9/L$，血红蛋白 70 g/L 的临床意义

参考答案：患者为贫血。血红蛋白 70 g/L 属于中度贫血。贫血可分为 3 类：①红细胞生成减少，见于造血原料不足（如缺铁性贫血、巨幼细胞贫血）、造血功能障碍（如再生障碍性贫血、白血病等）、慢性系统性疾病（慢性感染、恶性肿瘤、慢性肾病等）。②红细胞破坏过多，见于各种溶血性贫血。③失血，如各种失血性贫血。

（二）试述血钾 6.3 mmol/L 的临床意义

参考答案：血钾正常范围为 3.5 ~ 5.5 mmol/L。血钾 6.3 mmol/L 提示血钾增高，见于：①肾脏排钾减少，如急慢性肾功能不全及肾上腺皮质功能减退等。②摄入或注射大量钾盐，超过肾脏排钾能力。③严重溶血或组织损伤。④组织缺氧或代谢性酸中毒时大量细胞内的钾转移至细胞外。

（三）试述类风湿因子 1∶40 的临床意义

参考答案：类风湿因子 1∶40 提示阳性。未经治疗的类风湿关节炎患者，RF 阳性率为 80%，另外系统性红斑狼疮、硬皮病、皮肌炎等风湿性疾病，以及感染性疾病如传染性单核细胞增多症、感染性心内膜炎、结核病等，也可阳性，但滴度低。

（四）试述肌酐 576 mmol/L 分在哪一期

参考答案：测定血中 Cr 浓度可反映肾小球的滤过功能，敏感性优于血尿素氮，是评价

肾功能损害程度的重要指标。肾功能代偿期 Cr 133～177 μmol/L，肾功能失代偿期 Cr 186～442 μmol/L，肾衰竭期 Cr 445～701 μmol/L，尿毒症期 Cr > 707 μmol/L。肌酐 576 μmol/L 为肾衰竭期。

（五）试述甘油三酯 0.17 mmol/L 常见于哪些原发性疾病

参考答案：甘油三酯 0.17 mmol/L 提示甘油三酯降低。甘油三酯降低见于甲状腺功能亢进症、肾上腺皮质功能减退或肝功能严重低下等。

（六）试述血糖 2.5 mmol/L 的临床意义

参考答案：血糖 2.5 mmol/L 提示血糖降低。生理性血糖降低见于饥饿、剧烈运动等。病理性血糖降低见于：①胰岛 B 细胞增生或肿瘤、胰岛素注射过量等；②缺乏抗胰岛素的激素，如生长激素、甲状腺激素、肾上腺皮质激素等；③肝糖原贮存缺乏，如急性重症肝炎、急性肝炎、肝硬化、肝癌等；④其他，如药物影响（磺胺药、水杨酸等）、急性乙醇中毒、特发性低血糖等。

第三章　心电图

第一节　正常心电图

学习目标

1. 掌握正常心电图各波的波形特点和正常值。
2. 熟悉心电图检查操作规程和方法；心电图的分析方法和步骤。

一、心电图机的使用

（一）心电图描记注意事项

（1）在进行描记心电图前，让被检查者静卧数分钟，使全身肌肉松弛。冬天检查应在比较温暖的环境内进行，以防肌肉震颤而引起干扰。

（2）对初次检查心电图者，在操作前要做些解释工作，说明这种检查无痛苦，也无危险性，以减少或消除心理上的紧张。

（3）被检查者一般采取平卧位，宜用木床。如为铁床，应注意绝缘，使身体不与其他任何导电金属接触。

（4）四肢及胸前安放电极，要将皮肤擦洗干净，保持皮肤与电极良好接触及导电性能。

（二）心电图机的操作步骤

（1）接好地线，以防交流电干扰并保障被检查者安全。

（2）接好导联线。肢导联：右手接红（R）线，左手接黄（L）线，左足接绿（LF）线，右足接黑（RF）线。胸导联：V_1 位于胸骨右缘第 4 肋间，V_2 位于胸骨左缘第 4 肋间，V_3 位于 V_2 和 V_4 之中点，V_4 位于左锁骨中线第 5 肋间，V_5 位于左腋前线 V_4 水平处，V_6 位于左腋中线 V_4 水平处。

（3）接好交流电源，打开电源开关，预热 1~2 分钟。

（4）定好标准，即加 1 mV 电压可使记录笔上移 10 mm 为准，如不够 10 mm 或多于 10 mm，可调节灵敏度。

（5）描记心电图：①按下"LEAD SELECTOR（导联选择）"键选择 I 导联；②按下"CHECK（检查）"键观察有无伪差；③按下"START（走纸）"键描记 I 导联心电图，依次以同样的方法记录 II、III、aVR、aVL、aVF、V_1 ~ V_6。

（6）记录完毕后，关上电源开关，在记录纸上注明姓名、年龄、检查日期、导联等。

二、心电图的测量和分析方法

(一) 心电图测量

心电图多描记在特殊的记录纸上。记录纸由纵线和横线一系列小方格组成，纵线上的一小格为1 mm，1 mm 等于0.1 mV；横线上的一小格为1 mm，相当于0.04 秒。心电图各波及间期的时间均以秒为单位表示。心电图的测量用两脚分规进行（图3-1）。

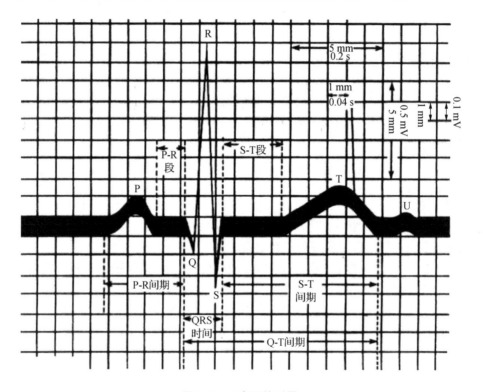

图 3-1　心电图的测量

1. 心率的测量

测量心率时，只需测量一个 R-R（或 P-P）间期的秒数，然后被60 除即可求出。例如：R-R 间距为0.8 秒，则心率为60/0.8 = 75 次/分。还可采用查表法或使用专门的心率尺直接读出相应的心率数。心律明显不齐时，一般采取数个心动周期的平均值来进行测算。

2. 各波段振幅的测量

测量 QRS 波群、J 点、ST 段、T 波和 U 波振幅统一采用 QRS 起始部水平线作为参考水平。如果 QRS 起始部为一斜段（如受心房复极波、预激综合征等情况影响），应以 QRS 波起点作为测量参考点。测量正向波高度时，应以参考水平线上缘垂直地测量到波的顶端；测量负向波的深度时，应以参考水平线下缘垂直地测量到波的底端。

3. 各波段时间的测量

近年来已开始广泛使用12 导联同步心电图仪记录心电图。测量 P 波和 QRS 波时间，应从12 导联同步记录中最早的 P 波起点测量至最晚的 P 波终点，以及从最早 QRS 波起点测量至最晚的 QRS 波终点，P-R 间期应从 12 导联同步心电图中最早的 P 波起点测量至最早的 QRS 波起点，Q-T 间期应是 12 导联同步心电图中最早的 QRS 波起点至最晚的 T 波终点的间距。如果采用单导联心电图仪记录测量方法，P 波及 QRS 波时间应选择 12 导联中最宽的 P 波及 QRS 波进行测量，P-R 间期应选择 12 导联中 P 波宽大并且有 Q 波的导联进行测量，Q-T 间期测量应取 12 导联中最长的 Q-T 间期。测量各波时间应从波形起点的内缘测至波形终点的内缘。

4. 平均心电轴

平均心电轴一般指的是平均 QRS 电轴，它是心室除极过程中全部瞬间向量的综合（平均 QRS 向量），借以说明心室在除极过程这一总时间内的平均电势方向和强度。最简单的方法是目测法：目测 I、III 导联 QRS 波群的主波方向，估计电轴是否偏移，若 I、III 导联 QRS 波群的主波方向均为正向波，可推断电轴不偏；若 I 导联出现较深的负向波，III 导联主波为正向波，属电轴右偏；若 III 导联出现较深的负向波，I 导联主波为正向波，则属电轴左偏。亦可采用画图法和查表法求得心电轴。正常心电轴范围为 -30° ~ +90° 为电轴不偏，-30° ~ -90° 为电轴左偏，+90° ~ +180° 为电轴右偏，-90° ~ +180° 为"不确定电轴"。

5. 心脏钟向转位

心脏钟向转位可根据胸导联的波形来推断。无钟向转位时，V_1 及 V_2 导联面向右心室，记录的 QRS 波群为 rS 型，V_3、V_4 面向室间隔，记录的 QRS 波群为过渡型，呈 RS 型，V_5、V_6 导联面对左心室，记录的 QRS 波群为 qRs、qR 或 Rs 型（图 3-2）。

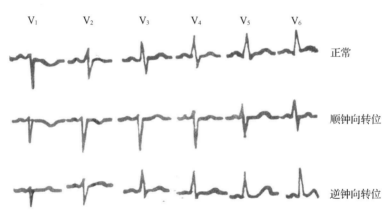

图 3-2 心脏钟向转位

（1）顺钟向转位：心脏沿其长轴做顺钟向转位，从心尖向上看，右心室向前向左旋转，左心室向后转动，心前区大部分为右心室占据，V_1 ~ V_4 导联记录为 rS 型。重度顺钟向转位时，V_1 ~ V_6 导联记录均为 rS 型。

（2）逆钟向转位：心脏沿其长轴做逆钟向转位，从心尖向上看，左心室向右向前旋转，心前区大部分为左心室占据，V_3 ~ V_4 导联出现 qR 或 Rs 型，aVR 导联可出现高 R 波呈 QR 型。重度逆钟向转位时，V_2 导联甚至 V_1 导联亦可出现 QR 或 Rs 型。

"顺钟向转位"可见于右心室肥大，而"逆钟向转位"可见于左心室肥大。但需要指出，心电图上的这种转位图形亦可见于正常人，提示这种图形改变有时为心电位的变化，并非都是心脏在解剖上转位的结果。

（二）分析心电图方法

分析心电图，按以下步骤进行。

（1）将各导联心电图按标准肢导联、加压单极肢导联及胸导联排列，检查各导联有无伪差，常见的心电图伪差如下。①交流电干扰：在心电图上出现每秒50次规则而纤细的锯齿状波形，应将附近可能发生交流电干扰的电源关闭，如电扇、电灯等。②肌肉震颤干扰：由于情绪紧张、寒冷或震颤性麻痹等，在心电图上出现杂乱不整的小波，有时很像心房颤动的 f 波。③基线不稳：心电图基线不在水平线上，而是上下摆动。影响对心电图各波，尤其是 ST 段的判断。④导联连接错误，常见于左右手互换，可使 I 导联 P-QRS-T 波均呈倒置。⑤导线松脱或断线，表现图形中突然消失一个 P-QRS-T 波群，注意勿误诊为窦性停搏。⑥检查电压标准化是否正确等。所谓电压标准化，就是记录心电图时，调节电流计灵敏度，当电流计通过 1 mV 电压的电流时，记录笔偏移应为 10 mm，不足或超过 10 mm，则会影响电压测量的准确性。

（2）检查每个心动周期是否有 P 波及 P 波与 QRS 波群的关系是否正常，以确定心脏的节律是否正常。

（3）测量 P-P 间隔，计算心房率或心室率。如遇心房颤动等心律不齐，可计算 6 秒内的 QRS 波群数，乘以 10 即为每分钟心室率。用同法可测心房率。

（4）比较 P-P 间隔和 R-R 间隔，找出房律与室律的关系，注意有无提前、延后或不整齐的 P 波和 QRS 波群，以判定异位心律和心脏传导阻滞的部位。

（5）检查 P 波的形态、振幅及宽度，在 II、aVF 和 V_1 导联的 P 波一般较为明显，着重在这些导联辨认及测量 P 波。

（6）测量 P-R 间期，在标准导联中，选择 P 波宽而明显并且有 Q 波的导联进行测量。如无 Q 波，应在有明显 P 波及 QRS 波群最宽的导联中测量。

（7）观察各导联 QRS 波群的波形及测量振幅，主要注意 V_1、V_5、aVL、aVF 及 aVR 导联，测量 QRS 时间，以时间最长的导联为准。

（8）测量平均心电轴，可用目测法，亦可测出 I、III 导联 QRS 波群振幅的代数和，查表求出平均心电轴的度数。

（9）检查 ST 段有无偏移及其偏移程度，以无偏移或上、下偏移若干 mV 表示。

（10）检查各导联 T 波的形态、方向及高度。方向以向上、双向及倒置表示，高度则以正常、低平及平坦表示。

（11）测定 Q-T 间期，选择 T 波较高且终点明显的导联测量值。

（12）根据以上分析结果，了解心电图改变的主要特征，做出心电图诊断。

1）正常心电图。

2）大致正常心电图：仅在个别导联上出现 QRS 波群钝挫，ST 段轻微下移或 T 波稍低平者。

3）异常心电图：心电图肯定异常者，应写出具体诊断，如左心室肥厚、急性下壁心肌梗死等。

三、正常心电图波形特点和正常值

1. P 波

P 波代表心房激动时所产生的电位变化。P 波的方向和外形与激动在心房内传导的途径有关，其时间表示激动经过心房全部所需的时间。正常心电图的 P 波方向：在 Ⅰ、Ⅱ、aVF、$V_4 \sim V_6$ 导联均向上，在 aVR 导联向下，在 Ⅲ、V_1、V_2 等导联可向上、向下或呈双向。正常向上的 P 波呈钝圆形，有时可能有轻度切迹。P 波的时间小于 0.12 秒，其振幅在肢导联小于 0.25 mV，胸导联小于 0.20 mV。

2. P-R 间期

P-R 间期是自 P 波起点至 QRS 波群的起点，代表心房开始除极至心室开始除极的时间。表示激动经过心房、房室结、房室束而到达心室所需的时间。正常成年人 P-R 间期为 0.12 ~ 0.20 秒。幼儿及心跳过速者，P-R 间期可缩短；老年人及心跳过慢者，P-R 间期可稍延长，但不超过 0.22 秒。

3. QRS 波群

QRS 波群代表心室肌除极的电位变化。Q 波是 QRS 波群中第一个向下的波，R 波是 QRS 波群中第一个向上的波，其前面可无向下的 Q 波，S 波是 R 波之后的向下的波。QRS 波群代表心室激动时电压的变化，其起点表示激动开始到达心室，其终点表示两心室全部激动完毕，其时间表示激动经过心室全部所需的时间，其形状与激动在心室内传导的途径有关。由于心室各部分所产生的激动的先后不一，所以 QRS 波群是代表几个部分激动过程所产生的电压变化的综合波。

（1）时间：正常成年人 QRS 波群的时间为 0.06 ~ 0.10 秒，最宽不超过 0.11 秒。

（2）波形和振幅：正常人 V_1、V_2 导联多呈 rS 型，V_1 的 R 波一般不超过 1.0 mV。V_5、V_6 导联可呈 qR、qRs、Rs 或 R 型，R 波振幅不超过 2.5 mV。V_3、V_4 导联 R 波和 S 波的振幅大体相等。正常人 $V_1 \sim V_6$ 的 R 波逐渐增高，S 波逐渐变小，V_1 的 R/S < 1，V_3 的 R/S ≈ 1，V_5 的 R/S > 1。aVR 导联的 QRS 主波向下，可呈 QS、rS、rSr′ 或 Qr 型，aVR 的 R 波一般不超过 0.5 mV。aVL 与 aVF 的 QRS 波群可呈 qR、Rs 或 R 型，也可呈 rS 型。$R_Ⅰ$ < 1.5 mV，R_{aVL} < 1.2 mV，R_{aVF} < 2.0 mV。Ⅰ、Ⅱ、Ⅲ 导联的 QRS 波群在没有电轴偏移的情况下，其主波一般向上。6 个肢导联的 QRS 波群振幅（正向波与负向波振幅的绝对值相加）一般不应都小于 0.5 mV，6 个胸导联的 QRS 波群的振幅（正向波与负向波振幅的绝对值相加）一般不应都小于 0.8 mV，否则称为低电压。

除 aVR 导联外，正常的 Q 波振幅应小于同导联中 R 波的 1/4，时间应小于 0.04 秒，V_1、V_2 导联中不应有 Q 波，但偶尔可呈 QS 型。

4. J 点

J 点是 QRS 波群的终末与 ST 段起始之交接点。

5. ST 段

ST 段是起自 QRS 波群的终点至 T 波的起点，代表心室缓慢复极过程。正常 ST 段多为一等电位线，可稍向上或向下偏移，但在任一导联，ST 段下移一般不应超过 0.05 mV，ST 段上抬 $V_4 \sim V_6$ 导联及肢导联不超过 0.1 mV，V_1、V_2 导联不超过 0.3 mV，V_3 导联不超过 0.5 mV。

6. T 波

T 波代表心室快速复极时的电位变化。

（1）方向：在正常情况下，T波的方向大多和QRS主波方向一致。在Ⅰ、Ⅱ、$V_4 \sim V_6$导联向上，aVR导联向下，Ⅲ、aVL、aVF、$V_1 \sim V_3$导联可向上、双向或向下。若V_1的T波向上，则$V_2 \sim V_6$导联就不应再向下。

（2）振幅：在正常情况下，除Ⅲ、aVL、aVF、$V_1 \sim V_3$导联外，T波的振幅一般不应低于同导联R波的1/10。T波在胸导联有时可高达$1.2 \sim 1.5$ mV尚属正常。

7. Q-T间期

Q-T间期代表心室激动开始到复极完毕所需的时间。Q-T间期随心率而改变。心率快，Q-T间期短；心率慢，Q-T间期延长。正常范围是$0.32 \sim 0.44$秒。一般女性的Q-T间期较男性略延长。

8. U波

U波是在T波之后$0.02 \sim 0.04$秒出现的振幅很低小的波，代表心室后继电位，其产生机制目前尚未完全清楚。U波方向大体与T波相一致。在胸导联较易见到，尤其V_3、V_4导联较为明显。U波明显增高常见于低血钾。

第二节 异常心电图（一）

🧑‍🏫 **学习目标**

1. 掌握心肌梗死的心电图表现及定位；窦性心律及窦性心律失常、期前收缩、房颤、房扑、室上性心动过速的心电图表现。

2. 熟悉房室肥大、室性心动过速、室扑的心电图表现。

一、心房、心室肥大

（一）心房肥大

1. 右心房肥大

心电图表现（图3-3）：①P波尖而高耸，振幅≥ 0.25 mV，以Ⅱ、Ⅲ、aVF导联清楚，又称肺性P波；②V_1导联P波直立时，振幅≥ 0.15 mV，如P波呈双向时，其振幅的算术和≥ 0.20 mV。

2. 左心房肥大

心电图表现（图3-4）：①P波增宽≥ 0.12秒，常呈双峰型，双峰间距≥ 0.04秒，以Ⅰ、Ⅱ、aVL导联清楚，又称"二尖瓣型P波"；②V_1导联P波常呈正负双向波，P波终末电势（Pwave terminal force，Ptf）≥ 0.04 mm·s。P波终末电势为V_1负向P波的时间乘以负向P波振幅。

（二）心室肥大

1. 左心室肥大

心电图表现（图3-5）：①QRS波群电压。胸导联：Rv_5或$Rv_6 > 2.5$ mV，$Rv_5 + Sv_1 > 4.0$ mV（男性）或> 3.5 mV（女性）。肢导联：$R_I > 1.5$ mV，$R_{aVL} > 1.2$ mV，$R_{aVF} >$

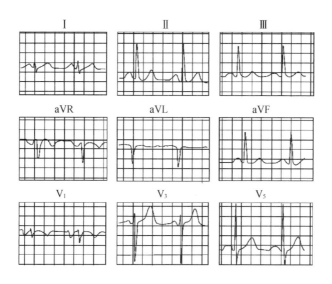

图 3-3 右心房肥大

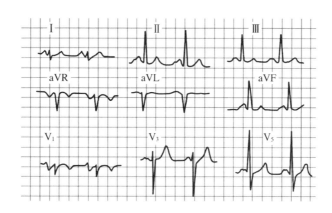

图 3-4 左心房肥大

2.0 mV，$R_I+S_{III}>2.5$ mV。②心电轴左偏，心脏逆钟向转位。③QRS 波群时间延长到 0.10～0.11 秒，但一般仍 <0.12 秒。④ST-T 改变：在以 R 波为主的导联，其 ST 段呈下斜型压低 0.05 mV 以上，T 波低平、双向或倒置；在以 S 波为主的导联（如 V_1 导联），则反而可见直立的 T 波。当 QRS 波群电压增高同时伴有 ST-T 改变者，称左心室肥大伴劳损。

2. 右心室肥大

心电图表现（图 3-6）：①QRS 波群电压。胸导联：$Rv_1>1.0$ mV，$Rv_1+Sv_5>1.05$ mV（重症 >1.2 mV），V_1 导联 R/S≥1，V_5 导联 R/S≤1，V_1 呈 qR 型。肢导联：aVR 导联 R/q 或 R/S≥1，$R_{aVR}>0.5$ mV。②心电轴右偏：额面平均电轴 ≥ +90°。③ST 段和 T 波改变：V_1 导联 ST 段轻度下降，T 波双向或倒置。以上心电图改变常同时伴有右胸导联（V_1、V_2）ST 段压低及 T 波倒置，称右心室肥大伴劳损。

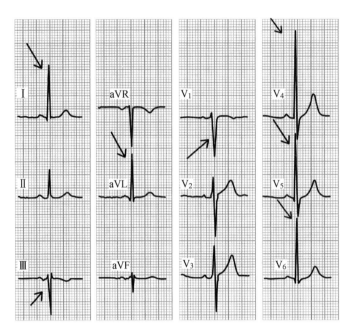

图 3-5 左心室肥大

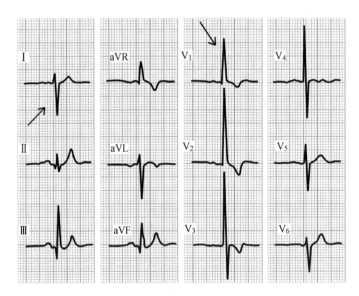

图 3-6 右心室肥大

二、心肌梗死

（一）心肌梗死的基本图形

（1）缺血型：T 波倒置或 T 波高耸。

（2）损伤型：ST 段抬高，甚至 ST 段明显抬高呈单向曲线。

（3）坏死型：出现异常 Q 波或称病理性 Q 波（Q 波时间≥0.04 秒，振幅≥1/4R）或者呈 QS 型。

（二）心肌梗死的图形演变与分期

（1）超急性期（早期）：急性心肌梗死发生数分钟后，心电图上产生高大的 T 波，以后迅速出现 ST 段呈斜型抬高，与高耸直立的 T 波相连。这些表现持续时间较短，临床上不易记录到。

（2）急性期：开始于梗死后数小时或更长的时间，可持续数天到数周。心电图上高耸 T 波开始降低后出现病理性 Q 波，ST 段弓背向上抬高，抬高显著者可形成单向曲线，继而逐渐下降，T 波由直立变倒置并加深。

（3）近期（亚急性期）：出现于梗死后数周至数月，抬高的 ST 段恢复到基线，T 波由倒置较深逐渐变浅，缓慢恢复到正常或长期维持倒置，病理性 Q 波持续存在。

（4）陈旧期（愈合期）：急性心肌梗死 3 ~ 6 个月之后或更久，ST 段和 T 波不再变化，仅残留坏死性 Q 波。这种病理性 Q 波将终身持续存在，但部分病例病理性 Q 波可能缩小甚至消失（图 3-7）。

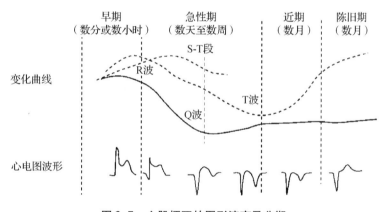

图 3-7　心肌梗死的图形演变及分期

（三）心肌梗死定位诊断

心肌梗死的部位多与冠状动脉供血区域相关，且与这些区域相应的导联有明确关联。根据心电图坏死型图形（异常 Q 波或 QS 波）出现的导联可以判断心肌梗死的部位（表 3-1；图 3-8 ~ 图 3-11），进而推断冠状动脉病变的部位。

表 3-1　急性心肌梗死心电图与冠状动脉定位

Q 波出现的导联	梗死部位	冠状动脉病变的位置
V_1 ~ V_3	前间壁	前降支的室间隔支
V_3 ~ V_5	前壁	前降支远端
V_1 ~ V_5	广泛前壁	左冠状动脉主干或前降支
I 、aVL、V_5、V_6	侧壁	前降支的对角支或回旋支

续表

Q 波出现的导联	梗死部位	冠状动脉病变的位置
Ⅱ、Ⅲ、aVF	下壁	右冠状动脉或回旋支的后降支
$V_7 \sim V_9$	正后壁	回旋支或右冠状动脉
$V_{3R} \sim V_{5R}$	右心室	右冠状动脉或前降支 + 圆锥支

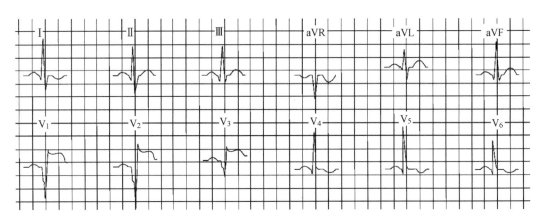

图 3-8　急性前间壁心肌梗死

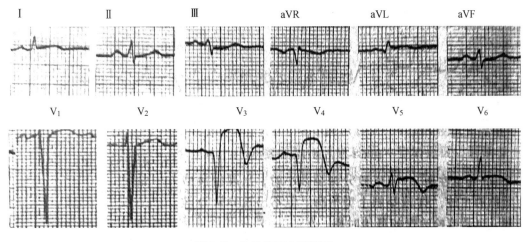

图 3-9　急性前壁心肌梗死

三、心律失常

（一）窦性心律及窦性心律失常

1. 窦性心律

心电图表现（图 3-12）：①P 波规律地出现，且 P 波形态表明激动来自窦房结（窦性 P 波），即在 Ⅰ、Ⅱ、aVF、$V_4 \sim V_6$ 直立，aVR 倒置；②P-R 间期为 0.12～0.20 秒；③频率为

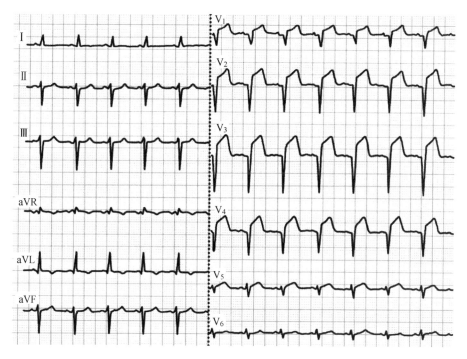

图 3-10　急性广泛前壁心肌梗死

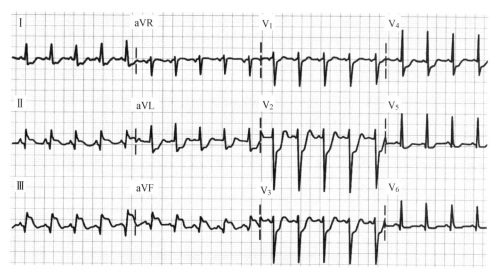

图 3-11　急性下壁心肌梗死

60~100 次/分；④在同一导联上 P-P 间距之差 <0.12 秒。

2. 窦性心动过速

心电图表现（图 3-13）：①符合窦性心律特点；②P 波频率 >100 次/分，一般 <160 次/分；③P-R 间期、QRS 波群时间、Q-T 间期相应缩短，但 P-R 间期≥0.12 秒，有时可伴有继发性 ST 段轻度压低和 T 波振幅降低。常见于运动、发热、甲状腺功能亢进、贫血等。

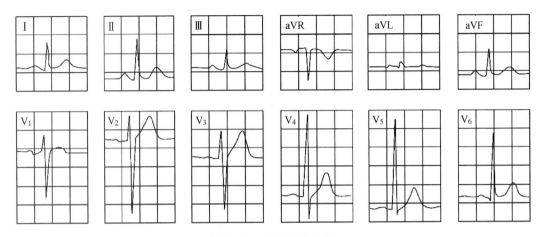

图 3-12　正常窦性心律

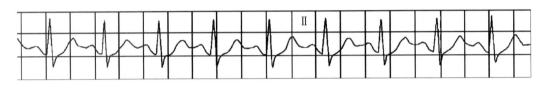

图 3-13　窦性心动过速

3. 窦性心动过缓

心电图表现（图 3-14）：窦性心律，P 波频率 <60 次/分，但一般 >40 次/分。

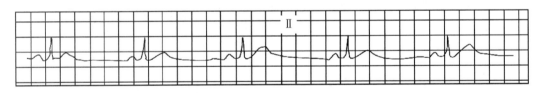

图 3-14　窦性心动过缓

4. 窦性心律不齐

心电图表现（图 3-15）：P-P 间隔不整齐，在同一导联上 P-P 间期之差 >0.12 秒。

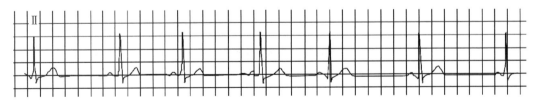

图 3-15　窦性心动过缓及窦性心律不齐

5. 窦性停搏

窦性停搏亦称窦性静止。其心电图表现（图 3-16）：规则的窦性 P-P 间隔中突然出现

P 波脱落，形成长 P-P 间隔，且长 P-P 间隔与基础 P-P 间隔不成倍数关系。窦性停搏后常出现逸搏或逸搏心律。

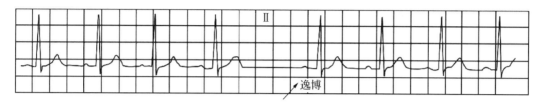

图 3-16　窦性停搏

6. 病态窦房结综合征

心电图表现（图 3-17）：①持续的窦性心动过缓，心率 <50 次/分，且不宜用阿托品等药物纠正；②窦性停搏或窦房传导阻滞；③在显著窦性心动过缓基础上，常出现室上性快速心律失常（房速、房扑、房颤等），又称为慢快综合征；④若病变同时累及房室交界区，可出现房室传导障碍，或发生窦性停搏时，长时间不出现交界性逸搏，此情况称为双结病变。

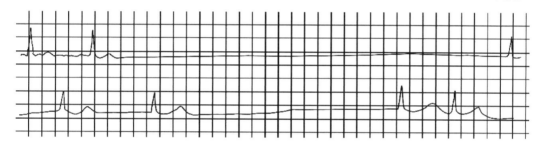

图 3-17　病态窦房结综合征

（二）期前收缩

1. 室性期前收缩

心电图表现（图 3-18）：①QRS-T 波提前出现，前无 P 波或无相关的 P 波；②提前出现的 QRS 波群形态宽大畸形，时限通常大于 0.12 秒，T 波方向多与 QRS 的主波方向相反；

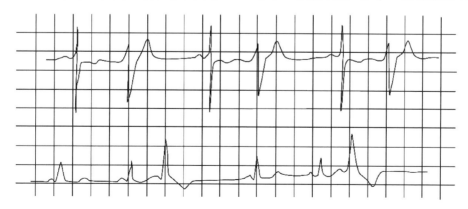

图 3-18　室性期前收缩

③代偿间歇完全即期前收缩前后的两个窦性 P 波间期等于正常 P-P 间期的两倍。

2. 房性期前收缩

心电图表现（图3-19）：①提前出现的异位 P′波，形态与窦性 P 波不同；②P′-R 间期通常大于 0.12 秒；③大多代偿间歇不完全，即期前收缩前后的两个窦性 P 波间期小于正常 P-P 间期的两倍。如异位 P′后无 QRS-T 波，则称为房性期前收缩未下传。有时 P′波下传引起 QRS 波群增宽变形，多呈右束支阻滞图形，称房性期前收缩伴室内差异性传导。

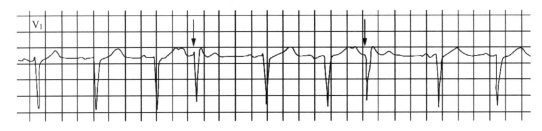

图 3-19 房性期前收缩

3. 交界性期前收缩

心电图表现（图3-20）：①提前出现的 QRS-T 波，前无窦性 P 波，QRS-T 波形态与窦性下传者基本相似。②出现逆行 P′波，即 P′波在 Ⅱ 、Ⅲ 、aVF 导联倒置，aVR 导联直立。逆行 P′波可在 QRS 波群之前，P′-R 间期通常小于 0.12 秒，或在 QRS 波群之后，R-P′间期通常小于 0.20 秒，或与 QRS 波群相重叠。③大多为代偿间歇完全。

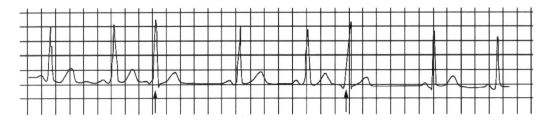

图 3-20 交界性期前收缩

（三）异位心动过速

1. 阵发性室上性心动过速

心电图表现（图3-21）：频率一般为 160～250 次/分，节律快而规则，QRS 波形态一般正常，伴有束支阻滞或室内差异性传导时，可呈宽 QRS 波。

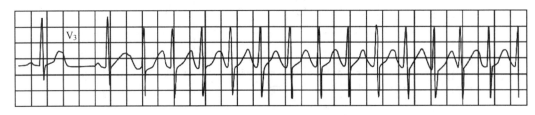

图 3-21 阵发性室上性心动过速

2. 阵发性室性心动过速

心电图表现（图3-22）：心率多在140～200次/分，节律可稍不齐。QRS波群宽大畸形，时限通常大于0.12秒。如能发现P波，P波频率慢于QRS波频率，PR无固定关系（房室分离）。偶然心房激动夺获心室或发生室性融合波。

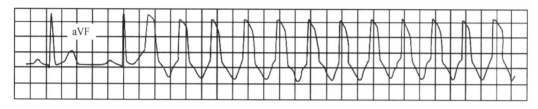

图3-22 阵发性室性心动过速

（四）扑动与颤动

1. 心房扑动

心电图表现（图3-23）：①正常P波消失，代之以连续波幅大小一致、间隔规则的大锯齿状扑动波（F波），F波多在Ⅱ、Ⅲ、aVF导联清楚；②F波频率多为250～350次/分，房室传导比例呈2∶1～4∶1不等；③心室律规则或不规则，如果房室传导比例不恒定或伴有二度Ⅰ型房室传导阻滞，则心室律不规则，QRS波群一般不增宽。

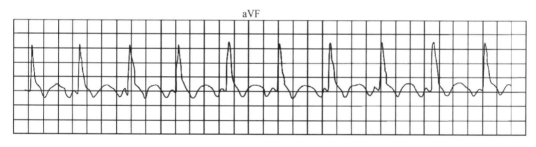

图3-23 心房扑动

2. 心房颤动

心电图表现（图3-24）：①正常窦性P波消失，代之以大小不一、形态各异的颤动波（f波），通常以V₁导联最清楚；②f波频率为350～600次/分；③心室律绝对不规则，QRS波一般不增宽。

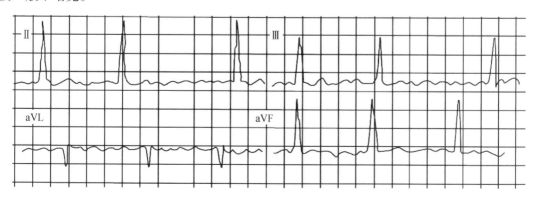

图3-24 心房颤动

3. 心室扑动与心室颤动

心室扑动心电图表现（图3-25）：无正常 QRS-T 波，代之以连续快速而相对规则的大振幅波，频率达 200～250 次/分。心室颤动心电图表现（图3-26）：QRS-T 波完全消失，出现大小不等、极不匀齐的低小波，频率为 200～500 次/分。

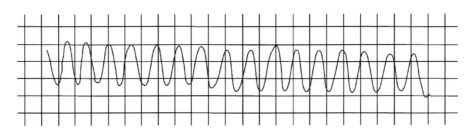

图 3-25　心室扑动

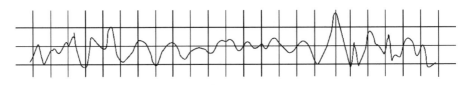

图 3-26　心室颤动

第三节　异常心电图（二）

学习目标

1. 掌握房室传导阻滞、束支传导阻滞、WPW 综合征的心电图表现；常见异常心电图的图形分析及心电图诊断。

2. 熟悉分支传导阻滞、LGL 综合征、Mahaim 型预激综合征的心电图表现。

一、房室传导阻滞

（一）一度房室传导阻滞

心电图表现（图3-27）：P-R 间期延长，成年人 P-R 间期大于 0.20 秒，老年人 P-R 间期大于 0.22 秒，或对两次检测结果进行比较，心率没有明显改变而 P-R 间期延长超过 0.04 秒。

（二）二度房室传导阻滞

1. 二度 I 型房室传导阻滞（也称 Morbiz I 型）

心电图表现（图3-28）：在一系列 P 波中，P-R 间期逐渐延长，直到一个 P 波后脱漏一个 QRS 波群。在漏搏后的第一次搏动中，P-R 间期又缩短，以后又重复上述表现，周而复

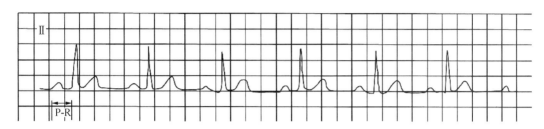

图 3-27 一度房室传导阻滞

始。通常以 P 波数与 P 波下传数的比例来表示房室传导阻滞的程度，如 3∶2 传导表示 3 个 P 波中有 2 个 P 波下传心室，1 个 P 波不能下传。

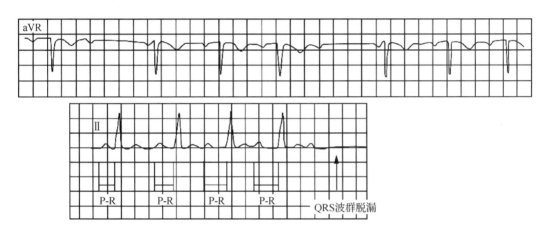

图 3-28 二度 I 型房室传导阻滞

2. 二度 II 型房室传导阻滞（又称 Morbiz II 型）

心电图表现（图 3-29）：部分 P 波后无 QRS 波群，P-R 间期固定（可以正常，也可稍有延长）。

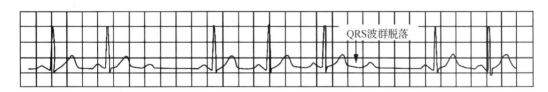

图 3-29 二度 II 型房室传导阻滞

（三）三度房室传导阻滞

心电图表现：①有一系列的心房波，心房波可以是窦性 P 波，也可以是 P′波、F 波或 f 波；②P 波与 QRS 波群无固定关系。QRS 波形态、时限正常，频率在 40 ~ 60 次/分者，多为交界性逸搏心律（图 3-30）；QRS 波宽大畸形，时限≥0.12 秒，频率为 20 ~ 40 次/分，多为室性逸搏心律（图 3-31）。

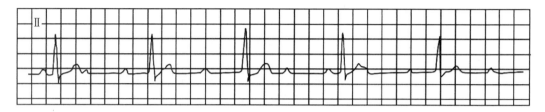

图3-30　三度房室传导阻滞，交界性逸搏心律

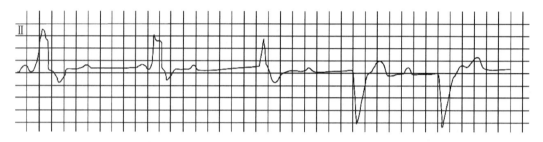

图3-31　三度房室传导阻滞，室性逸搏心律

二、室内传导阻滞

(一) 右束支阻滞

心电图表现 (图3-32)：①V_1 或 V_2 导联 QRS 呈 rsR′型或 M 型，此为最具特征性的改变；Ⅰ、V_5、V_6 导联 S 波增宽，有切迹，时限≥0.04 秒，aVR 导联呈 QR 型，R 波宽，有切迹。②V_1 导联 R 峰时间大于 0.05 秒。③V_1、V_2 导联 ST 段轻度压低，T 波倒置，Ⅰ、V_5、V_6 导联 T 波方向一般与终末 S 波方向相反，仍为直立。④若 QRS 波群时限≥0.12 秒，则为完全性右束支阻滞；若 QRS 波群时限 <0.12 秒，则为不完全性右束支阻滞。

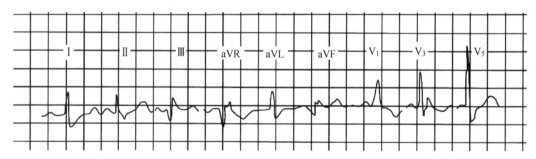

图3-32　完全性右束支阻滞

(二) 左束支阻滞

心电图表现 (图3-33)：①V_1、V_2 导联 QRS 呈 rS 波 (其 r 波极小，S 波明显增宽) 或呈宽而深的 QS 波，Ⅰ、aVL、V_5、V_6 导联 R 波增宽，顶峰粗钝，或有切迹。心电轴不同程度左偏。②Ⅰ、V₅、V₆ 导联 q 波一般消失，V₅、V₆ 导联 R 峰时间 >0.06 秒。③ST-T 方向与 QRS 主波方向相反。④若 QRS 波群时限≥0.12 秒，则为完全性左束支阻滞；若 QRS 波群时限 <0.12 秒，则为不完全性左束支阻滞。

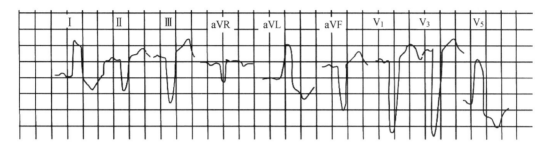

图 3-33　完全性左束支阻滞

（三）左前分支阻滞

心电图表现（图 3-34）：①电轴左偏在 -45° ~ -90°；②Ⅱ、Ⅲ、aVF 导联 QRS 波呈 rS 型；③Ⅰ、aVL 导联呈 qR 型；④aVL 导联 R 峰时间 45 毫秒，QRS 时间轻度延长 <0.12 秒。

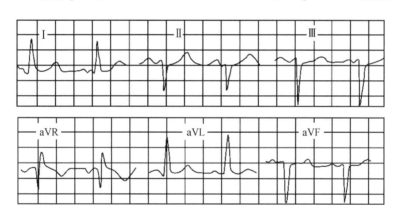

图 3-34　左前分支阻滞

（四）左后分支阻滞

心电图表现（图 3-35）：①电轴右偏 +90° ~ +180°；②Ⅰ、aVL 导联 QRS 波呈 rS 型；③Ⅲ、aVF 导联呈 qR 型；④QRS 时间轻度延长 <0.12 秒。

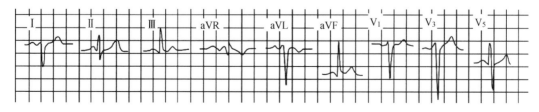

图 3-35　左后分支阻滞

三、预激综合征

预激综合征是指在正常的房室结传导途径之外，沿房室环周围还存在附加的房室传导束（旁路）。预激综合征分 WPW 综合征、LGL 综合征、Mahaim 型预激综合征 3 种类型。

（一）WPW 综合征

WPW 综合征又称经典型预激综合征，其心电图表现（图 3-36）：①P-R 间期缩短 < 0.12 秒；②QRS 增宽≥0.12 秒；③QRS 起始部有预激波（delta 波）；④P-J 间期正常；⑤出现继发性 ST-T 改变。

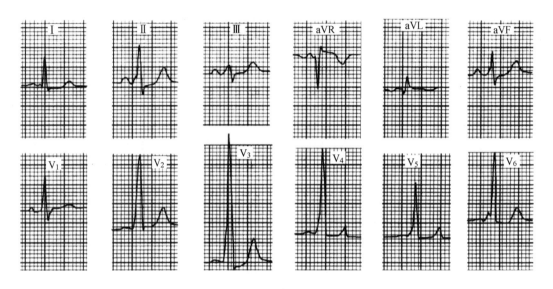

图 3-36　WPW 综合征（左侧旁路）

（二）LGL 综合征

LGL 综合征又称短 P-R 综合征，其心电图表现（图 3-37）：P-R 间期 <0.12 秒，但 QRS 起始部无预激波。Mahaim 型预激综合征心电图表现：P-R 间期正常或长于正常值，QRS 波起始部可见预激波。

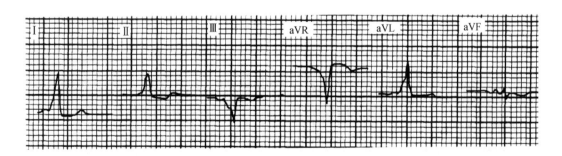

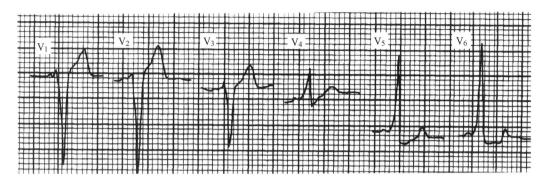

图 3-37　LGL 综合征（右侧旁路）

第四章　基本技能操作

第一节　内科基本技能操作

一、胸腔穿刺术

（一）适应证

胸腔穿刺术常用于查明胸腔积液性质、抽液减压或通过穿刺给药等。

（二）禁忌证

（1）未纠正的凝血功能异常或重症血小板减少。

（2）穿刺部位感染。

（3）不能配合或不能耐受者。

（三）操作规程

1. 操作前准备

（1）医师准备：①穿工作服，戴口罩、帽子，洗手；②核对患者信息，解释、交代病情，询问麻醉药物过敏史；③测量患者生命体征；④查看检查报告，如血常规、凝血功能、胸部 X 线/胸腔 B 超结果等；⑤与患者及其家属沟通，签署穿刺同意书，告之可能的并发症：出血、感染，损伤周围组织、血管、神经，药物过敏、穿刺不成功及其他意外等。

（2）患者准备：排空膀胱。

（3）用物准备：胸腔穿刺包、无菌手套、2% 利多卡因、碘伏、棉签、胶布、无菌注射器（5 mL、20 mL 及 50 mL）、血压计等。

2. 操作过程

（1）体位与定位：①患者面向椅背骑跨在座椅上，前臂交叉置于椅背上，前额置于前臂上。不能起床者可取 45°仰卧位，患侧上肢上举抱于枕部。②穿刺点选在胸部叩诊实音最明显的部位，通常取肩胛线或腋后线第 7~8 肋间，腋中线第 6~7 肋间或腋前线第 5 肋间。中、小量积液或包裹性积液可结合 X 线胸透或 B 超检查定位。用记号笔标记穿刺点。

（2）消毒铺巾：①以穿刺点为中心，由内向外环形消毒皮肤 2~3 次，直径至少 15 cm，勿留空隙，每次消毒范围小于前一次；②正确铺无菌巾并用胶布或巾钳固定。

（3）麻醉：抽吸 2% 利多卡因 2 mL，注射前注意核对麻醉药物。首先从穿刺点水平稍倾斜进针，打一皮丘，再垂直进针，逐层浸润麻醉至胸膜，注意每次注射麻醉药物之前要回抽，无血液方可注射麻醉药物。

（4）穿刺过程：①固定穿刺部位的皮肤，穿刺针经肋骨上缘垂直胸壁缓慢刺入，有突破感后停止进针；②嘱助手协助固定穿刺针，连接50 mL注射器，松开止血钳，抽液；③抽满后助手再次用止血钳夹闭橡皮管，拔出穿刺针，穿刺部位覆盖无菌纱布，稍用力压迫片刻，用胶布固定。

（5）标本送检：留取标本送常规、生化、脱落细胞学检查、细菌培养、药敏试验等。

3. 操作后处理

（1）交代术后注意事项，强调平卧（或非穿刺方向侧卧）4小时。

（2）术后测血压、脉搏，观察有无出血及继发感染等。

（3）完善穿刺手术记录。

（四）注意事项

（1）严格无菌操作，避免胸膜腔感染。

（2）进针不可太深，避免肺损伤，引起液气胸。

（3）抽液过程中要防止空气进入胸膜腔，始终保持胸膜腔负压。

（4）抽液过程中密切观察患者的反应，如出现持续性咳嗽、气短、咳泡沫痰等现象，或有头晕、面色苍白、出汗、心悸、胸部压迫感或胸痛、昏厥等胸膜反应时，应立即停止抽液，并尽快处理患者。

（5）一次抽液不可过多，诊断性抽液50～100 mL即可，治疗性抽液首次不超过600 mL，以后每次不超过1000 mL。如为脓胸，每次应尽量抽净，若脓液黏稠可用无菌生理盐水稀释后再行抽液。

（6）避免在第9肋间以下穿刺，以免刺破膈肌损伤腹腔脏器。

（五）并发症处理

（1）胸膜反应：停止操作，平卧，皮下注射0.1%肾上腺素0.3～0.5 mL。

（2）气胸：少量气胸暂予以观察，大量气体时需要放置胸腔闭式引流管。

（3）腹腔脏器损伤：严密观察生命体征，损伤小、出血量少的情况下，予以内科保守治疗，否则需要输血、输液，甚至开腹探查。

（4）出血：损伤肺、肋间血管多数可自行止血，无须特殊处理；若损伤大血管，患者出现失血性休克，则需要输血、输液、胸腔闭式引流，甚至开胸探查。

（5）感染：严格遵守无菌原则，合理使用抗菌药物。

（六）PBL案例题

题干：患者，女性，68岁，发热畏寒1周，咳嗽咳痰伴呼吸困难3天，于当地医院行抗感染治疗，效果不佳。查体：体温38.4 ℃，气管左偏，右下肺语颤减弱，叩诊为浊音，听诊呼吸音消失。患者既往有脑梗死病史，遗留左侧肢体活动障碍。患者胸部X线结果提示右侧肋膈角完全消失，右下肺野均匀的致密度影，液体上缘呈现为外高内低的弧线（图4-1）。

问题1：患者可能的诊断有哪些？

问题2：为明确诊断，主要需要进一步完善哪些检查？

问题3：为进一步治疗及明确诊断，请进行下一步处理。

临床思维：患者体格检查及胸部X线均提示右侧胸腔积液，需行胸腔穿刺术；患者既往有脑梗死病史，遗留左侧肢体活动障碍，无法取反骑跨位，故穿刺时选择45°仰卧位，穿刺点选择腋中线第6~7肋间或腋前线第5肋间；抽出液体需加送细菌培养及药敏试验。

模型及环境要求：胸腔穿刺模型（腕带标明姓名、性别、年龄、床号）、换药车、屏风、检查床或操作台（用于摆放模型）、分类垃圾桶。

用物准备：胸腔穿刺包（其中有治疗盘，胸穿针、纱布、镊子、中单、孔巾、试管、试管塞、

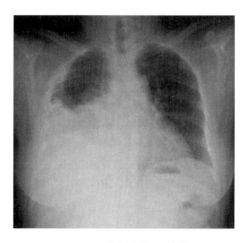

图4-1 患者胸部X线片

试管架、胶管、导管等）；5 mL、20 mL、50 mL注射器各1支；碘伏，无菌棉签，胶布；局部麻醉药物（仅提供2%利多卡因），无菌纱布2~3块，无菌手套2副，血压计，洗手液。

二、腹腔穿刺术

（一）适应证

（1）明确腹腔积液病因，协助诊断。

（2）大量腹腔积液，穿刺放液减轻呼吸困难、腹胀等压迫症状。

（3）腹腔内注射药物。

（4）腹腔积液回输治疗。

（5）人工气腹。

（二）禁忌证

（1）肝性脑病。

（2）广泛腹膜粘连。

（3）巨大卵巢囊肿、细粒棘球蚴病、腹腔巨大肿瘤。

（4）凝血功能障碍，有明显出血倾向。

（5）妊娠中晚期。

（6）严重电解质紊乱。

（三）操作规程

1. 操作前准备

（1）医师准备：①穿工作服，戴口罩、帽子，洗手；②核对床号、姓名，询问麻醉药物过敏史，知情同意并签字；③测腹围、血压、脉搏正常，检查腹部体征（腹部包块、肝脾触诊、膀胱叩诊及移动性浊音）；④核对患者血常规、凝血常规、腹部B超等检查，对精神紧张患者术前镇静。

（2）患者准备：排空膀胱。

（3）用物准备：腹腔穿刺包、络合碘、无菌棉签、手套、胶布、2% 利多卡因，5 mL、20 mL 或 50 mL 注射器。检查物品是否在有效期内，包装是否完好。

2. 操作过程

（1）体位与定位：①根据常规取半卧位或仰卧位，少量腹腔积液可取向患侧侧卧位；②脐与左髂前上棘连线中、外 1/3 交点；③脐与耻骨联合连线中点上方 1.0 cm、偏左或偏右 1.5 cm 处；④（侧卧位）在脐水平线与腋前线或腋中线之延长线相交处；⑤少量腹腔积液需在 B 超定位下穿刺，准确判断穿刺点及标记。

（2）消毒铺巾：①以穿刺点为中心，由内向外环形消毒皮肤，直径 15 cm，用络合碘消毒 3 遍，勿留空隙，每次范围小于前一次，最后一次消毒大于孔巾直径，棉签勿返回已消毒区域；②戴无菌手套，无菌孔巾中心对准穿刺点，用胶布或布巾钳固定孔巾。

（3）麻醉：①核对麻醉药物（2% 利多卡因），正确开启并抽吸；②逐层浸润麻醉：斜刺皮丘；进针（大量腹腔积液、腹压高时应采取迷路进针的方法）；③边进针边回抽及推药，若抽到腹腔积液则停止注药。

（4）穿刺过程：①取穿刺针，夹闭穿刺针橡胶管，以左手示指与拇指固定穿刺部位皮肤，针头经麻醉处垂直刺入皮肤后，以 45° 斜刺腹肌再垂直刺入腹腔，当针头阻力突然消失时，表示针尖已进入腹膜腔，停止进针；②嘱助手协助固定穿刺针，松开止血钳，连接注射器开始抽液，抽满后嘱助手及时夹紧胶管；③操作过程中询问患者的感受并观察患者反应与生命体征，如有头晕、面色苍白、出汗、心悸或腹痛、昏厥等腹膜反应，立即停止抽液，予以对症处理。

（5）标本送检：根据患者病情送检生化、常规、脱落细胞、肿瘤标志物及病原学检查。

3. 操作后处理

（1）正确拔出穿刺针，纱布按压 1~2 分钟，消毒穿刺点，敷料覆盖，撤下孔巾，胶布固定。

（2）为患者复原衣物，分类处理医疗垃圾，交代术后注意事项，强调平卧 4 小时，大量放液后须束缚带，以防腹压骤降，内脏血管扩张引起休克。

（3）术后测血压、脉搏，观察有无出血及继发感染等，完善腹腔穿刺手术记录。

（四）注意事项

（1）腹腔穿刺前须排空膀胱，以防穿刺时损伤充盈膀胱。

（2）注意无菌操作。

（3）穿刺位点选择尽量避开腹部手术瘢痕、曲张的腹壁静脉及肠襻明显处。穿刺进针不宜过深。

（4）放液不宜过快过多，首次放液不超过 1000 mL，以后每次不超过 3000~6000 mL，肝硬化患者第一次放腹腔积液不超过 3000 mL，若大量放腹腔积液则抽取腹腔积液后缩紧腹带，若为血性液体则只抽取少量留取标本不得大量放液。若腹腔积液流出不畅，可将穿刺针稍作移动或稍变换体位。

（5）术后嘱患者仰卧，使穿刺孔位于上方，可防止腹腔积液渗漏。若大量腹腔积液，腹腔压力太高，术后有腹腔积液漏出，可用消毒火棉胶粘贴穿刺孔，并用蝶形胶布拉紧，再用多头腹带包裹腹部。

（6）放液前后均应测量腹围、脉搏、血压，观察病情变化。

（7）做诊断性穿刺时，应立即送检腹腔积液常规、生化、细菌培养和脱落细胞检查。

（五）并发症处理

（1）感染：严格遵守无菌原则，合理使用抗菌药物。

（2）出血：术前复核血常规、凝血功能，操作规范、合理选择穿刺点，必要时可行 B 超引导下腹腔穿刺术。合理使用止血药物。

（3）休克：立即停止操作，进行急救处理（心电监护、吸氧、补液、应用血管活性药物等抗休克治疗）。

（4）药物过敏：使用普鲁卡因麻醉时，术前应予以皮试。一旦出现药物过敏，立即停止操作，迅速予以心电监护、吸氧、建立静脉通路、注射肾上腺素等治疗。

（六）PBL 案例题

题干：患者，男性，45 岁，于 3 个月前开始感到腹胀，食欲缺乏，体重减轻 4 kg，腹痛腹胀明显加重 1 日。乙型肝炎病史 20 余年。查体：肝病面容，神清，皮肤黏膜黄染，颈部可见蜘蛛痣，腹膨隆，肝脾未触及，移动性浊音阳性。

问题 1：患者可能的诊断有哪些？

问题 2：为明确诊断，主要需要进一步完善哪些检查？

问题 3：为进一步治疗及明确诊断，请进行下一步处理。

临床思维：结合患者病史及体格检查结果，考虑患者可能为肝恶性肿瘤、乙型肝炎肝硬化、腹腔积液；主要需要完善 AFP，结合超声、CT 等影像检查、病理检查明确诊断；为缓解症状及明确诊断，需要进行腹腔穿刺术放液，同时留取腹腔积液标本送检明确腹腔积液性质：常规、生化、脱落细胞、癌胚抗原、结核抗体等检查。

模型及环境要求：腹腔穿刺模型（腕带标明姓名、性别、年龄、床号）、换药车、屏风、检查床或操作台（用于摆放模型）、分类垃圾桶。

用物准备：腹腔穿刺包（其中有治疗盘、腹穿针、纱布、镊子、孔巾、试管、试管塞、胶管、导管等）；试管架 3 个，5 mL、20 mL、50 mL 注射器各 1 支；碘伏，棉签，胶布；局部麻醉药物（仅提供 2% 利多卡因），无菌纱布 2～3 块，无菌手套 2 副，血压计，洗手液。

三、腰椎穿刺术

（一）适应证

（1）中枢神经系统炎症性疾病的诊断与鉴别诊断，如化脓性脑膜炎、结核性脑膜炎等。

（2）脑血管意外的诊断与鉴别诊断，如脑出血、脑梗死、蛛网膜下隙出血等。

（3）肿瘤性疾病的诊断与治疗，用于诊断脑膜白血病，腰椎穿刺鞘内注射化疗药物治疗脑膜白血病。

（二）禁忌证

颅内压升高患者；局部皮肤（穿刺点附近）有感染者；有出血性疾病的患者、休克、衰竭或濒危患者。

（三）操作流程

1. 操作前准备

（1）与患者及其家属沟通，签署穿刺同意书，告之可能的并发症：出血、感染，损伤周围组织、血管、神经，药物过敏、穿刺不成功及其他不可预料的意外。

（2）用物准备：腰椎穿刺包、无菌手套、2% 利多卡因注射液 2 mL、碘伏、棉签、胶布。

（3）与患者沟通准备：介绍自己，核对患者姓名、性别、床号等。

（4）再次确认患者的病情：查看检查报告如头颅磁共振等，排除禁忌证。

2. 操作过程

（1）体位：患者左侧卧于硬板床上，背部与床面垂直，头向前胸部屈曲，两手抱膝紧贴腹部，使躯干呈弓形。对于昏迷患者，助手用一只手搂住患者头部，另一只手搂住双下肢腘窝处并用力抱紧，使脊柱尽量后突，以增加椎间隙宽度，便于进针。

（2）定位：以髂后上棘连线与后正中线交会处为穿刺点，通常取第 3～4 腰椎棘突间隙，也可选取上一个或下一个椎间隙。

（3）消毒铺巾：①术者洗手，戴口罩、帽子；②以穿刺点为中心，使用络合碘由内向外环形消毒皮肤，直径 15 cm，注意勿留空隙，棉签不要返回已消毒区域；③检查消毒日期，打开穿刺包，检查消毒指示卡，戴无菌手套；④检查包内器械（必须检查穿刺针是否干燥、通畅）；⑤铺巾，以穿刺点为中心铺孔巾，注意无菌原则，不可由有菌区向无菌区方向拉动孔巾。术者已戴手套，不可触碰未消毒的区域或物品。

（4）麻醉：抽吸 2% 利多卡因 2 mL，注射前核对麻醉药物。首先从穿刺点水平稍倾斜进针，打一皮丘，然后从皮肤垂直进针，逐层浸润麻醉，即进针—回抽—注射麻醉药物。

（5）穿刺过程：①术者左手拇指、示指固定穿刺点皮肤，右手持针，针尖斜面与躯干长轴方向平行，针头垂直背部缓慢刺入，当出现第二次突破感时，即针头穿过硬脊膜，停止进针（成年人进针深度为 4～6 cm，儿童为 2 cm），此时将针芯缓慢拔出，即可见无色透明的脑脊液流出。脑脊液流出后协助患者改变体位：嘱患者放松，头稍伸直，双下肢改为半卧位。②当见到脑脊液即将流出时，接测压管测量压力，准确读数，亦可计脑脊液滴数估计压力（成年人正常为 70～180 mmH$_2$O 或 40～50 滴/分）。③压腹试验：检查者以拳头用力压迫患者腹部，持续约 20 秒。脑脊液在测压管中迅速上升；解除压迫后，脑脊液在测压管中迅速下降至原水平，说明腰椎穿刺针在蛛网膜下隙。如果压腹试验示脑脊液在测压管中液平面不上升或者上升十分缓慢，说明腰椎穿刺针不在蛛网膜下隙。

（6）标本送检：收集标本 2～5 mL，第一管做常规、第二管做生化检查、第三管做细菌学检查。

3. 操作后处理

（1）采集完毕脑脊液，放回针芯，拔出穿刺针。纱布按压 1～2 分钟。

（2）消毒穿刺点，敷料覆盖，撤下孔巾，胶布固定。

（3）交代术后注意事项，去枕平卧 4～6 小时。

（4）术后测血压、脉搏，并观察有无头痛、气促、胸闷、呼吸困难等情况的发生，有无出血及继发感染等，完善穿刺操作记录。

（四）注意事项

（1）注意核对患者姓名，询问其有无局部麻醉药物过敏史。

（2）穿刺前注意检查患者是否有颅内高压等禁忌证，如果患者有颅内高压，又必须行腰椎穿刺，穿刺前应用甘露醇、七叶皂苷钠等脱水降颅压。

（3）穿刺过程中，注意突破感，当患者的突破感不明显时，应注意穿刺深度的把握。

（4）穿刺成功，见脑脊液流出后，应立即测压，避免脑脊液的滴漏。

（5）在鞘内给药时，应先放出等量脑脊液，然后再给予等量容积的药物注入，避免引起颅内压过高或过低性头痛。

（五）PBL 案例题

题干：患者，男性，32 岁，打篮球后突然出现剧烈头痛、伴恶心、呕吐。查体：体温 37.0 ℃、脉搏 24 次/分、心率 95 次/分、血压 145/90 mmHg。神志清楚，脑膜刺激征阳性。急诊头颅 CT 示蛛网膜下隙出血。患者入院后头颅数字减影血管造影发现颅内动脉畸形，已行手术，术后 3 天，患者头痛仍较剧烈，为改善患者症状，请行最佳操作。提示卡 1：脑脊液压力为 150 mmH$_2$O。提示卡 2：血性脑脊液，三管颜色均一。

PBL 案例临床思维：根据患者症状、体征及影像学检查考虑诊断为蛛网膜下隙出血，下一步考虑腰椎穿刺术，患者脑脊液为血性，且三管颜色均一，可排除穿刺损伤，行脑脊液置换术改善症状。

四、骨髓穿刺术

（一）适应证

（1）确诊某些造血系统疾病：这些疾病具有特征细胞形态改变，骨髓检查对诊断有决定性意义。如白血病、恶性组织细胞病、多发性骨髓瘤、骨髓转移癌、类脂质沉积病、再生障碍性贫血、缺铁性贫血、巨幼细胞贫血。某些感染性疾病，如疟疾、黑热病等。

（2）辅助诊断某些造血系统疾病：以骨髓造血功能为主，但需结合其他临床资料诊断。如溶血性贫血、血小板减少性紫癜、骨髓增生异常综合征、骨髓增殖性疾病、脾功能亢进、粒细胞减少症等。

（3）鉴别诊断：不明原因发热、淋巴结肿大、骨关节疼痛。此外，某些疾病可能引起血液学改变，如外周血出现异型淋巴细胞、类白血病反应，可通过检查排除造血系统疾病。

（4）其他：如细胞染色体检查，骨髓造血干细胞移植时获取骨髓细胞等。

（二）禁忌证

（1）相对禁忌证：晚期妊娠的孕妇慎做，局部皮肤感染患者需要更换穿刺部位。

（2）绝对禁忌证：血友病等存在显著凝血异常未纠正者。

（三）操作规程

1. 操作前准备

（1）医师准备：①穿工作服，戴口罩、帽子，洗手；②介绍自己，核对患者姓名、性别、床号等，询问麻醉药物过敏史，嘱咐患者操作前注意事项（是否排尿等）；③测量患者生命体征；④再次确认患者的病情，查看检查报告如血常规、凝血功能等，确认需要的操作无误；⑤与患者及其家属沟通，签署穿刺同意书，告之可能的并发症：出血、感染，损伤周围组织、血管、神经、药物过敏、穿刺不成功及其他意外等。

（2）患者准备：排空膀胱。

（3）用物准备：骨髓穿刺包、无菌手套、2% 利多卡因注射液 2 mL、碘伏、无菌棉签、胶布、无菌注射器（5 mL、10 mL、20 mL）、玻片、骨髓采集管（用于免疫、染色体及分子生物学检查等）和培养瓶（做骨髓培养时）。

2. 操作过程

（1）体位与定位。①髂前上棘：髂前上棘后 1~2 cm 处，患者仰卧位；②髂后上棘：骶椎两侧，臀部上方髂骨骨性突出处，患者俯卧位、侧卧位；③胸骨：胸骨体相当于第 2 肋间隙的部位（注意胸骨较薄，后方有大血管和心房，穿刺时务必小心），患者仰卧位；④腰椎棘突：腰椎棘突突出部位，患者侧卧位、坐位。

（2）消毒铺巾：①术者洗手，戴口罩、帽子。②以穿刺点为中心，使用络合碘由内向外环形消毒皮肤，直径15 cm（如果是聚维酮碘，消毒 2 遍；如果是碘酊则要先用碘酊消毒1 遍，再乙醇消毒 2 遍），注意勿留空隙，棉签不要返回已消毒区域。③检查消毒日期，打开穿刺包，检查消毒指示卡，戴无菌手套。④检查包内器械（必须检查穿刺针是否干燥、通畅）。⑤铺巾，以穿刺点为中心铺孔巾，注意无菌原则，不可由有菌区向无菌区方向拉动孔巾。术者已戴手套，不可触碰未消毒的区域或物品。

（3）麻醉：抽吸 2% 利多卡因 2 mL，注射前注意核对麻醉药物。首先从穿刺点水平稍倾斜进针，打一皮丘，垂直骨面逐层浸润麻醉至骨膜，并以穿刺点为中心，充分麻醉周围骨膜，注意每次注射麻醉药物之前要回抽，无血液方可注射麻醉药物。记录进针深度和方向。

（4）穿刺过程：①将穿刺针的固定器固定在适当长度上（可根据患者胖瘦程度及麻醉针进针深度），预留长度应该较麻醉针进针距离长 0.5~1.5 cm。术者左手拇指和示指固定穿刺处皮肤，右手持穿刺针与骨面垂直刺入，胸骨穿刺应与骨面成 30°~40° 刺入。穿刺针接触骨质后左右旋转进针，缓缓刺入骨质。当感到阻力突然消失且穿刺针固定后，表明针已在骨髓腔内。拔出针芯，接 10 mL 或 20 mL 无菌干燥注射器，适当力度抽取骨髓 0.2 mL 左右。如未能抽取骨髓液，可能是针腔被组织块堵塞或干抽，此时应重新插入针芯，稍加旋转或再刺入少许，拔出针芯，如针芯带有血迹，再次抽取可获得骨髓液。②将骨髓液滴在玻片上，立即涂片。注意推片与玻片成 30°~40°，稍用力匀速推开，制备的髓片应头、体、尾分明并有一定长度，使细沙样浅肉色骨髓小粒均匀分布。细胞形态学检查标本采集完毕后，根据需求继续抽吸获取标本进行其他检查，如细菌培养、染色体核型分析等检查。抽取完毕后，重新插入针芯。左手取无菌纱布置于穿刺处，右手将穿刺针拔出，并将无菌纱布敷于针孔按压 1~2 分钟后，再用胶布加压固定。嘱患者保持针孔处干燥 2~3 天。③骨髓穿刺结束后采集患者外周血涂片 3～5 张送检。骨髓片自然干燥后收集玻片，置于盒中送检，盒子上应标注患者姓名、病室及床位号。

（5）标本送检：①骨髓涂片和外周血涂片常规同时送检；②细胞染色体核型分析标本需要肝素抗凝 5～10 mL，分子生物学检查、流式细胞学检查使用乙二胺四乙酸（EDTA）抗凝管各 2 mL 送检，骨髓培养需要 5～10 mL。

3. 操作后处理

（1）穿刺结束后，冲洗穿刺针，将用过的手套、注射器、纱布放入指定医疗垃圾桶，将穿刺包放在指定回收地点。

（2）术后确认取材是否合适，必要时多部位穿刺取材或者行骨髓活检。

（3）术后嘱患者穿刺部位保持干燥，有异常询问医师。

（四）注意事项

（1）注意核对患者姓名，询问其有无局部麻醉药物过敏史。

（2）穿刺前注意检查患者凝血功能，有出血倾向者应特别注意，血友病患者在未纠正凝血异常时禁做骨髓穿刺，有操作适应证需要进行骨髓穿刺时应使用替代疗法纠正凝血功能后进行。

（3）穿刺针和注射器必须干燥，以免发生溶血。

（4）穿刺针进入骨髓腔后要避免过大摆动，以免折断穿刺针。胸骨穿刺不可用力过猛、进针过深，以防穿透内侧骨板。

（5）穿刺中如感到骨质坚硬难以进针，不可强行进针。应考虑大理石骨病可能，及时行 X 线检查，以明确诊断。

（6）做细胞形态学检查时，不可抽取过多骨髓液，以免发生稀释。

（7）骨髓液较易凝固，抽出骨髓液后立即涂片，同时涂 2～3 张血片。

（8）血小板减少患者，穿刺结束后如果出现局部出血的情况，应适当延长按压止血的时间。

（9）某些疾病骨髓中的病理变化呈局灶性改变，必须多部位穿刺。如再生障碍性贫血、恶性组织细胞病、骨髓瘤、骨髓转移癌等。某些疾病的诊断除骨髓细胞学改变之外，尚需了解骨髓组织结构的变化，以及骨髓细胞与组织之间的关系；此外，有些疾病骨髓穿刺时出现干抽现象，应采用骨髓活检行骨髓组织病理学检查，如骨髓纤维化、某些白血病、骨髓增生异常综合征、再生障碍性贫血。另外，淋巴瘤骨髓浸润、浆细胞瘤、转移癌等疾病采用骨髓活检可提高检出阳性率。

（五）并发症处理

（1）麻醉意外：过程中可能出现过敏反应、呼吸困难，甚至出现意识障碍乃至死亡。一旦出现麻醉意外，应立即中止检查，就地组织抢救。

（2）心脑血管意外：①心脏意外，如心绞痛、心肌梗死、心律失常和心搏骤停；②肺部并发症，如低氧血症、呼吸困难及心脑血管意外等。一旦出现心脑血管意外，应立即中止检查，就地组织抢救。

（3）感染：穿刺部位出现局部感染、一过性菌血症、器械清洗消毒不严引起的医源性感染等。避免在感染部位检查，保持轻柔操作，严格按无菌原则常规消毒，严格清洗消毒器械。

（4）出血及血肿：多发生于活检后或者有凝血机制障碍的患者，也可能是因为操作不当引起器械损伤所致。保持轻柔操作，避免撕裂骨膜上的血管，操作时避开皮肤可见的血管。术前应询问病史，有出血倾向或凝血机制障碍的患者应尽量避免骨髓穿刺，术前检查凝血常规、血小板计数以评估出血情况。操作结束后，按压止血时间要足够。

（六）PBL 案例题

题干：患者，女性，32 岁，因无明显诱因出现皮肤瘀斑、反复牙龈出血 2 月余入院。无发热等症状，咳嗽，咳白色黏痰。查体：贫血貌，皮肤散在出血点，浅表淋巴结未扪及明显肿大，胸骨无压痛，腹软，肝脾未及明显增大。血常规示白细胞计数 0.55×10^9/L，中性粒细胞数 0.2×10^9/L，淋巴细胞数 0.62×10^9/L，血红蛋白 62 g/L，血小板 13×10^9/L；红细胞平均体积、平均血红蛋白、平均血红蛋白浓度正常；凝血常规无明显异常。

问题 1：请说出认为需要进一步做的检查。

问题 2：请分析全血细胞减少可能的原因。

问题 3：为协助诊断，请行骨髓穿刺术。

问题 4：骨髓穿刺结束后，看骨髓片（图 4-2），诊断考虑哪种疾病可能性大，下一步应完善哪些检查。

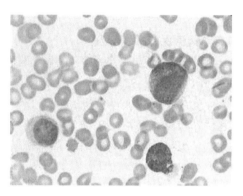

图 4-2 患者骨髓片

临床思维：患者全血细胞减少，淋巴细胞比值升高，为正细胞正色素性贫血，无肝脾淋巴结肿大，结合骨髓细胞学表现应考虑再生障碍性贫血可能。但应该排除其他可能引起全血细胞减少的疾病。根据第一次骨髓细胞学检查结果可以加做骨髓活检或胸骨穿刺。

模型及环境要求：骨髓穿刺模型（腕带标明姓名、性别、年龄、床号）、换药车、屏风、检查床或操作台（用于摆放模型）、分类垃圾桶。

用物准备：骨髓穿刺包（其中有治疗盘 1 个，血管钳 1 把，骨髓穿刺针 2 个，孔巾 1 个，消毒指示卡 1 张，纱布 2 块）；5 mL、20 mL 注射器各 1 支；聚维酮碘，棉签，胶布；局部麻醉药物（仅提供 2% 利多卡因），无菌纱布 2~3 块，无菌手套 2 副，血压计，玻片 10 张以上，EDTA 抗凝管、肝素抗凝管、采血针、洗手液。

第二节　急救基本技能操作

一、成年人心肺复苏

（一）适应证

各种原因所造成的循环骤停（包括心搏骤停、心室颤动等）或呼吸骤停（脑疝、脑干损伤引起）。

（二）禁忌证

（1）胸壁开放性损伤。
（2）肋骨骨折。
（3）胸廓畸形或心脏压塞。
（4）凡已明确心、肺、脑等重要器官衰竭无法逆转者，可不必进行心肺复苏术。

（三）操作规程

心肺复苏（cardiopulmonary resuscitation，CPR）是心搏骤停后第一时间开始挽救患者生命的基本急救措施。

1. 尽早识别心搏骤停和启动紧急医疗服务系统

（1）尽早识别心搏骤停。①非专业人员：双手轻拍患者两侧肩部，在患者两侧耳旁大声呼喊，如患者无反应，则判断为意识丧失。同时，患者呼吸停止或不正常（喘息样呼吸），就可以判断为心搏骤停。②专业救援人员：迅速触诊颈动脉、股动脉，同时看面色、瞳孔，观察胸廓是否随呼吸起伏，检查时间不得超过 10 秒。

（2）启动紧急医疗服务系统：第一时间大声呼救，寻求周围人的帮助，呼叫急救中心，寻求除颤仪。

2. 尽早实施心肺复苏

（1）体位：将患者仰卧，安置在平硬的地面上或在患者的背后垫一块硬板，尽量减少搬动患者。操作者立于或跪于患者一侧。

（2）胸外心脏按压。①按压部位：胸骨下半部。②按压方法：操作时将一只手掌根部置于按压部位，五指上翘；另手掌根部置于其上，手指交叉而扣。两臂伸直，上身前倾，使两臂与患者前胸壁垂直，凭自身的力量通过两臂及双手垂直、有节奏地按压，按压频率 100～120 次/分。成年人按压深度 5～6 cm，儿童按压深度至少为胸廓前后径的 1/3，婴儿约为 4 cm。按压 30 次。每次按压后使胸部充分回弹，但手掌根部不能离开患者胸壁，按压及胸部回弹时间比为 1 : 1。

（3）开放气道：清除呼吸道内异物，通过仰头提颏法使头后仰（下颌骨与耳垂连线与地面垂直）。对于颈椎或脊髓损伤者应采用托下颌法。

（4）人工呼吸。①口对口人工呼吸：操作者一只手保持患者头后仰，并将其鼻孔捏闭，正常吸气后，以口唇包紧患者口部，将呼出气体缓慢吹入患者口中，时间持续 1 秒以上，同时，余光可见患者胸廓起伏。每次吹气结束后松开捏鼻的手指。吹气频率 10 次/分，共 2 次，每次吹气的潮气量为 500 ~ 600 mL。②简易呼吸器的使用：双人心肺复苏时，一人负责人工呼吸，位于患者头侧，一只手保持 EC 手法（拇指和示指固定面罩，其余三指开放气道）。另一只手挤压球囊，每次挤压 2/1 或 3/1，频率 10 次/分。

（5）再次评估：按压与吹气比例为 30 : 2，5 个 30 : 2 的胸外心脏按压与人工呼吸后，再次评估颈动脉搏动及呼吸情况，10 秒内完成。若复苏成功，停止操作；若仍无颈动脉搏动，无呼吸或呼吸不正常（喘息样呼吸），重复上述操作。

3. 操作后处理

（1）院前：整理患者衣物，嘱患者保持复苏体位，转送院内实施高级生命支持及复苏后治疗。

（2）院内：监测生命体征，建立有效通气，建立静脉通路，使用必要的药物等高级生命支持。

（四）注意事项

（1）胸外心脏按压时，按压频率为 100 ~ 120 次/分。成年人按压深度 5 ~ 6 cm，儿童按压深度至少为胸廓前后径的 1/3，婴儿约为 4 cm。按压与人工呼吸比例为 30 : 2。

（2）每次按压后使胸部充分回弹，但手掌根部不能离开患者胸壁，按压及胸部回弹时间比为 1 : 1。两臂伸直，上身前倾，使两臂与患者前胸壁垂直，凭自身的力量通过两臂及双手垂直、有节奏地按压。

（3）通畅气道及人工呼吸前，需检查颈部是否有外伤，若合并颈椎损伤不可摇动头部。

（4）开放气道时不要用力压刻下软组织，以免阻塞气道。仰头提颏法使头后仰时下颌骨与耳垂连线应与地面垂直。

二、除颤仪的使用

（一）适应证

（1）同步电复律：适用于心房颤动、心房扑动、室上性心动过速、室性心动过速的患者。

（2）非同步电复律：适用于心室颤动、心室扑动的患者。

（二）操作规程

1. 操作前准备

（1）将除颤仪及抢救物品车推至床旁，查对患者信息。

（2）向神志清楚的患者、家属说明目的、意义。

2. 操作过程

（1）协助患者去枕平卧于硬板床上，高流量吸氧。

（2）接地线、电源线，打开电源开关，并将选择开关旋至 "on" 处。

（3）解开上衣扣和腰带，暴露胸部，检查并除去金属及导电物质。导联线连接患者胸前电极，电极应避开除颤部位，做心电监护。

（4）患者需建立两条静脉通路，以备抢救之用。

（5）涂适量导电糊，并均匀分布于两电极板上。

（6）按同步或非同步键，选择开关和电功率。同步一般选择 100～200 J，非同步选择 200 J。失败后可重复电击，并可提高电击能量，但最大不超过 360 J。

（7）按下充电开关，注视电功率的增加值，当增加至所需值时，即松开开关，停止充电。

（8）任何人、金属等其他导电物质切不可接触患者及床沿。

（9）将一电极板纵向置于胸骨右缘第 2 肋间，另一电极板纵向置于左侧腋中线第 5 肋间。

（10）操作者双臂伸直，双手用力固定电极板紧贴皮肤，确定周围人员未与患者直接或间接接触，双手同时按下放电按钮放电。

（11）放电后立即移去电极，听诊心率，观察示波屏的心电活动，判断心律是否转为窦性心律。复律失败可加大能量再次除颤，可与胸外心脏按压交替进行。

3. 操作后处理

（1）除颤完毕，整理用物，擦净患者皮肤，穿衣盖被，安慰患者。

（2）并观察有无并发症发生。

（三）注意事项

（1）除颤前确定同步或非同步电复律指征。

（2）电极板放置的位置要准确，并应与患者皮肤密切接触，保证导电良好，避免电阻过大灼伤皮肤。

（3）电击时，任何人不得接触患者及病床，以免触电。

（4）对于细颤型心室颤动者，应先进行心脏按压及药物处理，使之变为粗颤，再进行电击，以提高成功率。

（5）电击部位可出现轻度红斑、疼痛，也可出现肌肉痛，3～5 天可自行缓解。若灼伤时，按烧伤常规处理。

（6）观察有无低血压、休克、肺水肿等并发症发生。

三、穿脱隔离衣

（一）穿隔离衣指征

（1）接触经接触传播的感染性疾病患者，如接触传染病患者。

（2）对患者实行保护性隔离，如接触大面积烧伤患者。

（3）可能接触患者血液、体液、分泌物、排泄物等。

（二）操作规程

1. 操作前准备

（1）去除饰品，修剪指甲，卷袖过肘。

（2）评估环境及物品。

（3）戴一次性帽子、口罩。

2. 操作过程

（1）选取大小合适的隔离衣，检查隔离衣的完整性。

（2）穿隔离衣：确认隔离衣内表面朝外，右手提衣领，左手伸入衣袖，将手露出；再用左手提衣领，将右手伸入衣袖，将手露出。双手持衣领由中央向两侧找到系带，将领口系带系于颈后，衣袖切勿接触面部；扎紧两侧袖口。松解腰带，两手在腰带下 5 cm 处向前捏拉隔离衣，直至到边缘捏住，同法向前捏拉另一侧衣边，将两侧边内表面在身后对齐，一只手捏住两侧衣边，另一只手按住腰部，将衣边向一侧折叠，将腰带拉至背后折叠处，在背后交叉，回到腰前打结。

（3）脱隔离衣：解开腰带，在腰前打活结；松解两侧袖口，在衣袖中间处将衣袖向内、向上提拉，暴露双手过肘，衣袖外侧及双手切勿接触前臂皮肤；消毒双手，解开颈后带子，右手深入左手衣袖内侧，将衣袖下拉包住左手，用左手衣袖向下拉右手衣袖外侧，将双手逐渐退出衣袖，脱下隔离衣；将双肩衣缝对齐，一只手捏紧，另一只手将衣领对齐，使隔离衣内表面朝外，挂于清洁区，若隔离衣外表面朝外，则挂于污染区。

（三）注意事项

（1）隔离衣仅限于规定区域内穿脱。
（2）隔离衣污染面切勿接触双手以外的皮肤。
（3）穿隔离衣前检查隔离衣，如有破损或潮湿应及时更换。

四、气道异物梗阻急救

（一）适应证

气道异物梗阻急救法是因食物、异物阻塞呼吸道无法排出，导致患者窒息、昏迷、心搏骤停等，采取的急救措施，又称海姆利希手法。

（二）操作规程

1. 评估

（1）了解患者是否有异物接触史。

（2）成年患者常表现为突然强力咳嗽，呼吸困难或不能讲话，一只手或双手呈"V"形抓住自己的颈部，痛苦表情，逐渐不能咳嗽或咳嗽无力，面色、口唇发红或发紫。

（3）婴幼儿常表现为咳嗽，声音浑浊，呼吸困难，皮肤、口唇发紫，甚至失去意识。

2. 操作过程

（1）成年人腹部冲击法：帮助患者站立，双腿分开，身体略向前倾。操作者站立于患者后面，一脚置于患者两腿之间，两手臂环绕患者腰部，一只手握拳，拇指侧置于患者脐上两横指处，另一只手包住拳头，快速向内上方冲击，直至异物排出。若患者意识消失，则立即实施心肺复苏。

（2）成年人胸部冲击法：如患者为孕妇，或腹部肥胖，则选择胸部冲击法。帮助患者站立。操作者站立于患者后面，两手臂环绕患者胸部，一只手握拳，拇指侧置于患者胸骨下半段，避开剑突及肋缘。快速向内方冲击，直至异物排出。若患者意识消失，则立即实施心肺复苏。

（3）婴儿急救法：操作者可取坐位，用一只手臂托住婴儿胸腹部，手掌打开，示指和中指将婴儿的口腔打开，使婴儿面朝下骑跨在操作者手臂上，注意婴儿的头低于臀部。另一只手掌根部连续冲击婴儿肩胛骨之间5次。将婴儿翻转，托住婴儿后背及枕部，头保持略向下的位置。两根手指快速冲击胸骨中段5次，力度适中。重复操作直至异物排出，及时清理异物。若婴儿意识消失，则立即实施心肺复苏。

3. 操作后处理

安置好患者，并对患者及其家属进行健康教育，若有必要及时送至医院。

（三）注意事项

（1）海姆利希手法的原理是突然冲击上腹部，产生向上的压力，使膈肌上抬，从而使肺部残留气体形成气流，冲击阻塞气管或喉部的异物，使其排出。因此，腹部冲击时方向为向内、向上冲击。

（2）切勿将婴儿双脚抓起倒吊从背部拍打。

第五章　问诊与病历书写

1. 掌握问诊的内容和问诊的技巧；熟悉问诊的方法和注意事项。
2. 能够通过提供的题干，完成现病史及相关病史的采集；独立完成病史书写。
3. 注重医德，具备高度的责任心、体贴患者、保护患者隐私。

第一节　问诊的内容

一、一般项目

一般项目包括姓名、性别、年龄、婚姻、职业、籍贯、民族、住址、工作单位、入院日期、记录日期、病史陈述者及可靠程度等。若病史陈述者不是本人，则应注明其与患者的关系。这些项目看似简单平常，但缺一不可，记录时应逐项仔细填写。为避免问诊初始过于生硬，可将某些一般项目的内容如职业、婚姻等放在个人史中穿插询问。

二、主诉

主诉为患者感受最主要的痛苦或最明显的症状和（或）体征，也就是本次就诊最主要的原因及其持续时间。主诉可初步反映病情轻重与缓急，并提供疾病的诊断线索。主诉一般是促使患者看病的情况，如"发热、咳痰6天，加重伴胸痛2天"；有时却完全是一种客观事实，如"B超发现左肾结石""胸片发现右肺肿块"等；更多的情况下是医师根据问诊获得的资料综合概括出来的，如"转移性右下腹痛8小时""腹痛、腹胀并肛门停止排气排便2天""渐进性吞咽困难1个月"等。主诉应突出特点，以一两句话加以概括，并同时注明主诉自发生到就诊的时间，让医学专业人士一看就能够做出第一诊断。

书写主诉时应该注意的事项如下。

（1）主诉应简明扼要，能正确反映疾病的主要问题。

（2）尽量不用诊断或检验结果作为主诉，如"患糖尿病6年""患高血压病1年"。但有时对当前无症状，诊断资料和入院目的又十分明确的患者，也可以用如"患白血病3年，经检验复发7天""1周前超声检查发现胆囊结石"的方式记录。

（3）主诉多于一项时，应按发生时间先后顺序连续书写，如"活动后心悸气短3年，加重伴双下肢水肿2周"。

（4）要体现症状或体征、部位、时间三要素。

（5）主诉一般不超过20字。

三、现病史

现病史围绕主诉记述患者患病后的全过程，即发生、发展、演变和诊治经过。可按以下的内容和程序询问。

（一）起病情况与患病时间

每种疾病的起病或发作都有各自的特点。有的疾病起病急骤，如脑出血、心绞痛发作、急性胃肠穿孔等；有的疾病则起病缓慢，如肺结核、风湿性心瓣膜病、慢性肾炎等。疾病的起病常与某些因素有关，如脑血栓形成常发生于睡眠时；脑出血、高血压危象常发生于激动或紧张状态时。患病时间是指从起病到就诊或入院的时间。时间长短可按数年、数月、数日计算，发病急骤者可以小时、分钟为计时单位。

（二）主要症状的特点

特点包括主要症状出现的部位、性质、持续时间和程度，缓解或加剧的因素等。如消化性溃疡的主要症状特点为上腹部疼痛，具有节律性，可持续数日或数周，在几年之中可以表现为时而发作时而缓解，呈周期性发作或有一定季节性发病等特点。了解主要症状的特点对判断疾病所在的器官及病变的部位和性质很有帮助。如上腹部痛多为胃、十二指肠或胰腺的疾病；右下腹急性腹痛则多为阑尾炎症，若为成年女性还应考虑卵巢或输卵管疾病；全腹痛则提示病变广泛或腹膜受累。

（三）病因与诱因

了解与本次发病有关的病因（如外伤、中毒等）和诱因（如气候变化、情绪改变、起居饮食失调等），有助于明确诊断与拟定治疗措施。患者对直接或近期的病因容易提出，当病因比较复杂或病程较长时，要患者说出病因往往有一定的困难，这时医师应进行科学的归纳和分析。

（四）病情的发展与演变

病情的发展与演变包括患病过程中主要症状的变化或新症状的出现。如肺气肿的患者，在乏力、轻度呼吸困难的基础上，突然感到剧烈的胸痛和严重的呼吸困难，应考虑自发性气胸的可能。如有心绞痛史的患者本次发作疼痛加重而且持续时间较长时，则应考虑急性心肌梗死的可能。

（五）伴随症状

在主要症状的基础上又同时出现一系列的其他症状。伴随症状常常是鉴别诊断的依据，或提示出现了并发症。如腹泻伴呕吐，则可能为饮食不洁或误食毒物引起的急性胃肠炎；腹泻伴里急后重，结合季节和进餐情况更容易考虑痢疾。按一般规律在某一疾病应该出现的伴随症状而实际上没有出现时，也应将其记述于现病史中以备进一步观察，或作为诊断和鉴别诊断的重要参考资料，这种阴性表现有时称为阴性症状。一份完整的病史不应放过任何一个主要症状之外的细微伴随迹象。

（六）诊治经过

询问患者本次就诊前是否接受过其他医疗单位诊治，接受过什么诊断措施及其结果，若已进行治疗则应问明使用过的药物名称、剂量、时间和疗效，为本次诊治疾病提供参考，但不可以代替自己的分析和判断。

（七）病程中的一般情况

病程中的一般情况包括患病后的精神、体力、饮食、睡眠与大小便情况等。这部分内容对全面评估患者病情的轻重和预后及采取什么辅助治疗措施十分有用，有时对鉴别诊断也能够提供重要的参考资料。

四、既往史

既往史是指患者既往的健康状况和过去曾经患过的疾病（包括各种传染病）、外伤手术、预防注射、过敏，特别是与目前所患疾病有密切关系的情况。例如：风湿性心瓣膜病患者过去是否反复发生过咽痛、游走性关节痛等；慢性冠状动脉粥样硬化性心脏病和脑血管意外的患者过去是否有过高血压。此外，对主要传染病和地方病史，外伤、手术史，预防接种史，以及对药物、食物和其他接触物的过敏史等，也应仔细询问。

五、系统回顾

系统回顾是避免问诊过程中患者或医师忽略或遗漏内容。它可以帮助医师在短时间内扼要地了解患者除现在所患疾病以外的其他各系统是否发生目前尚存在或已痊愈的疾病，以及这些疾病与本次疾病之间是否存在着因果关系。主要情况应分别记录在现病史或既往史中。实际应用时，可在每个系统询问2～4个症状，如有阳性结果，再全面深入地询问该系统的症状；如为阴性，一般来说可以过渡到下一个系统，也可以根据情况变通调整一些内容。系统回顾常包括对呼吸系统、循环系统、消化系统、泌尿系统、造血系统、内分泌系统及代谢、神经精神系统、肌肉骨骼系统的症状及特点的查询。

六、个人史

（1）社会经历：包括出生地、居住地区和居留时间（尤其是疫源地和地方病流行区）、受教育程度、经济生活和业余爱好等。过去某段时间是否去过疫源地。

（2）职业及工作条件：包括工种、劳动环境、对毒物、放射性毒物的接触情况及时间。

（3）习惯与嗜好：起居与卫生习惯、饮食的规律。烟酒嗜好时间与摄入量，以及其他异嗜物、麻醉药品和毒品等。

（4）冶游史：是否患过淋病性尿道炎、尖锐湿疣、下疳等。

七、婚姻史

记述未婚或已婚，结婚年龄，配偶健康状况，夫妻关系等。

八、月经史与生育史

月经史记录月经初潮的年龄，月经周期和经期天数，经血的量和颜色，有无痛经与白带，末次月经日期，闭经日期，绝经年龄。记录格式如下：

$$初潮年龄\frac{月经期（天）}{月经周期（天）}末次月经时间或绝经年龄$$

例如：$14\frac{3\sim5 天}{28\sim30 天}2010 年 10 月 8 日（或 49 岁）$

生育史记录妊娠与生育次数，人工或自然流产的次数，有无死产、手术产、围生期感染、计划生育、避孕措施等。对男性患者应询问是否患过影响生育的疾病。

九、家族史

家族史应询问双亲与兄弟、姐妹及子女的健康与疾病情况，特别应询问是否有与患者同样的疾病，有无与遗传有关的疾病。对已死亡的直系亲属要问明死因与年龄。某些遗传性疾病还涉及父母双方亲属，也应了解。若在几个成员或几代人中皆有同样疾病发生，可绘出家系图显示详细情况。

第二节 病史采集实训

问诊技能考核大纲见表 5-1。

表 5-1 问诊技能考核大纲

系统	大纲要求	其他伴随症状	辅助检查
呼吸及循环系统症状	呼吸困难、咳嗽咳痰、咯血、胸痛、水肿	咽痛、发绀、乏力晕厥	血常规、心电图、超声心动图、胸部 X 线
消化系统症状	恶心与呕吐、腹痛、黄疸、呕血与黑便	吞咽困难、腹胀	肝功能检查、粪便常规、腹部影像学检查
神经系统症状	头痛、抽搐、意识障碍	肢体活动障碍等	头颅 CT
各系统均可能发生的症状	发热		血常规、C 反应蛋白测定

一、发热

简要病史：患儿，男，5 岁。发热 3 天，咳嗽 1 天于门诊就诊。

要求：你作为住院医师，请围绕以上简要病史，询问患者的现病史及相关病史。

总分：15 分。

（一）问诊内容（13 分）

1. 现病史（10 分）

（1）根据主诉及相关鉴别询问。（7 分）

1）发病诱因：有无受凉。（1 分）

2）发热：有无畏寒或寒战、热型。（2分）

3）咳嗽：性质，程度，加重或缓解因素。有无咳痰，痰的性状。（2分）

4）伴随症状：有无流涕、咽痛、呕吐，有无喘息、胸痛，有无皮疹、惊厥。（2分）

（2）诊疗经过。（2分）

1）是否曾到医院就诊，做过哪些检查，如血常规、胸部 X 线片等。（1分）

2）治疗情况：是否用过抗菌药物、退热药物、止咳化痰药物治疗，疗效如何。（1分）

（3）一般情况。（1分）

发病以来精神状况、饮食、睡眠及大小便情况。

2. 其他相关病史（3分）

（1）生长发育情况。（0.5分）

（2）有无药物过敏史，预防接种史。（1分）

（3）与该病有关的其他病史。（1.5分）

有无反复发热、咳嗽病史，有无传染病患者接触史。

（二）问诊技巧（2分）

（1）条理性强、能抓住重点。（1分）

（2）能够围绕病情询问。（1分）

二、头痛

简要病史：患者，女，75岁。间断头痛8年，加重伴气短1天就诊。

要求：你作为住院医师，请围绕以上简要病史，询问患者的现病史及相关病史。

总分：15分。

（一）问诊内容（13分）

1. 现病史（10分）

（1）根据主诉及相关鉴别询问。（7分）

1）发病诱因：有无受凉、劳累、精神紧张、服用药物等。（1分）

2）头痛：发生时间、起病缓急、部位与范围、性质、程度、发作与血压的关系、加重或者缓解因素。（2分）

3）气短：发作时间及程度，阵发还是持续，与活动和体位有无关系。（2分）

4）伴随症状：有无乏力、头晕、呕吐、意识障碍、肢体活动障碍、心悸、胸闷胸痛等。（2分）

（2）诊疗经过。（2分）

1）是否曾到医院就诊，做过哪些检查，如心电图、肝肾功能等，结果如何。（1分）

2）治疗情况：是否用过药物？如何服用降压药物，疗效如何。（1分）

（3）一般情况。（1分）

发病以来精神状况、饮食、睡眠及大小便、体重变化情况。

2. 其他相关病史（3分）

（1）有无药物过敏史。（0.5分）

（2）月经与婚育情况。（0.5 分）

（3）与该病有关的其他病史。（2 分）

有无慢性肺部疾病、心脏病、脑血管疾病、慢性肾病、糖尿病病史；有无烟酒嗜好，有无心脑血管疾病家族史。

（二）问诊技巧（2 分）

（1）条理性强、能抓住重点。（1 分）

（2）能够围绕病情询问。（1 分）

三、胸痛

简要病史：患者，女，25 岁。胸部疼痛 3 天就诊。

要求：你作为住院医师，请围绕以上简要病史，询问患者的现病史及相关病史。

总分：15 分。

（一）问诊内容（13 分）

1. 现病史（10 分）

（1）根据主诉及相关鉴别询问。（7 分）

1）发病诱因：有无生气、劳累、精神紧张、受凉等。（1 分）

2）胸痛：发生时间、起病缓急、部位与范围、性质（闷痛、刺痛、钝痛）、加重或者缓解因素（是否与呼吸相关）、以前有无类似情况发生。（4 分）

3）伴随症状：有无发热、咳嗽咳痰、头晕、心悸、呕吐、意识障碍等。（2 分）

（2）诊疗经过。（2 分）

1）是否曾到医院就诊，做过哪些检查，如心电图、血尿粪常规、肝肾功能、CT、MRI 等，结果如何。（1 分）

2）治疗情况：是否用过药物？疗效如何。（1 分）

（3）一般情况。（1 分）

发病以来精神状况、饮食、睡眠及大小便情况。

2. 其他相关病史（3 分）

（1）有无食物、药物过敏史。（0.5 分）

（2）月经、婚育、冶游史情况。（0.5 分）

（3）与该病有关的其他病史。（2 分）

有无高血压等心血管疾病病史、结核病病史；有无烟酒嗜好，有无其他疾病家族史。

（二）问诊技巧（2 分）

（1）条理性强、能抓住重点。（1 分）

（2）能够围绕病情询问。（1 分）

四、腹痛

简要病史：患者，男，40 岁。转移性右下腹疼痛 2 天就诊。

要求：你作为住院医师，请围绕以上简要病史，询问患者的现病史及相关病史。

总分：15 分。

（一）问诊内容（13 分）

1. 现病史（10 分）

（1）根据主诉及相关鉴别询问。（7 分）

1）发病诱因：有无劳累、饮食不节、受凉等。（1 分）

2）腹痛：持续时间、部位与范围、程度、性质（胀痛、刺痛、钝痛）、加重或者缓解因素、以前有无类似情况发生。（4 分）

3）伴随症状：有无发热、头晕、恶心呕吐、乏力等。（2 分）

（2）诊疗经过。（2 分）

1）是否曾到医院就诊，做过哪些检查，如血尿粪常规、腹部平片、钡剂灌肠等，结果如何。（1 分）

2）治疗情况：是否用过药物？疗效如何。（1 分）

（3）一般情况。（1 分）

发病以来精神状况、饮食、睡眠及大小便情况。

2. 其他相关病史（3 分）

（1）有无食物、药物过敏史。（1 分）

（2）与该病有关的其他病史。（2 分）

有无泌尿系统结石、胃及十二指肠溃疡等病史；有无烟酒嗜好，有无其他疾病家族史。

（二）问诊技巧（2 分）

（1）条理性强、能抓住重点。（1 分）

（2）能够围绕病情询问。（1 分）

五、咳嗽与咳痰

简要病史：患者，男，25 岁。因咳嗽、发热 4 天就诊。

要求：你作为住院医师，请围绕以上简要病史，询问患者的现病史及相关病史。

总分：15 分。

（一）问诊内容（13 分）

1. 现病史（10 分）

（1）根据主诉及相关鉴别询问。（7 分）

1）发病诱因：有无劳累、受凉、与类似症状患者接触等。（1 分）

2）咳嗽：起病缓急、持续时间、咳嗽特点（节律、音色），如果伴有咳痰，痰的性状和量如何、加重或者缓解因素。（4 分）

3）伴随症状：有无发热、咳痰、呼吸困难、意识障碍等。（2 分）

（2）诊疗经过。（2 分）

1）是否曾到医院就诊，做过哪些检查，如血常规、胸部 X 线、CT、痰涂片或者痰培养

等，结果如何。（1分）

2）治疗情况：是否用过抗菌、止咳、祛痰类药物？疗效如何。（1分）

（3）一般情况。（1分）

发病以来精神状况、饮食、睡眠及大小便情况。

2. 其他相关病史（3分）

（1）有无食物、药物、粉尘过敏史。（1分）

（2）有无服用ACEI类药物史。（1分）

（3）与该病有关的其他病史。（1分）

有无肺结核、慢性肺部疾病、心脏病、糖尿病、血液病、肿瘤等病史；有无烟酒嗜好、到过疫区，有无其他家族史。

（二）问诊技巧（2分）

（1）条理性强、能抓住重点。（1分）

（2）能够围绕病情询问。（1分）

六、咯血

简要病史：患者，男，65岁。因间断咳嗽半年、咯血痰1周就诊。

要求：你作为住院医师，请围绕以上简要病史，询问患者的现病史及相关病史。

总分：15分。

（一）问诊内容（13分）

1. 现病史（10分）

（1）根据主诉及相关鉴别询问。（7分）

1）发病诱因：有无劳累、受凉、呼吸道感染、外伤等。（1分）

2）咯血：痰中带血的性状和量、咯血频率、本次咯血的特征（急缓、性状、颜色、量）。（2分）

3）咳嗽：起病缓急、持续时间、咳嗽特点（节律、音色）、加重或者缓解因素。（2分）

4）伴随症状：有无发热、盗汗、消瘦、胸痛、呼吸困难、全身其他部位出血、双下肢水肿等。（2分）

（2）诊疗经过。（2分）

1）是否曾到医院就诊，做过哪些检查，如血常规、胸部X线、CT、支气管镜等，结果如何。（1分）

2）治疗情况：是否用过抗菌、止咳、祛痰类药物？疗效如何。（1分）

（3）一般情况。（1分）

发病以来精神状况、饮食、睡眠及大小便情况。

2. 其他相关病史（3分）

（1）有无食物、药物过敏史。（1分）

（2）有无服用ACEI类药物史。（1分）

（3）与该病有关的其他病史。（1分）

有无幼年呼吸道感染（麻疹肺炎、百日咳等）、肺结核、慢性肺部疾病、心脏病、糖尿病、血液病、肿瘤等病史；有无烟酒嗜好、到过疫区，有无其他疾病家族史。

（二）问诊技巧（2分）

（1）条理性强、能抓住重点。（1分）

（2）能够围绕病情询问。（1分）

七、呼吸困难

简要病史：患者，女，28岁。反复喘息、咳嗽3年，复发2天就诊。

要求：你作为住院医师，请围绕以上简要病史，询问患者的现病史及相关病史。

总分：15分。

（一）问诊内容（13分）

1. 现病史（10分）

（1）根据主诉及相关鉴别询问。（7分）

1）发病诱因：有无接触过敏原、劳累、受凉、上呼吸道感染、运动、服用药物等。（1分）

2）呼吸困难：程度、持续时间、发作频率，有无季节性，有无夜间发作，加重或者缓解因素（与呼吸体位关系）。（2分）

3）咳嗽：咳嗽特点（节律、音色），如果伴有咳痰，痰的性状和量如何，加重或者缓解因素。（2分）

4）伴随症状：有无发热、胸痛、咯血；有无双下肢水肿、心悸、意识障碍等。（2分）

（2）诊疗经过。（2分）

1）是否曾到医院就诊，做过哪些检查，如血常规、胸部X线、CT、支气管舒张试验、心电图、过敏原测试等，结果如何。（1分）

2）治疗情况：是否用过抗菌、糖皮质激素、支气管扩张类药物？疗效如何。（1分）

（3）一般情况。（1分）

发病以来精神状况、饮食、睡眠及大小便情况。

2. 其他相关病史（3分）

（1）有无食物、药物、粉尘过敏史。（1分）

（2）月经及婚育史。（1分）

（3）与该病有关的其他病史。（1分）

有无过敏性鼻炎、慢性肺部疾病、心脏病、血液病等病史；有无烟酒嗜好，有无过敏性疾病家族史。

（二）问诊技巧（2分）

（1）条理性强、能抓住重点。（1分）

（2）能够围绕病情询问。（1分）

八、水肿

简要病史：患者，女，65 岁。双下肢水肿 2 周就诊。

要求：你作为住院医师，请围绕以上简要病史，询问患者的现病史及相关病史。

总分：15 分。

（一）问诊内容（13 分）

1. 现病史（10 分）

（1）根据主诉及相关鉴别询问。（7 分）

1）发病诱因：有无劳累、剧烈运动、感染等。（1 分）

2）水肿：发生的缓急及程度、是否为凹陷性及对称性、其他部位有无水肿、加重或者缓解因素（与体位及活动的关系）。（4 分）

3）伴随症状：有无发热、咳嗽、胸痛；有无腹胀、黄疸、消瘦、尿液颜色改变等。（2 分）

（2）诊疗经过。（2 分）

1）是否曾到医院就诊，做过哪些检查，如血常规、肝肾功能、心电图、超声检查等，结果如何。（1 分）

2）治疗情况：是否用过激素、吡格列酮等药物？疗效如何。（1 分）

（3）一般情况。（1 分）

发病以来精神状况、饮食、睡眠及大小便情况。

2. 其他相关病史（3 分）

（1）有无食物、药物、粉尘过敏史。（1 分）

（2）月经及婚育史。（1 分）

（3）与该病有关的其他病史。（1 分）

有无高血压、心脏病、糖尿病、慢性肺部疾病、慢性肾病、肝病、甲状腺疾病、营养不良性疾病等病史；有无烟酒嗜好，有无以上相关疾病家族史。

（二）问诊技巧（2 分）

（1）条理性强、能抓住重点。（1 分）

（2）能够围绕病情询问。（1 分）

九、恶心与呕吐

简要病史：患者，男，35 岁。反复上腹痛 2 年，复发伴随呕吐 3 天急诊就诊。

要求：你作为住院医师，请围绕以上简要病史，询问患者的现病史及相关病史。

总分：15 分。

（一）问诊内容（13 分）

1. 现病史（10 分）

（1）根据主诉及相关鉴别询问。（7 分）

1）发病诱因：有无饮食不当（不洁饮食、进食刺激性食物）、饮酒、季节因素、服用

药物、精神因素等。（1分）

2）腹痛：具体部位、性质、程度、发作有无规律、腹痛与呕吐之间的关系、加重或缓解因素。（2分）

3）呕吐：发生缓急、频率及持续时间、性质；呕吐物颜色、气味、量、有无宿食、加重或缓解因素。（2分）

4）伴随症状：有无反酸、胃灼热、腹泻、便血、停止排气；有无尿黄、皮肤黄染；有无发热、头痛、头晕、心悸等。（2分）

（2）诊疗经过。（2分）

1）是否曾到医院就诊，做过哪些检查，如血常规、肝肾功能、腹部X线、腹部超声、胃镜检查等，结果如何。（1分）

2）治疗情况：是否用过止吐药、胃黏膜保护剂、抑酸剂等药物？疗效如何。（1分）

（3）一般情况。（1分）

发病以来精神状况、饮食、睡眠及大小便、体重等情况。

2. 其他相关病史（3分）

（1）有无食物、药物过敏史。（0.5分）

（2）消化性溃疡治疗情况。（0.5分）

（3）与该病有关的其他病史。（2分）

有无胃炎、肠道疾病、肝胆胰腺等病史；有无烟酒嗜好，有无肿瘤疾病家族史。

（二）问诊技巧（2分）

（1）条理性强、能抓住重点。（1分）

（2）能够围绕病情询问。（1分）

十、呕血与黑便

简要病史：患者，女，50岁。腹胀2年，呕血3小时急诊就诊。

要求：你作为住院医师，请围绕以上简要病史，询问患者的现病史及相关病史。

总分：15分。

（一）问诊内容（13分）

1. 现病史（10分）

（1）根据主诉及相关鉴别询问。（7分）

1）发病诱因：有无饮酒、饮食不当（进食粗糙、刺激性食物）、劳累、剧烈呕吐、用力排便、服用药物等。（1分）

2）腹胀：具体部位、程度、发作时间、与进食排便之间的关系。（2分）

3）呕血：次数、量、颜色、血中是否混有食物。（2分）

4）伴随症状：有无反酸、腹痛、便血、皮肤黄染；有无发热、头晕、意识障碍、双下肢水肿等。（2分）

（2）诊疗经过。（2分）

1）是否曾到医院就诊，做过哪些检查，如血常规、粪便常规及潜血试验、肝肾功能、

肝炎病毒标志物检测、腹部超声、胃镜检查等，结果如何。（1分）

2）治疗情况：是否用过止血药、输血等？疗效如何。（1分）

（3）一般情况。（1分）

发病以来精神状况、饮食、睡眠及大小便、体重等情况。

2. 其他相关病史（3分）

（1）有无食物、药物过敏史。（0.5分）

（2）月经及生育史。（0.5分）

（3）与该病有关的其他病史。（2分）

有无消化性溃疡、肝硬化、肿瘤病史；有无烟酒嗜好、输血史。

（二）问诊技巧（2分）

（1）条理性强、能抓住重点。（1分）

（2）能够围绕病情询问。（1分）

十一、黄疸

简要病史：患者，男，70岁。皮肤、小便发黄伴皮肤瘙痒4周就诊。

要求：你作为住院医师，请围绕以上简要病史，询问患者的现病史及相关病史。

总分：15分。

（一）问诊内容（13分）

1. 现病史（10分）

（1）根据主诉及相关鉴别询问。（7分）

1）发病诱因：有无饮酒、进食油腻食物、劳累、服用药物、输血等。（1分）

2）皮肤黄染：黄染部位、发生顺序、程度、是否伴瘙痒。（2分）

3）大小便：小便颜色、尿量、有无尿频尿急尿痛症状；大便颜色、性状、频次。（2分）

4）伴随症状：有无恶心呕吐、食欲减退、腹痛、腹胀；有无发热、寒战、头晕、心悸、皮肤黏膜出血等。（2分）

（2）诊疗经过。（2分）

1）是否曾到医院就诊，做过哪些检查，如血常规、粪尿常规、肝肾功能、肝炎病毒标志物检测、腹部超声、肿瘤标志物等，结果如何。（1分）

2）治疗情况：是否用过保肝、退黄药物等？疗效如何。（1分）

（3）一般情况。（1分）

发病以来精神状况、饮食、睡眠及大小便、体重等情况。

2. 其他相关病史（3分）

（1）有无食物、药物过敏史。（1分）

（2）与该病有关的其他病史。（2分）

有无肝胆疾病、胰腺疾病、血液病、寄生虫病、遗传性疾病等病史；有无烟酒嗜好、与病毒性肝炎患者接触史、输血史、肿瘤家族病史。

（二）问诊技巧（2分）

（1）条理性强、能抓住重点。（1分）

（2）能够围绕病情询问。（1分）

十二、抽搐

简要病史：患儿，男，1岁。发热3天，惊厥2次入院。

要求：你作为住院医师，请围绕以上简要病史，询问患儿的现病史及相关病史。

总分：15分。

（一）问诊内容（13分）

1. 现病史（10分）

（1）根据主诉及相关鉴别询问。（7分）

1）发病诱因：有无受凉、中毒、外伤、上呼吸道感染等。（1分）

2）惊厥：持续时间、发作时间、发作表现、惊厥前体温；发作时有无意识丧失、大小便失禁、发绀等；发作后的精神状态。（3分）

3）发热：程度、热型、规律等；发热与惊厥的关系。（2分）

4）伴随症状：有无流涕、咳嗽、恶心呕吐、皮疹等。（1分）

（2）诊疗经过。（2分）

1）是否曾到医院就诊，做过哪些检查，如血常规、脑电图、头颅CT、MRI、脑脊液检查等，结果如何。（1分）

2）治疗情况：是否用过退烧药、抗菌药、止痉药等？疗效如何。（1分）

（3）一般情况。（1分）

发病以来精神状况、饮食、睡眠及大小便等情况。

2. 其他相关病史（3分）

（1）有无药物过敏史。（1分）

（2）出生史、生长发育史、预防接种史。（1分）

（3）与该病有关的其他病史。（1分）

有无类似发作史、传染病接触史、惊厥类疾病家族史。

（二）问诊技巧（2分）

（1）条理性强、能抓住重点。（1分）

（2）能够围绕病情询问。（1分）

十三、意识障碍

简要病史：患者，男，50岁。因神志不清伴全身出汗半小时急诊入院，既往有"糖尿病"病史10年。

要求：你作为住院医师，请围绕以上简要病史，询问患者的现病史及相关病史。

总分：15分。

（一）问诊内容（13 分）

1. 现病史（10 分）

（1）根据主诉及相关鉴别询问。（7 分）

1）发病诱因：降糖药物使用情况、有无服用镇静安眠类药物、有无饮食不当、过度运动等。（1 分）

2）意识障碍：发生缓急、持续时间、程度、进展情况等。（2 分）

3）出汗：部位、程度、发生前是否有饥饿感。（2 分）

4）伴随症状：有无头痛、头晕、呼吸困难、胸闷、心悸；有无恶心、呕吐；呼吸有无烂苹果味或大蒜味等。（2 分）

（2）诊疗经过。（2 分）

1）是否曾到医院就诊，做过哪些检查，如血糖、尿糖、心电图、头颅 CT 等，结果如何。（1 分）

2）治疗情况：是否补液治疗？疗效如何。（1 分）

（3）一般情况。（1 分）

发病以来精神状况、饮食、睡眠及大小便等情况。

2. 其他相关病史（3 分）

（1）有无药物过敏史。（1 分）

（2）糖尿病治疗情况。（1 分）

（3）与该病有关的其他病史。（1 分）

有无高血压、心脏病、脑血管疾病、肝病、内分泌疾病等病史；月经及婚育史，家族史。

（二）问诊技巧（2 分）

（1）条理性强、能抓住重点。（1 分）

（2）能够围绕病情询问。（1 分）

第三节　病历书写模板

一、住院病历

姓名	职业
性别	住址
年龄	入院日期
婚姻	病历采取日期
民族	病历申述者
籍贯	病历可靠性

主诉：迫使患者就诊的最主要症状和发生时间。

现病史：现在所患疾病发生发展的全过程。其中包括发病原因或诱因，起病的时间、缓急与环境情况，主要症状的部位，持续时间及特点，发展过程，伴随症状及疾病发生后所经过的检查及治疗的措施与结果。患者一般情况，如食欲、体重、睡眠、大小便等。

既往史：曾患过什么病，特别是与本次发病有关的疾病。还应了解有无药物过敏、外伤及手术史。与本病可能有关的传染病应结合流行病学史详细询问。

个人史：生活情况，出生地，曾到过的地区和居住时间（特别是地方病、传染病流行区）。生活习惯，有无嗜好（烟、酒、茶及其用量）。与发病有关的职业、工种、劳动条件、毒物接触等。

婚姻史：婚姻状况及爱人健康情况（如已死亡问明死因）。

月经和生产史：月经初潮年龄，行经期，月经周期，末次月经时间［可以"初潮年龄×（行经期／月经周期）×末次月经日期"表示］，闭经年龄，月经量及颜色，有无痛经；妊娠次数，生产次数及情况，有无流产、早产及手术产；计划生育措施。

家族史：直系亲属中有无同类疾病，有无遗传病。

二、体格检查

T   P   R   BP

身高   体重   发育   营养   体位   意识状态   面容及表情

皮肤黏膜：颜色、弹性、皮疹、出血点、水肿（下肢、腰骶部）、蜘蛛痣、溃疡、瘢痕、紫纹、皮下结节及肿物。

淋巴结：部位（颌下、颈部、锁骨上窝、腋窝、滑车上、腹股沟）、大小、硬度、粘连、压痛、窦道。

头部：头颅大小、外形、毛发分布。

眼：眉毛（脱落），眼睑（水肿、下垂），眼球（突出、凹陷、六向运动、辐辏反射、震颤），结膜（苍白、充血、出血点），巩膜（黄染），角膜（瘢痕），瞳孔（大小、形状、两侧对称性，对光与调节反应）。

耳：分泌物、痛风石、乳突压痛。

鼻：鼻翼煽动，堵塞、分泌物，鼻窦旁压痛。

口腔：气味、唇（颜色、疱疹、口角糜烂），齿（龋齿、缺齿），牙龈（红肿、溢腔、出血、铅线），舌（舌苔、颜色、舌乳头、偏歪），颊黏膜（出血点、溃疡、黏膜疹、色素沉着、腮腺导管开口），咽（充血、分泌物、肿胀），扁桃体（充血、大小、分泌物）。

颈部：有无抵抗，动脉（异常搏动），静脉（怒张），甲状腺（大小、硬度、压痛、结节、震颤、杂音），气管（位置）。

胸廓：外形、胸壁静脉曲张、压痛、皮下气肿等，乳房。

肺

视：呼吸运动（频率、节律、深度）。

触：胸廓扩张度、语颤、摩擦感。

叩：叩诊音、肺上界、肺下界、肺下界移动度。

听：呼吸音（性质、强弱、异常呼吸音及其部位），啰音、胸膜摩擦音、听觉语音。

心脏

视：心前区隆起，心尖搏动，心前区异常搏动。

触：心尖搏动，震颤、摩擦感。

叩：心脏相对浊音界大小，并注明锁骨中线与前正中线的距离（用下式表示）。

右（cm）	肋　间	左（cm）
	II	
	III	
	IV	
	V	

锁骨中线至前正中线 = 　　厘米（保留小数点后一位数）。

听：心音（频率、节律、心音、A_2 与 P_2 强弱比较、分裂），额外心音，杂音（部位、时相、传导、性质、强度），心包摩擦音。

血管：频率、节律、紧张度、脉搏波、周围血管征（水冲脉、毛细血管搏动、枪击音、Duroziez 征）。

腹部

视：外形，腹壁静脉，胃肠型及蠕动波，皮肤，呼吸运动，瘢痕，疝。

触：腹肌紧张度，压痛，反跳痛，肿物（部位、大小、形态、硬度、压痛、搏动、移动度等）。肝脏：大小（测量）、硬度、压痛、边缘及表面光滑度。脾脏：大小（测量）、硬度、压痛叩痛。

叩：移动性浊音，肝界、脾界、肝区叩击痛，肾区叩击痛。

听：肠鸣音、血管杂音、振水音。

脊柱：畸形、压痛、运动障碍、叩击痛。

四肢：畸形、静脉曲张、肌肉萎缩，关节（畸形、红肿、运动障碍），杵状指（趾）。

肛门、生殖器：根据病情需要做相应的检查。

神经系统：浅反射（角膜反射、腹壁反射、提睾反射），肌腱反射（肱二头肌反射、肱三头肌反射、桡骨膜反射、膝反射、跟腱反射），病理反射（巴宾斯基征、戈登征、奥本海姆征、霍夫曼征），脑膜刺激征（颈项强直、凯尔尼格征、布鲁津斯基征）、拉塞格征。

初步诊断：

主要疾病：

伴随疾病：

实验室检查：

特别检查：

病历摘要：

住院医师签名_____

实习医师签名_____

第六章　评分标准

第一节　体格检查

1. 体温测量（口测法）评分标准

项目	分值	具体内容及评分细则	满分	得分
准备	3	着装整洁，准备好体温计	0.5	
		跟被检查者沟通，介绍自己即将要进行的检查	0.5	
		指导被检查者准备：坐位 询问测量前状况：有无喝热水或冷水	1	
		检查者准备：位于被检查者右侧或稍右前方	1	
操作过程	11	无菌原则下选取口测法所需体温计	2	
		将体温计汞柱甩至35℃以下	2	
		嘱被检查者头稍后仰，张大嘴，舌头上翘	1	
		从口角将体温计置于被检查者舌下	2	
		紧闭口唇后开始计时	2	
		测量5分钟后读数	2	
报告结果	2	该被检查者口测法的体温为＿＿℃	2	
提问	3	口测法、腋测法、肛测法测量体温的正常值范围 口测法、腋测法、肛测法测量体温的优缺点 何为稽留热？常见于哪些疾病	3	
人文关怀	1	与被检查者沟通、解释、告之其结果	1	
总分			20	

2. 血压测量评分标准

项目	分值	具体内容及评分细则	满分	得分
准备	3	着装整洁、佩戴好听诊器（先佩戴好）、准备血压计（看袖带的气是否排空，水银是否到位）	0.5	
		跟被检查者沟通，介绍自己即将要进行的检查	0.5	

续表

项目	分值	具体内容及评分细则	满分	得分
		指导被检查者准备：坐位或卧位，询问测量前状况（刚刚是否有进行运动，至少安静休息10分钟）	1	
		检查者准备：位于被检查者右侧，测右上肢血压	1	
操作过程	11	被检查者充分暴露右上臂并置于右心房同一水平（坐位平第4肋软骨、仰卧位平腋中线），打开血压计，排空余气，检查汞柱是否在"0"点，触诊肱动脉搏动	1	
		将袖带平铺缚于右上臂，袖带下缘距肘窝2~3 cm，松紧适宜（刚好放1~2个手指）	2	
		将听诊器体件置于右上臂肘窝肱动脉上，轻压体件	1	
		向袖带内打气（打气之前要注意将螺旋旋紧，可以检查血压计的时候就看，还要询问以往最高血压值，在最高值上加20~30 mmHg即可），待肱动脉音消失，再将汞柱升高20~30 mmHg后开始缓慢放气，以每秒2~6 mmHg为宜	2	
		测压时双眼平视汞柱表面，按照Korotkoff 5期法，读出血压值	2	
		测量一般应间隔1~2分钟重复测量（要取下血压计挤尽袖带内的空气），取平均值记录	2	
		测量完毕，收拾袖带后（也要挤空气），倾斜血压计45°后关闭水银柱开关	1	
报告结果	2	该被检查者右上肢肱动脉血压为＿＿＿mmHg	2	
提问	3	Korotkoff 5期法是怎样确定收缩压和舒张压的 高血压的诊断标准是什么 高血压病的分级是什么	3	
人文关怀	1	与被检查者沟通、解释、告之其结果	1	
总分			20	

3. 浅表淋巴结检查评分标准

项目	分值	具体内容及评分细则	满分	得分
准备	3	着装整洁	0.5	
		跟被检查者沟通，介绍自己即将要进行的检查	0.5	
		指导被检查者准备：坐位，下肢淋巴结检查取卧位，逐一暴露被检查部位	1	
		检查者准备：位于被检查者右侧	1	

项目	分值	具体内容及评分细则	满分	得分
操作过程	11	视诊观察淋巴结表面皮肤有无红肿或瘘管等 触诊时检查者示、中、环三指并拢，指腹平放于被检查者皮肤，用左手触诊右侧，右手触诊左侧，滑行触诊由浅入深，手法正确	3	
		检查顺序：耳前、耳后、枕后、颌下、颏下、颈前、颈后、锁骨上、腋下、滑车上、腹股沟、腘窝	3	
		检查时应使该部皮肤和肌肉松弛，以便触诊 如检查颌下和颈部淋巴结时被检查者头偏向同侧；检查锁骨上淋巴结时身体前倾耸肩	2	
		检查腋窝淋巴结时以手扶被检查者前臂稍外展，由浅入深依次触诊腋尖、中央群、胸肌群、肩胛下群、外侧淋巴结群 检查滑车上淋巴结时，检查者扶托被检查者前臂	1	
		检查腹股沟、腘窝淋巴结时，卧位，双下肢屈髋屈膝（注意充分暴露）	1	
		注意双侧对比	1	
报告结果	2	未触及浅表淋巴结肿大或可触及哪个部位淋巴结肿大（数量、质地、表面情况、有无压痛、活动度等）	2	
提问	3	肿大的淋巴结应该从哪些方面进行描述 局限性淋巴结肿大的临床意义 全身淋巴结肿大的临床意义	3	
人文关怀	1	与被检查者沟通、解释、告之其结果	1	
总分			20	

4. 口咽及扁桃体检查评分标准

项目	分值	具体内容及评分细则	满分	得分
准备	3	着装整洁、准备手电筒和压舌板	0.5	
		跟被检查者沟通，介绍自己即将要进行的检查	0.5	
		指导被检查者准备：坐位	1	
		检查者准备：位于被检查者前方	1	
操作过程	11	正确打开一次性无菌压舌板，用执笔的方式拿好压舌板	2	
		嘱被检查者头略后仰，口张大，舌头放松	2	
		检查者先将光源对准口咽部	1	

续表

项目	分值	具体内容及评分细则	满分	得分
		用压舌板在舌前 2/3 与后 1/3 交界处迅速下压，同时嘱被检查者发"啊"音，此时可见软腭上抬	3	
		检查腭弓、扁桃体及咽后壁等	2	
		可重复检查 1~2 次	1	
报告结果	2	咽部有无充血、红肿、分泌物，扁桃体有无肿大	2	
提问	3	扁桃体肿大的分度 扁桃体的解剖定位 如果检查发现咽部黏膜充血，表面粗糙，并有淋巴滤泡增生，你考虑什么疾病	3	
人文关怀	1	与被检查者沟通、解释、告之其结果	1	
总分			20	

5. 鼻窦压痛检查评分标准

项目	分值	具体内容及评分细则	满分	得分
准备	3	着装整洁	0.5	
		跟被检查者沟通，介绍自己即将要进行的检查	0.5	
		指导被检查者准备：坐位	1	
		检查者准备：位于被检查者前方	1	
操作过程	11	额窦：检查者双手固定被检查者的头部，双手拇指置于眼眶上缘内侧，用力向后上方按压	3	
		筛窦：检查者双手固定于被检查者两侧耳后，双手拇指分别置于鼻根部与眼内眦之间向后按压	4	
		上颌窦：检查者双手固定于被检查者两侧耳后，双手拇指分别置于左右颧部向后按压	3	
		检查时注意询问被检查者有无疼痛	1	
报告结果	2	该被检查者双侧额窦、筛窦、上颌窦是否触及压痛	2	
提问	3	鼻窦有几组，解剖定位分别是什么 如果鼻窦区有压痛，你考虑什么 急性鼻窦炎时，被检查者可有哪些症状	3	
人文关怀	1	与被检查者沟通、解释、告之其结果	1	
总分			20	

6. 结膜、巩膜检查评分标准

项目	分值	具体内容及评分细则	满分	得分
准备	3	着装整洁	0.5	
		跟被检查者沟通，介绍自己即将要进行的检查	0.5	
		指导被检查者准备：坐位	1	
		检查者准备：位于被检查者前方	1	
操作过程	11	检查者右手检查被检查者的左眼，左手检查其右眼	2	
		检查下睑结膜、下方球结膜及巩膜：嘱被检查者眼往上看，检查者拇指置于下眼睑皮肤的中部边缘，将下眼睑牵拉向下，即可暴露，便于观察	3	
		检查上方球结膜及巩膜：嘱被检查者眼往下看，检查者拇指置于上眼睑皮肤的中部边缘，将上眼睑牵拉向上，即可暴露，便于观察	3	
		检查上眼睑结膜：嘱被检查者眼往下看，不要闭眼，检查者用示指和拇指捏住上睑皮肤中部稍偏外侧，轻轻向前下方牵拉，然后示指向下压迫睑板上缘，拇指配合将睑缘向上捻转可将眼睑翻开，操作动作轻柔	3	
报告结果	2	分别报告双眼睑结膜、球结膜、巩膜情况	2	
提问	3	结膜在解剖学分为哪几部分，常见的病理改变有哪些 睑结膜苍白或有出血点考虑什么 巩膜发黄常见于哪些情况	3	
人文关怀	1	与被检查者沟通、解释、告之其结果	1	
总分			20	

7. 瞳孔对光反射检查评分标准

项目	分值	具体内容及评分细则	满分	得分
准备	3	着装整洁，准备好手电筒	0.5	
		跟被检查者沟通，介绍自己将要进行的检查	0.5	
		指导被检查者取舒适体位	1	
		检查者准备：位于被检查者正前方	1	
操作过程	11	直接对光反射，检查时嘱被检查者向远方平视	2	
		用手电筒光源直接照射一侧瞳孔	1	
		观察这一侧瞳孔的变化	1	
		用同样的方法检查另一侧	2	

续表

项目	分值	具体内容及评分细则	满分	得分
		间接对光反射，检查时嘱被检查者向远方平视	1	
		检查者用手放在被检查者鼻根部正中的位置，用手电筒光源照射一侧瞳孔	1	
		观察另一侧瞳孔的变化	1	
		用同样的方法检查另一侧	2	
报告结果	2	双侧瞳孔直接、间接对光反射灵敏，表现为瞳孔迅速缩小	2	
提问	3	一侧瞳孔直接对光反射存在，另一侧瞳孔间接对光反射消失，见于什么神经受损 瞳孔对光反射的传入神经是什么 瞳孔对光反射的传出神经是什么	3	
人文关怀	1	与被检查者沟通、解释、告之其结果	1	
总分			20	

8. 集合调节反射检查评分标准

项目	分值	具体内容及评分细则	满分	得分
准备	3	着装整洁	0.5	
		跟被检查者沟通，介绍自己将要进行的检查	0.5	
		指导被检查者取舒适体位（坐位、站立位）	1	
		检查者准备：位于被检查者稍右前方	1	
操作过程	11	调节反射：检查者将右手示指放在距离被检查者眉心约 1 m 处，嘱被检查者注视示指	2	
		然后将示指迅速移近距离被检查者眼球约 10 cm 处	3	
		观察瞳孔是否缩小	1	
		集合反射：检查者将右手示指放在距离被检查者眉心约 1 m 处，嘱被检查者注视示指	1	
		然后将示指缓慢移近距离被检查者眼球约 10 cm 处	3	
		观察双眼球是否内聚	1	
报告结果	2	该被检查者调节反射存在，表现为双侧瞳孔逐渐缩小；集合反射存在，表现为双眼球内聚	2	
提问	3	调节反射异常有什么临床意义 集合反射异常有什么临床意义 动眼神经损害时，可能表现为哪些异常	3	

续表

项目	分值	具体内容及评分细则	满分	得分
人文关怀	1	与被检查者沟通、解释、告之其结果	1	
		总分	20	

9. 眼球运动检查评分标准

项目	分值	具体内容及评分细则	满分	得分
准备	3	着装整洁	0.5	
		跟被检查者沟通，介绍自己将要进行的检查	0.5	
		指导被检查者准备：指导被检查者取舒适体位（坐位、卧位、站立位）	1	
		检查者准备：位于被检查者右侧	1	
操作过程	11	嘱被检查者头部不动，眼球随检查者手指移动方向运动	3	
		检查者将示指放在距离被检查者眉心正前方 30 ~ 40 cm 处	3	
		按左→左上→左下→右→右上→右下（被检查者的角度）6 个方向进行，每次移动后，检查者示指都回到原位	4	
		观察被检查者眼球运动情况	1	
报告结果	2	被检查者眼球运动自如	2	
提问	3	眼球运动受限有何临床意义 动眼神经受损，眼球运动表现为怎样异常 眼球向内、向上、向下运动受限分别有什么临床意义	3	
人文关怀	1	与被检查者沟通、解释、告之其结果	1	
		总分	20	

10. 颈部血管检查评分标准

项目	分值	具体内容及评分细则	满分	得分
准备	3	着装整洁、准备钟型听诊器	0.5	
		跟被检查者沟通，介绍自己将要进行的检查	0.5	
		指导被检查者准备：指导被检查者取舒适体位（坐位、卧位、站立位）	1	
		检查者准备：位于被检查者右侧	1	
操作过程	11	视诊：观察颈动脉、颈静脉搏动情况，颈静脉有无充盈怒张（分别从坐位、45°半卧位观察）	4	

项目	分值	具体内容及评分细则	满分	得分
		触诊：用示指和中指在甲状软骨旁侧 2 cm 处触诊颈动脉搏动（不能双侧同时触诊），在颈动脉旁触诊颈静脉有无搏动	4	
		听诊：用钟型听诊器听诊颈静脉、颈动脉有无血管杂音	3	
报告结果	2	可见颈动脉搏动，未见明显颈静脉搏动，未见颈静脉怒张。可触及颈动脉搏动，未触及明显颈静脉搏动。未闻及颈静脉、颈动脉杂音	2	
提问	3	颈静脉充盈怒张的标准是什么 颈静脉充盈怒张的临床意义是什么 为什么不能同时触诊两侧颈动脉	3	
人文关怀	1	与被检查者沟通、解释、告之其结果	1	
总分			20	

11. 甲状腺检查评分标准

项目	分值	具体内容及评分细则	满分	得分
准备	3	着装整洁，准备听诊器	0.5	
		跟被检查者沟通，介绍自己将要进行的检查	0.5	
		指导被检查者准备：坐位	1	
		检查者准备：位于被检查者前方或后方	1	
操作过程	11	视诊：嘱被检查者头稍后仰，做吞咽动作，观察甲状腺有无肿大、是否随着吞咽动作上下移动	2	
		触诊：触诊峡部，用拇指（或站于被检查者后面用示指）从胸骨上切迹向上触摸，可触到气管前软组织，判断有无增厚，此时请被检查者做吞咽动作，可感到此软组织在手指下滑动，判断有无增大和肿块	2	
		触诊侧叶。①前面触诊：一只手拇指施压于一叶甲状软骨，将气管推向对侧，另一只手示、中指在对侧胸锁乳突肌后缘向前推挤甲状腺侧叶，拇指在胸锁乳突肌前缘触诊，被检查者配合做吞咽动作，重复检查，可触及被推挤的甲状腺。用同样方法检查另一叶甲状腺。注意在前位检查时，检查者拇指应交叉检查对侧，即右拇指检查左侧，左拇指检查右侧。②后面触诊：被检查者取坐位，检查者站在被检查者后面，一只手示、中指施压于一叶甲状软骨，将气管推向对侧，另一只手拇指在对侧胸锁乳突肌后缘向前推挤甲状腺，示、中指在其前缘触诊甲状腺。再配合吞咽动作，重复检查	4	
		用同样的方法触诊另一侧	2	
		听诊：用钟型听诊器在峡部、侧叶听诊	1	

项目	分值	具体内容及评分细则	满分	得分
报告结果	2	未视及、触及甲状腺肿大，未闻及甲状腺杂音	2	
提问	3	肿大的甲状腺如何分度 甲状腺两侧对称性肿大，考虑什么问题 颈部肿块如何与肿大的甲状腺鉴别	3	
人文关怀	1	与被检查者沟通、解释、告之其结果	1	
总分			20	

12. 气管检查评分标准

项目	分值	具体内容及评分细则	满分	得分
准备	3	着装整洁	0.5	
		跟被检查者沟通，介绍自己即将要进行的检查	0.5	
		指导被检查者准备：坐位，头颈部自然直立	1	
		检查者准备：位于被检查者前方	1	
操作过程	11	检查者右手示指与环指分别放在左右胸锁关节处，中指置于胸骨上切迹气管正中	4	
		观察中指是否与其他两指等距离	3	
		或将中指置于气管与两侧胸锁乳突肌所构成的间隙，判断两侧间隙是否等宽	4	
报告结果	2	气管居中，无偏移	2	
提问	3	气管向健侧移位的临床意义 气管向患侧移位的临床意义	3	
人文关怀	1	与被检查者沟通、解释、告之其结果	1	
总分			20	

13. 胸廓扩张度和胸膜摩擦感检查评分标准

项目	分值	具体内容及评分细则	满分	得分
准备	3	着装整洁	0.5	
		跟被检查者沟通，介绍自己即将要进行的检查	0.5	
		指导被检查者体位：坐位或仰卧位，嘱被检查者脱去衣物，暴露检查部位	1	
		检查者位于被检查者右侧	1	

续表

项目	分值	具体内容及评分细则	满分	得分
操作过程	11	胸廓扩张度前面检查法：左右拇指分别沿两侧肋缘指向剑突，拇指尖在前正中线两侧对称部位，两手掌和伸展的手指置于前侧胸壁	3	
		胸廓扩张度后面检查法：两手平置于被检查者背部约第 10 肋水平，拇指与中线平行或指尖相对，将皮肤往中线轻推	3	
		嘱被检查者做深呼吸，观察两手的胸廓活动度情况	2	
		胸膜摩擦感：将双手的小鱼际或掌面置于前下侧胸部，嘱被检查者做深呼吸，感受有无胸膜摩擦感	3	
报告结果	2	该被检查者双侧胸廓扩张度＿＿对称，＿＿胸膜摩擦感	2	
提问	3	胸廓扩张度减小的原因 胸膜摩擦感的临床意义 怎么鉴别胸膜摩擦感和心包摩擦感	3	
人文关怀	1	与被检查者沟通、解释、告之其结果	1	
总分			20	

14. 触觉语颤评分标准

项目	分值	具体内容及评分细则	满分	得分
准备	3	着装整洁	0.5	
		跟被检查者沟通，介绍自己即将要进行的检查	0.5	
		指导被检查者体位：仰卧位，下肢伸直，嘱被检查者暴露被检查部位	1	
		检查者位于被检查者右侧	1	
操作过程	11	检查者将左右手掌的尺侧缘轻放于被检查者两侧胸壁的对称部位，然后嘱被检查者用同等强度重复轻发"yi"长音	5	
		自上至下，从内到外，左右交叉对比；依次检查前胸（2 分）、侧胸（2 分）、后背（2 分），比较两侧相应部位两手感触到语音震颤的异同、增强或减弱	6	
报告结果	2	被检查者触觉语颤双侧对称（或右胸稍强于左胸，上胸部稍强于下胸部）	2	
提问	3	触觉语颤增强的临床意义 触觉语颤减弱的临床意义	3	
人文关怀	1	与被检查者沟通、解释、告之其结果	1	
总分			20	

15. 肺部对比叩诊评分标准

项目	分值	具体内容及评分细则		满分	得分
准备	3	着装整洁		0.5	
		跟被检查者沟通，介绍自己即将要进行的检查		0.5	
		指导被检查者体位：坐位或仰卧位，嘱被检查者暴露被检查部位		1	
		检查者位于被检查者右侧		1	
操作过程	11	间接叩诊法：以左中指的第2指节作为叩诊板指，平紧贴于叩击部位表面，扳指与肋间平行，其余四指张开，右手中指指端以右腕关节和指掌关节活动叩击左手中指第2指骨的远端或末端指关节处		4	
		叩诊顺序	首先检查前胸，由锁骨上窝开始，自第1肋间隙从上至下逐一进行叩诊，左右对比	2	
			其次检查侧胸，嘱被检查者举起上臂置于头部，自腋窝开始向下叩诊至肋缘	2	
			取坐位前倾，双手交叉抱肘，自上至下进行叩诊，叩诊时应左右、上下、内外对比叩诊音的变化	3	
报告结果	2	被检查者肺部叩诊呈清音		2	
提问	3	肺气肿时叩诊音的变化 胸腔积液时叩诊音变化 胸腔积气时叩诊音变化		3	
人文关怀	1	与被检查者沟通、解释、告之其结果		1	
总分				20	

16. 肺下界叩诊评分标准

项目	分值	具体内容及评分细则	满分	得分
准备	3	着装整洁	0.5	
		跟被检查者沟通，介绍自己即将要进行的检查	0.5	
		指导被检查者体位：仰卧位，嘱被检查者脱去衣物，暴露检查部位	1	
		检查者位于被检查者右侧	1	
操作过程	11	叩诊手法准确，检查者应将左手的中指，平放在胸部需要叩诊的肋间隙，手指平贴于肋间隙，与肋骨平行，用右手中指轻轻敲打左手中指的中部。通常一个部位连续敲打数次，叩力要均等	2	

续表

项目	分值	具体内容及评分细则	满分	得分
		检查前胸部时，先叩诊右肺下界：自第2肋间开始，沿右锁骨中线自上而下逐一肋间向下叩诊，当清音变为浊音时，为肝上界（正常在第5肋间），继续叩诊，当叩诊音由浊音变为实音时，为肺下界（正常在第6肋间）	3	
		侧胸壁从腋窝开始，沿右腋中线进行叩击，向下检查到肋缘，当清音变为浊音时，继续叩诊，当叩诊音由浊音变为实音时，为肺下界（正常在第8肋间）。同样的方法在左腋中线上叩诊左肺下界	3	
		背部先叩诊右肺下界：在右肩胛线上叩诊右肺下界。先找到肩胛骨，确定肩胛线，沿肩胛线逐一肋间向下叩诊，当清音变为浊音时，为肺下界（正常在第10肋间）。同样的方法在左肩胛线上叩诊左肺下界	3	
报告结果	2	被检查者各条线上的肺下界分别位于第1肋间隙	2	
提问	3	肺下界下移的临床意义 肺下界上移的临床意义 什么时候肺下界叩不出	3	
人文关怀	1	与被检查者沟通、解释、告之其结果	1	
总分			20	

17. 肺下界移动度叩诊评分标准

项目	分值	具体内容及评分细则	满分	得分
准备	3	着装整洁，准备直尺和记号笔	0.5	
		跟被检查者沟通，介绍自己即将要进行的检查	0.5	
		指导被检查者体位：坐位稍前倾，双手交叉抱肘，嘱被检查者暴露被检查部位	1	
		检查者位于被检查者右侧	1	
操作过程	11	被检查者在平静呼吸时，检查者先于被检查者肩胛线叩出肺下界的位置，然后嘱被检查者做深吸气后并屏住呼吸，沿该线继续向下叩诊，当由清音变为浊音时，即深吸气时的肺下界	3	
		当被检查者恢复平静呼吸时，再于被检查者肩胛线叩出肺下界的位置，然后嘱被检查者做深呼气并屏住呼吸，沿该线继续向上叩诊，直至浊音变为清音，即深呼气时的肺下界	3	
		测量两点之间的垂直距离	2	
		同样方法检查对侧	3	

项目	分值	具体内容及评分细则	满分	得分
报告结果	2	双侧肺下界移动度各为____ cm	2	
提问	3	肺下界移动度减小的临床意义 肺下界移动度增大的临床意义 什么情况下肺下界移动度叩不出	3	
人文关怀	1	与被检查者沟通、解释、告之其结果	1	
总分			20	

18. 肺部听诊评分标准

项目	分值	具体内容及评分细则	满分	得分
准备	3	着装整洁，佩戴好听诊器	0.5	
		跟被检查者沟通，介绍自己即将要进行的检查	0.5	
		指导被检查者体位：坐位或平卧位，嘱被检查者暴露被检查部位	1	
		检查者位于被检查者右侧	1	
操作过程	11	听诊的顺序从肺尖开始，然后到第1肋间，沿锁骨中线和腋前线逐一向下听诊	3	
		侧胸部：嘱被检查者举起上臂置于头部，从腋窝开始，沿腋中线和腋后线逐渐向下听诊至肺下界	3	
		背部：（沿肩胛下角线）左右对比听诊	3	
		要在上下、左右对称部位进行对比，每个部位至少听诊1个呼吸周期	2	
报告结果	2	能表述肺部听诊3种主要呼吸音的名称，未闻及异常呼吸音、啰音、胸膜摩擦音	2	
提问	3	3种正常呼吸音的听诊部位 干啰音、湿啰音的意义 胸膜摩擦音的意义	3	
人文关怀	1	与被检查者沟通、解释、告之其结果	1	
总分			20	

19. 听觉语音评分标准

项目	分值	具体内容及评分细则	满分	得分
准备	3	着装整洁，佩戴好听诊器	0.5	
		跟被检查者沟通，介绍自己即将要进行的检查	0.5	

续表

项目	分值	具体内容及评分细则	满分	得分
操作过程	11	指导被检查者准备：坐位或仰卧位，嘱被检查者暴露合适的检查部位。询问测量前状况：有无呼吸系统病史	1	
		检查者准备：位于被检查者右侧或稍右前方	1	
		手持听诊器体件紧贴听诊部位	1	
		嘱咐被检查者按平时说话的音调重复发"yi"长音	1	
		在胸壁上应闻及柔和而模糊的声音即听觉语音	1	
		检查顺序：自上而下，前胸（2分）到侧胸（2分）再到背部（2分）	6	
		定位合理，比较两侧对称部位是否相同	2	
报告结果	2	双肺听觉语音柔和且两侧对称部位基本一致，无明显增强或减弱	2	
提问	3	胸部某处听觉语音增强的临床意义 胸部某处听觉语音减弱的临床意义	3	
人文关怀	1	与被检查者沟通、解释、告之其结果	1	
总分			20	

20. 心脏视诊评分标准

项目	分值	具体内容及评分细则	满分	得分
准备	3	着装整洁	0.5	
		跟被检查者沟通，介绍自己即将要进行的检查	0.5	
		指导被检查者准备：一般选择仰卧位，上身抬高30°，必要时可取左侧卧位，嘱被检查者左手上举过头。嘱被检查者暴露合适的检查部位 询问测量前状况：有无心血管系统病史	1	
		检查者准备：位于被检查者右侧	1	
操作过程	11	自上而下从各个不同角度（切线方向）观察胸部情况	2	
		观察心前区隆起，能描述或指出相应部位	3	
		观察心尖搏动，能描述或指出相应部位	3	
		观察心前区其他搏动，能描述或指出相应部位	3	
报告结果	2	未见心前区隆起，心尖搏动及心前区其他搏动 未见心前区隆起及心前区其他搏动，心尖搏动位于第5肋间隙左锁骨中线内侧0.5~1cm处	2	

续表

项目	分值	具体内容及评分细则	满分	得分
提问	3	心前区异常隆起的临床意义 正常心尖搏动的位置和范围 左心室肥大心尖搏动如何移位	3	
人文关怀	1	与被检查者沟通、解释、告之其结果	1	
总分			20	

21. 心脏触诊评分标准

项目	分值	具体内容及评分细则	满分	得分
准备	3	着装整洁	0.5	
		跟被检查者沟通，介绍自己即将要进行的检查	0.5	
		指导被检查者准备：一般选择仰卧位。要被检查者暴露合适的检查部位。询问测量前状况：有无心血管系统病史	1	
		检查者准备：位于被检查者右侧	1	
操作过程	11	心尖搏动与心前区搏动：检查者用右手全手掌置于心前区，然后用示指、中指指腹并拢触诊心尖搏动。触诊心尖搏动可以先全手掌，再缩小到右手小鱼际或者指尖	3	
		震颤：检查者用手掌尺侧（小鱼际）在各瓣膜区触诊。心脏触诊的顺序与听诊顺序相同，即按照"心尖部→肺动脉瓣区→主动脉瓣区→主动脉瓣第二听诊区→三尖瓣区"的顺序进行触诊	5	
		心包摩擦感：在心前区或胸骨左缘第3、第4肋间用小鱼际或并拢四指的掌面触诊，呈坐位前倾，呼气末更易触及。嘱被检查者屏住呼吸，检查心包摩擦感有无变化	3	
报告结果	2	心尖搏动具体位置（正常人心尖位于第5肋间，左锁骨中线内侧0.5~1.0 cm），有无增强或减弱。心前区有无异常搏动，有无触及震颤及心包摩擦感	2	
提问	3	举例说明触及震颤的临床意义 心包摩擦感的临床意义 心尖区抬举性搏动提示什么	3	
人文关怀	1	与被检查者沟通、解释、告之其结果	1	
总分			20	

22. 心脏叩诊评分标准

项目	分值	具体内容及评分细则	满分	得分
准备	3	着装整洁	0.5	
		跟被检查者沟通，介绍自己将要进行的检查	0.5	
		指导被检查者准备：一般选择仰卧位或坐位。嘱被检查者暴露合适的检查部位。询问测量前状况：有无心血管系统病史	1	
		检查者准备：位于被检查者右侧	1	
操作过程	11	检查者用间接叩诊法，用力均匀，应使用轻叩法	1	
		仰卧位检查时，检查者板指与肋间隙平行；坐位检查时，检查者板指应与肋间隙垂直、与心缘平行（两种体位检查任选一种）。板指每次移动的距离不超过 0.5 cm，当叩诊音由清音变浊音时为该肋间的心脏相对浊音界，做标记	1	
		叩诊顺序：先左后右、由下而上、由外向内	1	
		先叩左界：观察心尖搏动，触诊心尖搏动，从心尖搏动最强点（第 5 肋间、左锁骨中线内侧 0.5 ~ 1 cm）所在的肋间开始，从其外 2 ~ 3 cm 处开始由外向内叩诊。心尖搏动不能触及时，则以左侧第 5 肋间锁骨中线外 2 ~ 3cm 处开始，其余各肋间从锁骨中线开始，逐肋向上叩诊，直至第 2 肋间，由清音变浊音时做出标记	3	
		再叩右界：先叩出肝上界（第 5 肋间），然后于其上一肋间（第 4 肋间），从右锁骨中线由外向内叩出由清音变浊音处，做出标记。逐一肋间向上叩诊，直至第 2 肋间	3	
		测量各标记点与前正中线的垂直距离，测量左锁骨中线至前正中线的距离（左锁骨中线距前正中线 8 ~ 10 cm）	2	
报告结果	2	该被检查者心浊音界有无明显扩大	2	
提问	3	心脏叩诊的正确顺序是什么 左心室增大时心脏浊音界的特点 二尖瓣狭窄时心脏浊音界的特点	3	
人文关怀	1	与被检查者沟通、解释、告之其结果	1	
总分			20	

23. 心脏听诊评分标准

项目	分值	具体内容及评分细则	满分	得分
准备	3	着装整洁，佩戴好听诊器	0.5	
		跟被检查者沟通，介绍自己将要进行的检查	0.5	

续表

项目	分值	具体内容及评分细则	满分	得分
		指导被检查者准备：一般选择仰卧位。嘱被检查者暴露合适的检查部位。询问测量前状况：有无心血管系统病史	1	
		检查者准备：位于被检查者右侧	1	
操作过程	11	心脏瓣膜听诊区如下。二尖瓣区：位于心尖搏动最强点，又称心尖部。肺动脉瓣区：位于胸骨左缘第 2 肋间。主动脉瓣区：位于胸骨右缘第 2 肋间。主动脉瓣第二听诊区：位于胸骨左缘第 3、第 4 肋间。三尖瓣区：位于胸骨下端左缘，即胸骨左缘第 4、第 5 肋间。听诊顺序：从二尖瓣区开始→肺动脉瓣区→主动脉瓣区→主动脉瓣第二听诊区→三尖瓣区。各瓣膜听诊区听 30 秒 ~ 1 分钟	5	
		心脏听诊主要内容：心率、心律、正常心音及改变、额外心音、心脏杂音、心包摩擦音。心率：一般听数 1 分钟内心跳次数即可，但在心率较慢或节律不规整时，应听数 2 ~ 3 分钟的心跳次数。正常成年人心率为 60 ~ 100 次/分	6	
报告结果	2	该被检查者心率____次/分，节律是否整齐，有无心音增强或减弱，有无心音分裂、额外心音、杂音及心包摩擦音	2	
提问	3	第一心音和第二心音鉴别要点 收缩期及舒张期杂音见于哪些疾病 心包摩擦音和胸膜摩擦音如何鉴别	3	
人文关怀	1	与被检查者沟通、解释、告之其结果	1	
总分			20	

24. 肝颈静脉反流征及奇脉检查评分标准

项目	分值	具体内容及评分细则	满分	得分
准备	3	着装整洁	0.5	
		跟被检查者沟通，介绍自己将要进行的检查	0.5	
		指导被检查者准备：一般选择半卧位（上身抬高 45°）。嘱被检查者暴露合适的检查部位。询问测量前状况：有无心血管系统病史	1	
		检查者准备：位于被检查者右侧	1	
操作过程	11	观察平静呼吸时的颈静脉充盈度	1	
		检查者右手掌面轻贴于肝区，以固定的压力按压患者右上腹部肝区部位，持续 10 秒钟，同时观察颈静脉怒张程度。如见被检查者颈静脉充盈度增加，称为肝颈静脉反流征阳性	5	

项目	分值	具体内容及评分细则	满分	得分
		用示指、中指、环指平贴于桡动脉处，并观察吸气时脉搏是否有明显减弱或消失的现象，若有，称为奇脉	5	
报告结果	2	该被检查者肝颈静脉反流征阴性，未触及奇脉	2	
提问	3	肝颈静脉反流征阳性的临床意义 肝颈静脉反流征的形成机制 奇脉的临床意义	3	
人文关怀	1	与被检查者沟通、解释、告之其结果	1	
		总分	20	

25. 周围血管征检查评分标准

项目	分值	具体内容及评分细则	满分	得分
准备	3	着装整洁，佩戴好听诊器	0.5	
		跟被检查者沟通，介绍自己将要进行的检查	0.5	
		指导被检查者准备：坐位	1	
		检查者准备：位于被检查者右侧或稍右前方	1	
操作过程	11	充分暴露颈部，观察颈动脉搏动是否增强，是否伴有与其节律一致地点头运动，边操作边口述	2	
		用手指轻压被检查者指甲末端或以玻片轻压其口唇黏膜，观察是否出现红白交替的节律性微血管搏动的现象，边操作边口述	2	
		握紧被检查者手腕掌面，以示指、中指、环指指腹触于桡动脉上，将其前臂迅速高举超过头顶，感知被检查者脉搏是否骤起骤落，急促有力，犹如水浪冲过，边操作边口述	2	
		将听诊器体件置于被检查者肱动脉或股动脉处，轻压体件是否可闻及与心跳一致短促如射枪的声音，边操作边口述	2	
		将听诊器体件置于被检查者肱动脉或股动脉处，向体件施加一定压力后是否可闻及收缩期与舒张期往返的吹风样杂音，边操作边口述	3	
报告结果	2	周围血管征阴性或阳性	2	
提问	3	什么叫周围血管征 试述周围血管征阳性的临床意义 周围血管征的发病机制是什么	3	
人文关怀	1	与被检查者沟通、解释、告之其结果	1	
		总分	20	

26. 腹壁紧张度检查评分标准

项目	分值	具体内容及评分细则	满分	得分
准备	3	着装整洁	0.5	
		跟被检查者沟通，介绍自己将要进行的检查	0.5	
		指导被检查者准备：仰卧位，屈髋屈膝，排空膀胱	1	
		检查者准备：站于被检查者右侧	1	
操作过程	11	被检查者充分暴露腹部（乳头水平以下至耻骨联合上缘）	1	
		指导被检查者做缓慢均匀的腹式呼吸	1	
		检查者右前臂基本处在被检查者腹部表面同一水平	1	
		先以全手掌置于腹壁上，使被检查者适应片刻	1	
		然后以轻柔动作开始触诊，腹壁下压幅度约 1 cm，避免指尖猛戳腹壁	2	
		检查完一个区域后，检查者右手应提起并离开腹壁，再以上述手法检查下一区域	1	
		一般先从左下腹开始，逆时针方向进行触诊	2	
		原则上先触诊健康部位，再逐步移向病痛部位	2	
报告结果	2	腹壁紧张度适中、增高或减低	2	
提问	3	试述腹壁紧张度增高的临床意义 试述腹壁紧张度减低的临床意义 板状腹的临床意义	3	
人文关怀	1	与被检查者沟通、解释、告之其结果	1	
总分			20	

27. 胆囊点压痛及阑尾点压痛、反跳痛检查评分标准

项目	分值	具体内容及评分细则	满分	得分
准备	3	着装整洁	0.5	
		跟被检查者沟通，介绍自己将要进行的检查	0.5	
		指导被检查者准备：仰卧位，屈髋屈膝，排空膀胱	1	
		检查者准备：站于被检查者右侧	1	
操作过程	11	被检查者充分暴露腹部（乳头水平以下至耻骨联合上缘）	1	
		检查者以右手示指、中指、环指并拢，置于右侧腹直肌外缘与肋弓交界处（胆囊点），并正确描述胆囊点位置	2	
		以适度压力按压胆囊点观察被检查者是否有疼痛反应	2	

续表

项目	分值	具体内容及评分细则	满分	得分
		检查者以右手示指、中指、环指并拢置于脐与右髂前上棘连线的中、外1/3交界处（阑尾点），并正确描述阑尾点位置	2	
		以适度压力按压阑尾点观察被检查者是否有疼痛反应	1	
		在检查到压痛后，手指按压在原处稍停片刻，使压痛感稍趋于稳定，然后迅速将手抬起，观察并询问被检查者疼痛是否骤然加重（边操作边口述）	3	
报告结果	2	胆囊点有无压痛 阑尾点有无压痛、反跳痛	2	
提问	3	胆囊点压痛的临床意义 阑尾点压痛的临床意义 反跳痛的临床意义	3	
人文关怀	1	与被检查者沟通、解释、告之其结果	1	
总分			20	

28. 墨菲征检查评分标准

项目	分值	具体内容及评分细则	满分	得分
准备	3	着装整洁	0.5	
		跟被检查者沟通，介绍自己将要进行的检查	0.5	
		指导被检查者准备：仰卧位，屈髋屈膝，排空膀胱	1	
		检查者准备：站于被检查者右侧	1	
操作过程	11	被检查者充分暴露腹部（乳头水平以下至耻骨联合上缘）	2	
		检查者以左手手掌放在被检查者的右肋缘部，将左手拇指放在右侧腹直肌外缘与肋弓交界处（胆囊点），并正确描述胆囊点位置	3	
		左手拇指以适度压力向内上方勾压胆囊点，然后瞩被检查者深吸气	2	
		在被检查者吸气过程中，检查者左手拇指仍勾压胆囊点不放松	2	
		观察被检查者表情及是否因疼痛突然出现屏气	2	
报告结果	2	墨菲征阴性或阳性	2	
提问	3	如何判断墨菲征为阴性或阳性 墨菲征阳性的临床意义	3	
人文关怀	1	与被检查者沟通、解释、告之其结果	1	
总分			20	

29. 肝脏触诊评分标准

项目	分值	具体内容及评分细则	满分	得分
准备	3	着装整洁	0.5	
		跟被检查者沟通，介绍自己将要进行的检查	0.5	
		指导被检查者准备：仰卧位，屈髋屈膝，排空膀胱	1	
		检查者准备：站于被检查者右侧	1	
操作过程	11	被检查者充分暴露腹部（乳头水平以下至耻骨联合上缘）	1	
		检查者左手掌置于右腰部，试将其肝脏从后向前托起，拇指张开置于季肋部以限制右下胸扩张	1	
		指导被检查者做较深而均匀的腹式呼吸	1	
		检查者右手四指并拢，掌指关节伸直，方向与肋缘大致平行，用示指、中指末端桡侧触诊，从右髂前上棘平面或脐平面开始，沿着右侧锁骨中线（右腹直肌外缘线）从下往上触诊肝脏	2	
		配合腹式呼吸，随被检查者呼气时，以稍微弯曲的手指末端柔和压向腹部深处，吸气时，手指向前上迎触下移的肝缘，如此反复进行，自下而上逐渐向肋缘方向滑动，直至指端触及肝脏下缘或肋缘。注意手与呼吸的配合，需要提前下压，落后抬起	4	
		在前正中线上使用同法进行触诊，由下往上，直至触到肝脏下缘或剑突。若触及肝脏，需测量肝脏下缘距肋弓下缘及剑突的距离	2	
报告结果	2	是否触及肝脏	2	
提问	3	触及肝脏时应注意描述和记录哪些内容 肝脏肿大常见于哪些临床疾病 肝癌患者的肝脏触诊有哪些特点	3	
人文关怀	1	与被检查者沟通、解释、告之其结果	1	
总分			20	

30. 脾脏触诊评分标准

项目	分值	具体内容及评分细则	满分	得分
准备	3	着装整洁	0.5	
		跟被检查者沟通，介绍自己将要进行的检查	0.5	
		指导被检查者准备：仰卧位，屈髋屈膝，排空膀胱	1	
		检查者准备：站于被检查者右侧，温暖双手	1	

续表

项目	分值	具体内容及评分细则	满分	得分
操作过程	11	被检查者充分暴露腹部（乳头水平以下至耻骨联合上缘）	1	
		检查者左手绕过被检查者腹前方，手掌置于左胸下部第9~11肋处，将后胸向前推动并与拇指共同限制胸廓运动，将其脾脏从后向前托起	2	
		指导被检查者做较深而均匀的腹式呼吸	1	
		右手四指并拢，平放于脐部，自脐平面开始触诊（脾脏较大时，从右髂前上棘平面开始触诊），与左肋弓大致成垂直方向，如同触诊肝脏一样，配合呼吸，以稍微弯曲的手指末端柔和加力压向腹部深处，自下而上逐渐向肋缘方向滑动，直至指端触及脾脏下缘或肋缘。注意手与呼吸的配合，需要提前下压，落后抬起	5	
		在脾脏轻度肿大而仰卧位不易触到时，可嘱患者取右侧卧位，左下肢屈曲，右下肢伸直，再用双手触诊	2	
报告结果	2	是否触及脾脏	2	
提问	3	描述脾脏肿大的分度 脾脏肿大常见于哪些临床疾病 脾脏肿大如何测量	3	
人文关怀	1	与被检查者沟通、解释、告之其结果	1	
总分			20	

31. 肾脏触诊评分标准

项目	分值	具体内容及评分细则	满分	得分
准备	3	着装整洁	0.5	
		跟被检查者沟通，介绍自己将要进行的检查	0.5	
		指导被检查者准备：仰卧位，屈髋屈膝，排空膀胱	1	
		检查者准备：位于被检查者右侧	1	
操作过程	11	常采用双手触诊法	2	
		左手放在被检查者的后腰部，手指托住肋脊角部位（触左肾时左手自被检查者前方绕过）	2	
		右手平放于被检侧季肋部	2	
		右手指微弯，指端位于肋弓下方，随被检查者每次呼气将右手逐渐压向深部，直到与在后腰部向前推的左手接近	2	
		如已接近，但未触到肾脏，则让被检查者深吸气，这时随吸气下移的肾脏有可能滑入两手之间而被触知	3	

项目	分值	具体内容及评分细则	满分	得分
报告结果	2	该被检查者肾脏未触及/可触及	2	
提问	3	临床上哪些病理情况下较易触诊到肾脏 肾脏肿大的临床意义 若肋腰点出现压痛，考虑什么疾病	3	
人文关怀	1	与被检查者沟通、解释、告之其结果	1	
总分			20	

32. 肝浊音界叩诊评分标准

项目	分值	具体内容及评分细则	满分	得分
准备	3	着装整洁，准备直尺和标记笔	0.5	
		跟被检查者沟通，介绍自己将要进行的检查	0.5	
		指导被检查者准备：仰卧位，屈髋屈膝，排空膀胱	1	
		检查者准备：位于被检查者右侧	1	
操作过程	11	用间接叩诊法，沿右锁骨中线叩诊肝脏上下界	1	
		肝上界叩诊：从右锁骨中线第 2 肋间开始，由上往下叩诊，当由清音转为浊音时为肝上界，一般为第 5 肋间（肥胖或瘦弱者可上移或下移一个肋间）	4	
		肝下界叩诊：从腹部鼓音区开始，沿右锁骨中线由下往上叩诊，当鼓音变为浊音时，为肝下界	4	
		用直尺测量右锁骨中线上肝上、下界之间的距离（正常为 9 ~ 11 cm）	2	
报告结果	2	该被检查者右锁骨中线上肝上下径为____ cm	2	
提问	3	肝浊音界扩大的临床意义 肝浊音界缩小的临床意义 什么情况下肝浊音界叩不出	3	
人文关怀	1	与被检查者沟通、解释、告之其结果	1	
总分			20	

33. 脾浊音区叩诊评分标准

项目	分值	具体内容及评分细则	满分	得分
准备	3	着装整洁，准备直尺和标记笔	0.5	
		跟被检查者沟通，介绍自己将要进行的检查	0.5	

续表

项目	分值	具体内容及评分细则	满分	得分
		指导被检查者准备：右侧卧位（暴露左侧胸）	1	
		检查者准备：位于被检查者右侧	1	
操作过程	11	脾浊音区的叩诊宜采用轻叩法	1	
		脾上界叩诊：沿左腋中线由上向下进行叩诊，当清音变浊音时为脾上界	4	
		脾下界叩诊：沿左侧腋中线，从髂嵴平面开始由下往上叩诊，当鼓音变为浊音时为脾下界（腹部鼓音区不明显时，脾下界常叩不出）	4	
		用直尺测量脾上下界之间的距离（正常脾浊音区在左腋中线上第9~第11肋间，上下径为4~7 cm，前方不超过腋前线）	2	
报告结果	2	该被检查者在左腋中线上的脾上下径为____ cm	2	
提问	3	脾浊音区扩大的临床意义 脾浊音区缩小的临床意义 脾脏肿大的分度	3	
人文关怀	1	与被检查者沟通、解释、告之其结果	1	
总分			20	

34. 移动性浊音检查评分标准

项目	分值	具体内容及评分细则	满分	得分
准备	3	着装整洁	0.5	
		跟被检查者沟通，介绍自己将要进行的检查	0.5	
		指导被检查者准备：仰卧位，排空膀胱	1	
		检查者准备：位于被检查者右侧	1	
操作过程	11	被检查者取仰卧位，检查者于被检查者右侧，先从脐部开始，沿脐水平线向左侧叩诊，直达左侧髂腰肌边缘	3	
		叩诊过程中，当叩诊音由鼓音变为浊音时，左手叩诊板指位置固定（不离开腹壁），嘱被检查者右侧卧位，重新叩诊该处，听取叩诊音有无变化（浊音是否变为鼓音）	4	
		继续保持右侧卧位，从刚叩诊浊音的位置开始沿脐水平线向下叩诊，当叩诊音由鼓音再次变为浊音时，叩诊板指固定位置不动，嘱被检查者转为左侧卧位，再次叩诊该处，听取叩诊音有无变化（浊音是否变为鼓音）。若叩诊浊音区因体位改变而改变，则移动性浊音阳性	4	

续表

项目	分值	具体内容及评分细则	满分	得分
报告结果	2	该被检查者移动性浊音阴性或阳性	2	
提问	3	移动性浊音阳性的临床意义 腹腔积液患者的体征有哪些 引起腹腔积液的常见病因有哪些	3	
人文关怀	1	与被检查者沟通、解释、告之其结果	1	
总分			20	

35. 液波震颤评分标准

项目	分值	具体内容及评分细则	满分	得分
准备	3	着装整洁	0.5	
		跟被检查者沟通，介绍自己将要进行的检查	0.5	
		指导被检查者准备：仰卧位，排空膀胱	1	
		检查者准备：位于被检查者右侧	1	
操作过程	11	用左手掌面轻贴于被检查者腹壁一侧（4分），用右手并拢的指端叩击对侧腹部（4分），则腹腔积液的震动波可传至左手而被感知	8	
		为防止因腹壁本身震动传至对侧而发生误诊，可让被检查者（或另一人）将一伸直的手掌尺侧缘轻压在脐部正中线上，阻止腹壁振动的传导	3	
报告结果	2	该被检查者液波震颤阴性或阳性	2	
提问	3	液波震颤的临床意义 大量腹腔积液的体征有哪些 引起腹腔积液的常见病因有哪些	3	
人文关怀	1	与被检查者沟通、解释、告之其结果	1	
总分			20	

36. 振水音检查评分标准

项目	分值	具体内容及评分细则	满分	得分
准备	3	着装整洁，佩戴听诊器	0.5	
		跟被检查者沟通，介绍自己将要进行的检查	0.5	
		指导被检查者准备：仰卧位，屈髋屈膝，排空膀胱	1	
		检查者准备：位于被检查者右侧	1	

续表

项目	分值	具体内容及评分细则	满分	得分
操作过程	11	检查者用一耳凑近其上腹部或将听诊器体件置于上腹部	5	
		然后用稍弯曲的手指连续迅速冲击被检查者上腹部或用两手左右摇晃被检查者上腹部，如听到胃内气体与液体相撞击而发出的声音，称为振水音	6	
报告结果	2	该被检查者振水音阴性或阳性	2	
提问	3	振水音的临床意义 正常人可否有振水音	3	
人文关怀	1	与被检查者沟通、解释、告之其结果	1	
总分			20	

37. 脊柱压痛与叩击痛评分标准

项目	分值	具体内容及评分细则	满分	得分
准备	3	着装整洁，准备叩诊锤	0.5	
		跟被检查者沟通，介绍自己将要进行的检查	0.5	
		指导被检查者体位：坐位稍前倾，嘱被检查者暴露合适检查部位	1	
		检查者位于被检查者后面	1	
操作过程	11	压痛：检查者用拇指从上向下逐个按压脊椎棘突及椎旁软组织，询问被检查者有无疼痛	4	
		叩击痛（直接叩击法）：用叩诊锤依次叩击脊柱胸、腰段棘突	4	
		叩击痛（间接叩击法）：被检查者端坐位，脊柱保持正直，检查者左手掌平放于其头顶，右手握空心拳用小鱼际肌部以适当力量叩击左手手背	3	
报告结果	2	该被检查者有无脊柱压痛及叩击痛	2	
提问	3	脊柱出现压痛、叩击痛的临床意义 如何进行定位诊断 要进一步明确病因，建议做什么检查	3	
人文关怀	1	与被检查者沟通、解释、告之其结果	1	
总分			20	

38. 浮髌试验评分标准

项目	分值	具体内容及评分细则	满分	得分
准备	3	着装整洁	0.5	
		跟被检查者沟通，介绍自己将要进行的检查	0.5	
		指导被检查者体位：仰卧位，下肢伸直放松	1	
		嘱被检查者暴露双侧膝关节，检查者位于被检查者右侧	1	
操作过程	11	检查者双手分别置于膝关节上方和下方，拇指和其余四指分别放在两侧并略用力向中间挤压（3分），然后用一只手示指将髌骨垂直向下方连续按压数次（4分），若按压时髌骨有下沉感，松开时髌骨有浮起感，则为浮髌试验阳性	7	
		用同样的方法检查另一侧	4	
报告结果	2	被检查者双侧浮髌试验为阴性或阳性	2	
提问	3	浮髌试验阳性具体表现 浮髌试验阳性临床意义 结核性关节腔积液患者浮髌试验的特点	3	
人文关怀	1	与被检查者沟通、解释、告之其结果	1	
总分			20	

39. 角膜反射检查评分标准

项目	分值	具体内容及评分细则	满分	得分
准备	3	着装整洁，准备医用棉签	0.5	
		跟被检查者沟通，介绍自己将要进行的检查	0.5	
		指导被检查者体位：坐位或立位	1	
		检查者位于被检查者前方	1	
操作过程	11	用一根棉签，将棉絮拉伸延长（2分），嘱被检查者眼睛注视内上方或一侧检查者竖起的示指，避免其直视棉签（2分），用细棉签毛由角膜外缘处轻触其角膜（3分）。被检查者出现该侧或对侧眼睑迅速闭合	7	
		用同样的方法检查另一侧	4	
报告结果	2	被检查者双侧直接及间接角膜反射（是否）存在	2	
提问	3	角膜反射的传入神经和传出神经是什么 单侧面神经麻痹对角膜反射的影响 单侧三叉神经麻痹对角膜反射的影响		

项目	分值	具体内容及评分细则	满分	得分
人文关怀	1	与被检查者沟通、解释、告之其结果	1	
		总分	20	

40. 腹壁反射检查评分标准

项目	分值	具体内容及评分细则	满分	得分
准备	3	着装整洁，准备医用棉签	0.5	
		跟被检查者沟通，介绍自己将要进行的检查	0.5	
		指导被检查者体位：被检查者仰卧，双上肢平放体侧，双下肢稍屈曲	1	
		嘱被检查者暴露腹壁。检查者位于被检查者右侧	1	
操作过程	11	上腹壁反射：检查者用棉签的木头端快速由外向内沿肋弓下缘轻划腹壁皮肤，注意双侧对比	4	
		中腹壁反射：沿脐水平由外向内快速轻划腹壁皮肤，注意双侧对比	4	
		下腹壁反射：在腹股沟上方由外向内快速轻划腹壁皮肤，注意双侧对比	3	
报告结果	2	被检查者双侧上中下腹壁反射（是否）存在	2	
提问	3	上、中、下腹壁反射对应的脊髓节段分别是哪个部位 一侧腹壁反射消失的临床意义 全腹壁反射消失的临床意义	3	
人文关怀	1	与被检查者沟通、解释、告之其结果	1	
		总分	20	

41. 肱二头肌、肱三头肌反射检查评分标准

项目	分值	具体内容及评分细则	满分	得分
准备	3	着装整洁，准备叩诊锤	0.5	
		跟被检查者沟通，介绍自己将要进行的检查	0.5	
		指导被检查者体位：坐位或立位	1	
		暴露双侧前臂及肘关节。检查者立于被检查者前方	1	
操作过程	11	肱二头肌反射：检查者用左手托住被检查者屈曲的肘部，将拇指置于肱二头肌肌腱上，用叩诊锤叩击检查者拇指指甲，引起被检查者前臂屈曲	3.5	
		用同样方法检查对侧	2	

续表

项目	分值	具体内容及评分细则	满分	得分
		肱三头肌反射：检查者用左手托扶被检查者屈曲的肘部，被检查者前臂搭在检查者的左前臂上以利放松，上臂稍外展，用叩诊锤直接叩击尺骨鹰嘴突上方 2~3 cm 处的肱三头肌肌腱，即可引起前臂伸展运动	3.5	
		用同样方法检查对侧	2	
报告结果	2	被检查者双侧肱二头肌及肱三头肌反射（是否）存在	2	
提问	3	肱二头肌、肱三头肌反射存在的具体表现 反射消失、亢进的临床意义 肱二头肌、肱三头肌反射的中枢位于脊髓哪个节段	3	
人文关怀	1	与被检查者沟通、解释、告之其结果	1	
总分			20	

42. 膝反射、跟腱反射检查评分标准

项目	分值	具体内容及评分细则	满分	得分
准备	3	着装整洁，准备叩诊锤	0.5	
		跟被检查者沟通，介绍自己将要进行的检查	0.5	
		指导被检查者体位：坐位及平卧位	1	
		暴露双侧膝关节、踝关节。检查者立于被检查者右侧	1	
操作过程	11	膝反射：坐位检查时小腿完全放松、下垂，与大腿成直角，两脚悬空；卧位时用前臂在其腘窝处托起下肢，使髋关节和膝关节呈稍屈曲状，用叩诊锤叩击髌骨下方的股四头肌肌腱	3.5	
		同样方法检查对侧	2	
		跟腱反射：被检查者仰卧，稍屈髋屈膝，下肢外展外旋，医师用手握被检查者足掌使之被动背伸，用叩诊锤轻叩跟腱	3.5	
		用同样方法检查对侧	2	
报告结果	2	被检查者双侧膝反射及跟腱反射（是否）存在	2	
提问	3	膝反射、跟腱反射存在的具体表现 反射消失、亢进的临床意义 膝反射、跟腱反射对应的脊髓支配节段是哪里	3	
人文关怀	1	与被检查者沟通、解释、告之其结果	1	
总分			20	

43. 巴宾斯基征检查评分标准

项目	分值	具体内容及评分细则	满分	得分
准备	3	着装整洁，准备医用棉签	0.5	
		跟被检查者沟通，介绍自己将要进行的检查	0.5	
		指导被检查者体位：平卧位，双下肢伸直	1	
		嘱被检查者脱去鞋子和袜子（双侧）。检查者位于被检查者右侧	1	
操作过程	11	用棉签的木头端从一侧足底外侧缘由后向前用一定压力滑至足趾下方时转向内侧，注意观察脚趾反应	6	
		用同样的方法检查另一侧	5	
报告结果	2	被检查者双侧巴宾斯基征均为阴性或阳性	2	
提问	3	请描述巴宾斯基征的阳性表现 巴宾斯基征阳性的临床意义 巴宾斯基征的等位征有哪些	3	
人文关怀	1	与被检查者沟通、解释、告之其结果	1	
总分			20	

44. 奥本海姆征、戈登征检查评分标准

项目	分值	具体内容及评分细则	满分	得分
准备	3	着装整洁	0.5	
		跟被检查者沟通，介绍自己将要进行的检查	0.5	
		指导被检查者体位：平卧位，双下肢伸直	1	
		嘱被检查者脱去鞋子和袜子（双侧）。检查者位于被检查者右侧	1	
操作过程	11	奥本海姆征：用左手拇指与示指（或示指与中指）稍屈沿着胫骨前缘用一定的压力从上向下滑压，观察脚趾反应	3.5	
		用同样的方法检查另一侧	2	
		戈登征：左手托起腘窝，右手用一定的力量抓握腓肠肌，观察脚趾反应	3.5	
		用同样的方法检查另一侧	2	
报告结果	2	被检查者双侧奥本海姆征、戈登征均为阴性或阳性	2	
提问	3	请描述上述两个征的阳性表现 上述两征阳性的临床意义是什么 锥体束受损常见于哪些疾病	3	
人文关怀	1	与被检查者沟通、解释、告之其结果	1	
总分			20	

45. 查多克征、霍夫曼征检查评分标准

项目	分值	具体内容及评分细则	满分	得分
准备	3	着装整洁，准备医用棉签	0.5	
		跟被检查者沟通，介绍自己将要进行的检查	0.5	
		指导被检查者体位：平卧位，双下肢伸直	1	
		嘱被检查者脱去鞋子和袜子（双侧）。检查者位于被检查者右侧	1	
操作过程	11	查多克征：用棉签的木头端从外踝外侧由后向前划足背部的皮肤，同时观察脚趾反应	3.5	
		用同样的方法检查另一侧	2	
		霍夫曼征：左手托起被检查者手腕部，右侧中指托起被检查者中指前端，向上提使其腕关节处于轻度背伸位，用右手拇指弹刮被检查者中指指甲，观察被检查者其余四指反应	3.5	
		用同样的方法检查另一侧	2	
报告结果	2	被检查者双侧查多克征、霍夫曼征均为阴性或阳性	2	
提问	3	描述查多克征的阳性表现 描述霍夫曼征的阳性表现 阳性表现的临床意义是什么	3	
人文关怀	1	与被检查者沟通、解释、告之其结果	1	
总分			20	

46. 髌阵挛、踝阵挛检查评分标准

项目	分值	具体内容及评分细则	满分	得分
准备	3	着装整洁	0.5	
		跟被检查者沟通，介绍自己将要进行的检查	0.5	
		指导被检查者体位：平卧位，双下肢伸直	1	
		嘱被检查者脱去鞋子和袜子（双侧）。检查者位于被检查者右侧	1	
操作过程	11	髌阵挛：左手拇指和示指在膝关节上方髌骨上缘，用力由上向下（推向小腿方向）推动数次后保持向下推力停住，观察髌骨有无节律性的上下移动	3.5	
		用同样的方法检查另一侧	2	
		踝阵挛：左手托起腘窝，右手抓握住足掌，使其膝关节稍屈，髋关节稍外展，右手施力使踝关节做数次屈伸动作后保持踝关节背屈并维持，观察其踝关节有无不自主的交替性的屈伸动作	3.5	
		用同样的方法检查另一侧	2	

续表

项目	分值	具体内容及评分细则	满分	得分
报告结果	2	被检查者双侧髌阵挛、踝阵挛均为阴性或阳性	2	
提问	3	描述髌阵挛的阳性表现 描述踝阵挛的阳性表现 阳性的临床意义是什么	3	
人文关怀	1	与被检查者沟通、解释、告之其结果	1	
总分			20	

47. 脑膜刺激征检查评分标准

项目	分值	具体内容及评分细则		满分	得分
准备	3	着装整洁		0.5	
		跟被检查者沟通，介绍自己将要进行的检查		0.5	
		指导被检查者体位：去枕平卧位，双下肢伸直		1	
		检查者位于被检查者右侧		1	
操作过程	11	颈强直	检查者左手置于被检查者枕部，先将其头部左右转动以确认被检查者头部能正常活动	1	
			然后左手置于被检查者后枕部，右手置于前胸部，左手向上抬，使被检查者被动做屈颈动作，感知颈部是否有僵硬强直	3	
		凯尔尼格征	先将其一侧下肢屈髋屈膝，将髋膝关节均屈曲成直角，然后左手扶住膝部，保持大腿不动，右手将被检查者小腿抬高，观察被检查者反应	2	
			用同样的方法检查另一侧	2	
		布鲁津斯基征	左手托起被检查者枕部，右手置于其前胸部，左手屈颈，观察被检查者双下肢有无被动屈曲	3	
报告结果	2	被检查者脑膜刺激征为阴性或阳性		2	
提问	3	描述颈强直的阳性表现 描述凯尔尼格征的阳性表现 描述布鲁津斯基征的阳性表现 脑膜刺激征的临床意义		3	
人文关怀	1	与被检查者沟通、解释、告之其结果		1	
总分				20	

48. 拉塞格征检查评分标准

项目	分值	具体内容及评分细则	满分	得分
准备	3	着装整洁	0.5	
		跟被检查者沟通，介绍自己将要进行的检查	0.5	
		指导被检查者体位：平卧位，双下肢伸直	1	
		检查者位于被检查者右侧	1	
操作过程	11	左手放在被检查者一侧膝关节上	2	
		右手托住同侧脚踝后方	2	
		保持被检查者上半身不动，下肢伸直，右手将其下肢往上抬	2	
		用同样的方法检查另一侧	5	
报告结果	2	被检查者拉塞格征阴性或阳性	2	
提问	3	描述正常人的表现 描述阳性的表现 阳性的临床意义是什么	3	
人文关怀	1	与被检查者沟通、解释、告之其结果	1	
总分			20	

第二节　临床技能操作

1. 胸腔穿刺术评分标准

项目	分值	具体内容及评分细则	满分	得分
准备	10	医师的准备：穿工作服，戴口罩、帽子、洗手（可口述）	2	
		核对床号、姓名，嘱患者排尿并询问麻醉药物过敏史	2	
		知情同意并签字，测血压、脉搏正常（可口述）	2	
		核对患者血常规、凝血常规、胸部 X 线等检查，对精神紧张患者术前镇静（口头提到）	2	
		用物准备：胸腔穿刺包、络合碘、无菌棉签、手套、胶布、2% 利多卡因，5 mL、20 mL 或 50 mL 注射器。检查物品是否在有效期内，包装是否完好	2	
体位与定位	10	根据常规取坐位，面向椅背，双手前臂平放于椅背上，前额伏于前臂上（2分）（不能坐立者，取半卧位，患侧前臂上举双手抱于枕部）（2分）	4	

续表

项目	分值	具体内容及评分细则	满分	得分
		穿刺点选择：复习患者胸片（2分），肺部叩诊（2分）。常规选取肩胛下角线或腋后线第7~8肋间、腋中线第6~7肋间、腋前线第5肋间，包裹性积液结合超声定位，准确判断穿刺点及标记（2分）	6	
消毒铺巾	10	以穿刺点为中心，由内向外环形消毒皮肤（1分），直径15 cm（1分），络合碘消毒3遍，勿留空隙，每次范围小于前一次，棉签勿返回已消毒区域（1分）	3	
		检查穿刺包消毒日期（1分），打开胸穿包外层的3/4（1分）	2	
		戴无菌手套（1分），打开胸穿包外层的1/4及内层，检查消毒指示卡（1分）	2	
		核对包内器械（1分），检查穿刺针是否通畅（1分）	2	
		铺巾（1分）	1	
麻醉	5	核对麻醉药物（2%利多卡因），正确开启并抽吸	2	
		逐层浸润麻醉　皮丘	1	
		垂直进针	1	
		回抽，若抽到胸腔积液则停止注药	1	
穿刺过程	40	取穿刺针，夹闭穿刺针橡胶管	2	
		固定穿刺部位的皮肤（1分），穿刺针经肋骨上缘垂直胸壁缓慢刺入（2分），有突破感后停止进针（1分）	4	
		嘱助手协助固定穿刺针（1分），连接50 mL注射器，松开止血钳（2分），抽液（1分）	4	
		抽吸直到针筒内有液体流出（第一次操作即成功得20分；第二次操作才成功得15分；第三次及三次以上操作成功得10分；未抽出胸腔积液不得分）	20	
		（口述）首次抽液量不超过600 mL，以后每次抽液量不超过1000 mL（2分），抽满后，嘱助手夹紧胶管（2分）	4	
		操作过程中询问患者的感受并观察患者反应（2分），操作过程中应该注意观察患者生命体征，如有头晕、面色苍白等胸膜反应，立即停止抽液（2分）	4	
		留取胸腔积液标本送检：常规、生化、脱落细胞	2	
术后处理	15	正确拔出穿刺针（2分），纱布按压1~2分钟（1分）（可口述时间）	3	
		消毒穿刺点（2分），敷料覆盖（1分），撤下孔巾（1分），胶布固定（1分）	5	
		交代术后注意事项，强调平卧（或非穿刺方向侧卧）4小时（2分）	2	

续表

项目	分值	具体内容及评分细则	满分	得分
		术后测血压、脉搏（2分），观察有无出血及继发感染等（1分）	3	
		完善穿刺手术记录	2	
人文关怀	5	从核对患者姓名到术后帮助患者整理，语言亲和、动作细致	5	
无菌观念	5	铺巾、穿刺、洗手等，违反无菌原则每次扣5分	5	
总分			100	

2. 腹腔穿刺术评分标准

项目	分值	具体内容及评分细则	满分	得分
准备	10	医师的准备：穿工作服，戴口罩、帽子，洗手（可口述）	2	
		核对床号、姓名，嘱患者排尿并询问麻醉药物过敏史	2	
		知情同意并签字，测腹围、血压、脉搏正常（可口述），检查腹部体征（腹部包块、肝脾触诊、膀胱叩诊及移动性浊音）	2	
		核对患者血常规、凝血常规、腹部B超等，对精神紧张患者术前镇静（可口述）	2	
		用物准备：腹腔穿刺包、络合碘、无菌棉签、手套、胶布、2% 利多卡因，5 mL、20 mL 或 50 mL 注射器。检查物品是否在有效期内，包装是否完好	2	
体位与定位	10	根据常规取半卧位或仰卧位（2分），少量腹腔积液可取患侧侧卧位（2分）	4	
		腹部叩诊（1分），穿刺点选择：脐与左髂前上棘连线中、外 1/3 交点（1分）；脐与耻骨联合连线中点上方 1.0 cm、偏左或偏右 1.5 cm 处（1分）；（侧卧位）在脐水平线与腋前线或腋中线之延长线相交处（1分）；少量腹腔积液需在 B 超定位下穿刺（1分），准确判断穿刺点及标记（1分）	6	
消毒铺巾	10	以穿刺点为中心，由内向外环形消毒皮肤（1分），直径 15 cm（1分），络合碘消毒 3 遍，勿留空隙，每次范围小于前一次，最后一次消毒大于孔巾直径，棉签勿返回已消毒区域（1分）	3	
		检查穿刺包消毒日期（1分），打开腹穿包外层的 3/4（1分）	2	
		戴无菌手套（1分），打开腹穿包外层的 1/4 及内层，检查消毒指示卡（1分）	2	
		核对包内器械（1分），检查穿刺针是否通畅（1分）	2	
		铺巾（1分）	1	

续表

项目	分值	具体内容及评分细则	满分	得分
麻醉	5	核对麻醉药物（2%利多卡因），正确开启并抽吸	2	
		逐层浸润麻醉 　斜刺皮丘	1	
		进针（大量腹腔积液、腹压高时应采取迷路进针的方法）	1	
		边进针边回抽及推药，若抽到腹腔积液则停止注药	1	
穿刺过程	40	取穿刺针，夹闭穿刺针橡胶管	2	
		固定穿刺部位的皮肤（1分），沿穿刺点采取迷路法进针（2分），有突破感后停止进针（1分）	4	
		嘱助手协助固定穿刺针（1分），连接注射器，松开止血钳（2分），抽液（1分）	4	
		抽吸直到针筒内有液体流出（第一次操作即成功得20分；第二次操作才成功得15分；第三次及三次以上操作成功得10分；未抽出腹腔积液不得分）	20	
		（口述）首次放液不超过1000 mL，以后每次不超过3000~6000 mL，肝硬化患者第一次放腹腔积液不超过3000 mL，若大量放腹腔积液则抽取腹腔积液后缩紧腹带（2分），若为血性液体则只抽取少量留取标本不得大量放液（1分），抽满后嘱助手及时夹紧胶管（1分）	4	
		操作过程中询问患者的感受并观察患者反应（2分），注意观察患者生命体征，如有头晕、面色苍白、出汗、心悸或腹痛、昏厥等腹膜反应，立即停止抽液，予以对症处理（2分）	4	
		根据患者病情送检生化、常规、脱落细胞、肿瘤标志物及病原学检查	2	
术后处理	15	正确拔出穿刺针（2分），纱布按压1~2分钟（1分）（可口述时间）	3	
		消毒穿刺点（2分），敷料覆盖（1分），撤下孔巾（1分），胶布固定（1分）	5	
		交代术后注意事项，强调平卧4小时（1分），大量放液后须束缚带，以防腹压骤降，内脏血管扩张引起休克（1分）	2	
		术后测血压、脉搏（2分），观察有无出血及继发感染等（1分）	3	
		完善穿刺手术记录	2	
人文关怀	5	从核对患者姓名到术后帮助患者整理，语言亲和、动作细致，注意保护患者隐私	5	
无菌观念	5	铺巾、穿刺、洗手等，违反无菌原则每次扣5分	5	
总分			100	

3. 腰椎穿刺术评分标准

项目	分值	具体内容及评分细则	满分	得分
准备	10	医师的准备：穿工作服，戴口罩，帽子，洗手（可口述）	2	
		核对床号、姓名，嘱患者排尿并询问麻醉药物过敏史	2	
		知情同意并签字（1分），测血压、脉搏（1分），眼底检查和头颅 MRI、CT 排除禁忌证（1分）	3	
		用物准备：腰椎穿刺包、络合碘、无菌棉签、手套、胶布、2% 利多卡因、5 mL 注射器、10 mL 注射器、0.9% 生理盐水（10 mL）4 支。检查物品是否在有效期内、包装是否完好	2	
		对精神紧张患者术前镇静（口头提到即可）	1	
体位与定位	10	根据常规取左侧卧位，背部与床面垂直，离床边须有一定距离（2分），屈颈、屈膝、双手抱膝（2分）	4	
		取双侧髂嵴最高点连线与后正中线交汇处为穿刺点（2分），即第 3~4 腰椎棘突间隙，有时可上移或下移一个腰椎间隙，穿刺点标记（2分）	4	
		穿刺时要有专人固定患者体位，避免移动	2	
消毒铺巾	10	以穿刺点为中心，由内向外环形消毒皮肤（1分），直径 15 cm（1分），络合碘消毒 3 遍，勿留空隙，棉签勿返回已消毒区域（1分）	3	
		检查穿刺包消毒日期，打开腰穿包外层的 1/4	2	
		戴无菌手套，打开腰穿包内层 3/4，检查消毒指示卡	2	
		核对包内器械、检查穿刺针是否通畅	2	
		铺巾	1	
麻醉	5	核对麻醉药物（2% 利多卡因），正确开启并抽吸	2	
		逐层浸润麻醉，皮丘－垂直进针－回抽	3	
穿刺过程	40	固定穿刺部位的皮肤（1分），沿穿刺点垂直进针（1分），针尖斜面与患者身体长轴平行，针尖稍向头部穿刺（1分）	3	
		成年人 4~6 cm，儿童 2~4 cm（1分），穿过韧带与硬脊膜，有突破感后停止进针（1分）将针芯缓慢抽出（1分）	3	
		见脑脊液流出（第一次操作即成功得 20 分；第二次操作才成功得 15 分；第三次及三次以上操作成功得 10 分；未抽出不得分）	20	
		脑脊液流出后协助患者改变体位：嘱患者放松，头稍伸直，双下肢改为半卧位（2分），压腹试验（1分），正确连接测压管并测压，读出压力值（1分）	4	

项目	分值	具体内容及评分细则	满分	得分
		操作过程中询问患者的感觉并观察患者反应（2分），操作过程中应该注意观察患者生命体征，不时询问其有无心悸、气促、下肢麻木等不适（2分）	4	
		收集标本 2～5 mL（1分），常规第一管、生化第二管、细菌学检查第三管（3分）	4	
		采集完毕脑脊液，放回针芯（1分），拔出穿刺针（1分）	2	
术后处理	15	正确拔出穿刺针（2分），纱布按压1～2分钟（1分）（可口述时间）	3	
		消毒穿刺点（2分），敷料覆盖（1分），撤下孔巾（1分），胶布固定（1分）	5	
		交代术后注意事项，去枕平卧4～6小时（2分）	2	
		术后测血压、脉搏（2分），并观察有无头痛、气促、胸闷、呼吸困难等情况的发生，有无出血及继发感染等（1分），完善穿刺手术记录（2分）	5	
人文关怀	5	从核对患者姓名到术后帮助患者整理，语言亲和、动作细致	5	
无菌观念	5	铺巾、穿刺、洗手等，违反无菌原则每次扣5分	5	
总分			100	

4. 骨髓穿刺术评分标准

项目	分值	具体内容及评分细则	满分	得分
准备	10	医师的准备：穿工作服，戴口罩、帽子，洗手（可口述）	2	
		核对床号、姓名，嘱患者排尿并询问麻醉药物过敏史、血友病病史	2	
		知情同意并签字，测血压、脉搏正常（可口述）	2	
		核对患者血常规、凝血常规等检查，对精神紧张患者术前镇静（口头提到）	2	
		用物准备：骨髓穿刺包、络合碘、无菌棉签、手套、胶布、2% 利多卡因，5 mL、10 mL 或 20 mL 注射器。检查物品是否在有效期内，包装是否完好	2	
体位与定位	10	①髂前上棘、胸骨：仰卧位（2分）；②髂后上棘：俯卧位、侧卧位（1分）；③腰椎棘突：侧卧位、坐位（1分）	4	
		穿刺点选择如下。①髂前上棘：髂前上棘后 1～2 cm 处（2分）；②髂后上棘：骶椎两侧，臀部上方髂骨骨性突出处（2分）；③胸骨：胸骨体相当于第 2 肋间隙的部位（1分）；④腰椎棘突：腰椎棘突突出部位（1分）	6	

续表

项目	分值	具体内容及评分细则		满分	得分
消毒铺巾	10	以穿刺点为中心,由内向外环形消毒皮肤(1分),直径15 cm(1分),络合碘消毒3遍,勿留空隙,每次范围小于前一次,棉签勿返回已消毒区域(1分)		3	
		检查穿刺包消毒日期(1分),打开胸穿包外层的3/4(1分)		2	
		戴无菌手套(1分),打开胸穿包外层的1/4及内层,检查消毒指示卡(1分)		2	
		核对包内器械(1分),检查穿刺针是否通畅(1分)		2	
		铺巾(1分)		1	
麻醉	5	核对麻醉药物(2%利多卡因),正确开启并抽吸		2	
		逐层浸润麻醉	皮丘	1	
			垂直进针	1	
			回抽,若抽到血液则停止注药,记录进针深度	1	
穿刺过程	40	取穿刺针,将固定器预留长度,较麻醉针进针深度长0.5~1.5 cm		2	
		固定穿刺部位的皮肤(1分),在髂前上棘或髂后上棘与骨面垂直刺入(胸骨与骨面成30°~40°刺入)(2分),接触骨质后左右旋转刺入,有突破感后停止进针(1分)		4	
		嘱助手协助固定穿刺针(1分),拔出针芯,接10 mL或20 mL无菌注射器预留空间(2分),抽取骨髓0.2 mL左右(1分)		4	
		未能抽取骨髓液,重新插入针芯稍加旋转再刺入少许,再次抽取(操作一次成功得20分;第二次操作成功得15分;第三次及三次以上操作成功得10分;未抽出骨髓不得分)		20	
		将骨髓液滴在玻片上涂片(1分),推片与玻片成30°~40°,稍用力匀速推开,涂片数张送检(2分),抽取完毕后,重新插入针芯(1分)		4	
		操作过程中询问患者的感受并观察患者反应		2	
		骨髓涂片(数张)和外周血涂片(3~5张)常规同时送检(1分);细胞染色体核型分析标本需要肝素抗凝5~10 mL(1分),分子生物学检查、流式细胞学检查使用乙二胺四乙酸抗凝管各2 mL送检(1分),骨髓培养需要5~10 mL(1分)		4	
术后处理	15	左手取无菌纱布置于穿刺处,右手将穿刺针拔出(2分),纱布按压1~2分钟(1分)(可口述时间)		3	
		消毒穿刺点(2分),敷料覆盖(1分),撤下孔巾(1分),胶布固定(1分)		5	
		交代术后注意事项,保持针孔处干燥2~3天		2	

项目	分值	具体内容及评分细则	满分	得分
		术后测血压、脉搏（2分），观察有无出血及继发感染等（1分）	3	
		完善穿刺手术记录	2	
人文关怀	5	从核对患者姓名到术后帮助患者整理，语言亲和、动作细致	5	
无菌观念	5	铺巾、穿刺、洗手等，违反无菌原则每次扣5分	5	
总分			100	

5. 成年人心肺复苏评分标准

项目	分值	具体内容及评分细则	满分	得分
评估与启动紧急医疗服务系统	20	评估环境安全	1	
		立即跪于患者身旁，身体中轴平行于患者肩部水平	1	
		双手拍患者双肩	2	
		对双耳大声呼喊"喂，你怎么了"	2	
		判断患者意识情况	1	
		如意识丧失，立即向周围群众呼救，拨打120，寻找AED，并请求协助	3	
		将患者沿纵轴线翻转至仰卧位，使其仰卧于地面上，使头、颈、躯干、四肢平直无弯曲，双手放于躯干两侧	2	
		松解衣服、裤带	1	
		判断患者颈动脉搏动（示指及中指指尖先触及气管正中部位，然后向旁滑移2～3 cm，在胸锁乳突肌内侧轻轻向后触摸颈动脉搏动），同时观察其呼吸情况	3	
		口述：颈动脉搏动消失	2	
		判断时间5～10秒	2	
胸外心脏按压	30	定位：两乳头连线中点，即胸骨下半部	4	
		一只手掌根置于按压部位上，五指上翘（称按压手，掌根的长轴与胸骨长轴一致）	2	
		另一只手置于按压手背上，两手重叠，手指紧扣按压手	4	
		双臂绷直，双肩处在患者胸骨上方正中	4	
		利用上半身的重力和臂力，垂直向下按压	2	
		按压深度为5～6 cm，按压频率为100～120次/分	4	
		下压与放松的时间比为1:1	4	
		放松时按压手不能离开胸壁，胸廓充分回弹	4	
		按压30次，按压时观察患者面色	2	

项目	分值	具体内容及评分细则	满分	得分
通气	30	清理呼吸道（没有异物则报告）	2	
		仰头提颏法	4	
		将按压前额手的拇指与示指捏紧患者鼻翼两侧	4	
		另一只手托起下颌	2	
		将患者口唇张开	2	
		盖上纱布或手帕，操作者平静吸一口气后双唇包绕密封患者口周	2	
		开放气道（下颌骨与耳垂连线与地面垂直）	2	
		均匀缓慢吹气，吹气时间大于 1 秒	4	
		吹气时观察胸廓	2	
		见胸廓抬起后放松捏鼻翼的手指，观察呼气	2	
		吹气 2 次	4	
评估	5	进行 5 个 30∶2 的按压与人工呼吸后评估：颈动脉搏动恢复（1 分），自主呼吸恢复（1 分），面色、口唇、指甲及皮肤等色泽再度转红（1 分），瞳孔回缩出现眼球活动，睫毛反射与对光反射出现（1 分），神志逐渐恢复，手脚抽动（1 分）	5	
人文关怀	5	整理患者衣物，嘱患者保持复苏体位，待救护车送至医院	5	
过程评价	10	总时间为 150～180 秒	5	
		着装整洁，动作敏捷迅速，操作熟练	5	
总分			100	

6. 除颤仪的使用评分标准

项目	分值	具体内容及评分细则	满分	得分
准备	10	穿工作服，戴口罩、帽子，无任何首饰	2	
		核对床号、姓名、性别、诊断	2	
		检查患者卧硬床板，没有与金属物品接触	2	
		检查仪器性能，备好抢救物品（口述），均在有效期内	4	
操作过程	75	迅速携除颤仪，抢救物品车推至床旁	2	
		去枕（2 分），松解上衣和腰带，暴露胸部（2 分）	4	
		连接除颤仪导联电极（2 分），打开除颤仪电源开关（2 分）	4	
		旋钮放置于"心电图监护（MONITOR）"档，选择导联（LEAD Ⅱ），监测患者心律（3 分），证实为室颤波（2 分）	5	
		将除颤仪旋钮转至"除颤器（DEFIB）"档	4	

续表

项目	分值	具体内容及评分细则	满分	得分
		电复律方式设置为"非同步方式（NO SYNC MODE）"模式	4	
		能量选择（ENERGY SELECT）：单相波除颤仪 360 J，双相波除颤仪 150～200 J	5	
		在一个电极板涂适量导电糊（2 分），再与另一个电极板对搓（2 分）	4	
		放置电极板，使电极板与皮肤紧密接触（2 分），压力适当 1.1 MPa（2 分）	4	
		将负极（STERNUM）放在胸骨右缘第 2～3 肋间（心底部）（5 分），将正极（APEX 分）放在左腋中线第 5 肋间（心尖部）（5 分）	10	
		两电极板距离不小于 10 cm	5	
		再次观察心电图（3 分），口述：心电监测仍显示室颤，立即除颤（2 分）	5	
		按"充电（CHARGE）"按钮充电至所选择的能量	4	
		环顾并高声喊"请不要靠近患者或病床，所有人员安全"	5	
		放电（SHOCK）：双手拇指同时按压除颤手柄上"放电"按钮电击除颤	4	
		口述：立即实施 5 个周期心肺复苏后，观察心电监护（2 分），如恢复窦性心律、患者意识逐渐清醒，继续高级生命支持（2 分），如果室颤持续出现，立即重新充电，重复上述操作（2 分）	6	
人文关怀	5	整理衣物，安抚患者，保护患者隐私	5	
过程评价	10	操作完毕，将能量开关回复至零位	3	
		清洁皮肤，安置患者于合适的体位	4	
		监测心率、心律，并遵医嘱用药	3	
总分			100	

7. 穿脱隔离衣评分标准

项目	分值	具体内容及评分细则	满分	得分
准备	10	穿工作服，戴口罩、帽子（2 分）洗手（2 分）	4	
		修剪指甲、脱去手表、卷袖过肘	2	
		评估隔离衣是否符合要求（2 分），评估环境（2 分）	4	
穿隔离衣	40	选择大小合适的隔离衣，能遮盖工作服	2	
		手持衣领取下隔离衣	2	
		两手将衣领的两端向外折，使内面向着操作者，并露出袖子内口	3	

项目	分值	具体内容及评分细则	满分	得分
		将左臂入袖，举起手臂，使衣袖上抖	3	
		用左手持衣领，同法穿右臂衣袖	4	
		两手持衣领中央，沿着领边向后扣好领扣	4	
		扣好两侧袖扣（2分），解开腰带活结（1分）	3	
		将隔离衣的一边（约在腰下5 cm）渐向前拉（1分），直至距边缘约1 cm处然后用手捏住（1分），不能触及边缘内面（2分）	4	
		同法捏住另一边，渐向前拉（1分），直至距边缘约1 cm处然后用手捏住（1分），不能触及边缘内面（2分）	4	
		两手在背后将两侧边缘对齐（2分），向一侧折叠，以一只手按住（2分）	4	
		另一只手将腰带拉至背后压住折叠处	4	
		将腰带在背后交叉，再回前方打一活结	3	
脱隔离衣	40	双手置胸前（2分），松开腰带，打活结（3分）	5	
		解开两侧袖扣（2分），将两侧衣袖塞于工作服袖下（4分）	6	
		消毒液搓洗双手2分钟	4	
		肥皂水、流水洗2遍（4分），擦干（2分）	6	
		解开领扣（3分），拉下衣袖（4分），解开腰带（3分）	10	
		双手轮换退出衣袖	4	
		手持衣领，两边对齐，挂好（1分），污染面向外挂于污染区，污染面向里挂于非污染区（1分）（口述）	2	
		隔离衣送洗：隔离衣每天更换（1分），潮湿、污染后立即更换（1分），将脱下的隔离衣污染面向内，卷成包裹状，丢至医疗废物容器内送洗（1分）（口述）	3	
无菌观念	10	穿脱隔离衣时未污染面及颈部，操作符合隔离原则（若操作过程中污染清洁部位，则此项分值为0分）	5	
		泡手时，隔离衣未被溅湿，也未污染水池	5	
总分			100	

8. 气道异物梗阻急救法评分标准

项目	分值	具体内容及评分细则	满分	得分
评估	10	了解患者是否有异物接触史	2	
		确认患者意识清楚，突然强力咳嗽，呼吸困难或不能讲话，痛苦表情	4	

续表

项目	分值	具体内容及评分细则	满分	得分
		用"V"形手势掐住自己的颈部	2	
		向患者或家属表明身份	2	
成年人腹部 冲击法	20	帮助患者站立，双腿分开，弯腰，身体略前倾	4	
		站立于患者背侧（2分），一脚置于患者两腿之间，呈弓步（2分）	4	
		两手臂环绕患者腰部，一只手握拳，拇指侧置于患者脐上两横指处（2分），另一只手包住拳头（2分）	4	
		快速向内上方冲击，直至异物排出	4	
		若患者意识消失，则立即实施心肺复苏	4	
成年人胸部 冲击法	20	如患者为孕妇，或腹部肥胖，则选择胸部冲击法	2	
		帮助患者站立位	2	
		站立于患者背侧	4	
		两手臂环绕患者胸部，一只手握拳，拇指侧置于患者胸骨下半段（2分），避开剑突及肋缘（2分）	4	
		快速向内方冲击，直至异物排出	4	
		若患者意识消失，则立即实施心肺复苏	4	
婴儿急救法	30	施救者取坐位	2	
		用一前臂托住婴儿胸腹部，使婴儿面朝下（2分），手掌打开，示指和中指将婴儿的口腔打开（2分），使婴儿头低于臀部（2分）	6	
		另一只手掌根部连续冲击婴儿肩胛骨之间5次	4	
		将婴儿翻转（2分），托住婴儿后背及枕部（2分），头保持略向下的位置（2分）	6	
		两根手指快速冲击胸骨中段5次，力度适中	4	
		重复操作直至异物排出（2分），及时清理异物（2分）	4	
		若婴儿意识消失，则立即实施心肺复苏	4	
复苏后处理	5	安置好患者，并对患者进行健康教育，有必要应及时送至医院	5	
人文关怀	5	沟通有效，整理患者衣物	5	
过程评价	10	抢救及时，动作敏捷，有急救意识	5	
		程序正确，操作规范，注意保护患者安全	5	
总分			100	

第七章 信息化系统在课程中的运用

第一节 智能型高仿真胸腹部检查教学系统

知识目标

1. 掌握肺部正常呼吸音、异常呼吸音、啰音、胸膜摩擦音的听诊特点及临床意义。

2. 熟悉心律失常、心音变化、杂音、额外心音、心包摩擦音的听诊特点及临床意义。

3. 理解肝触诊、脾触诊、胆囊触诊、压痛及反跳痛检查等腹部触诊方法。

4. 培养学生进行跨学科知识整合，对不同学科的知识，形成全面的理解。

技能目标

1. 能够准确识别各种异常呼吸音、啰音的听诊特点。

2. 能够准确识别常见心律失常、心音变化、额外心音、杂音的听诊特点。

3. 能够熟练运用肝脏、脾脏、胆囊等触诊方法，掌握腹部器官的病变。

4. 培养学生的临床思维能力和临床操作能力。

思政目标

1. 培养学生对医学专业的热爱和献身精神，强调医者仁心的职业态度。

2. 培养学生的团队合作能力和沟通能力。

3. 培养医学生的人文精神、伦理意识、责任感和使命感。

4. 培养学生创新思维和批判性思维。

5. 增强学生对本国医学文化和医疗体系的自信。

一、系统介绍

智能型高仿真胸腹部检查教学系统是一个专业的医学教育系统，它利用先进的技术模拟真实的胸腹部检查过程，旨在提高医学生和医护人员的临床诊断技能。该系统包括教师机和学生机，能够模拟多种心血管、肺部和腹部的体征，提供"视、触、叩、听"全方位的教学和训练。

（一）智能型高仿真胸腹部检查教学系统硬件配置

男性胸部检查模型 1 具、女性腹部检查模型 1 具、全自动多功能胸腹部检查实验台 1 套、计算机主机 1 套、计算机显示器 1 套、臂式旋转调节支架 1 套、相关配套附件及线材 1 套（图 7-1）。

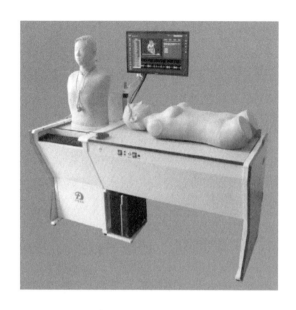

图7-1　智能型高仿真胸腹部检查教学系统硬件配置

（二）智能型高仿真胸腹部检查教学系统软件配置

（1）胸部检查网络教学系统：内置心脏视触叩听教学系统模块、内置肺脏视触叩听教学系统模块、内置胸部理论与技能考核模块。

（2）腹部检查网络教学系统：内置腹部视触叩听教学系统模块、内置腹部理论与技能考核模块。

（三）智能型高仿真胸腹部检查教学系统基本要求

（1）以新版《诊断学》《内科学》教材为蓝本，涵盖诊断学胸部和腹部检查"视、触、叩、听"的理论教学全部内容，以及200种以上技能操作模拟体征。

（2）通过3D虚拟人体胸腹部器官动画及二维动画、视频，并通过本系统设置的语音模板、文字模板、视频模板、图片模板，按教材内容进行图、文、音、像四位一体的视诊、触诊、叩诊、听诊及呼吸系统、循环系统和腹部各种常见疾病体征的理论教学。

（3）运用自动化控制技术、计算机模拟技术、3D动画及虚拟仿真技术，模拟再现胸腹部检查的各种体征。

（4）可实现在同一局域网内一台教师机控制多台学生机的教学方式。

（5）具有统一教学和自由学习两种教学模式。统一教学模式下，所有学生只能跟随老师同步学习，自由学习模式下学生可完全自主进行学习。

二、基础理论知识学习

在进行实际操作之前，学生应当掌握相关的理论知识，包括心脏、肺部和腹部的解剖结构、生理功能及常见疾病的诊断标准。

（一）肺部听诊

（1）熟悉肺泡呼吸音、支气管呼吸音、支气管肺泡呼吸音的特点和各自的区别，以及正常情况下的分布部位。

（2）异常呼吸音：异常肺泡呼吸音、异常支气管呼吸音、异常支气管肺泡呼吸音的听诊特点和区别，以及临床意义。

（3）啰音：湿啰音、干啰音的听诊特点和区别，以及临床意义。

（4）语音共振：支气管语音、胸语音、羊鸣音、耳语音的听诊特点、临床意义。

（5）胸膜摩擦音：胸膜摩擦音的听诊特点、临床意义。

（二）心脏听诊

（1）心脏瓣膜听诊区。二尖瓣听诊区：心尖搏动最强点；肺动脉瓣听诊区：胸骨左缘第 2 肋间处；主动脉瓣听诊区：胸骨右缘第 2 肋间处；主动脉瓣第二听诊区：胸骨左缘第 3 肋间处；三尖瓣听诊区：胸骨下端左缘，即胸骨左缘第 4、第 5 肋间。

（2）听诊顺序通常按逆时针方向依次听诊：二尖瓣区→肺动脉瓣区→主动脉瓣区→主动脉瓣第二听诊区→三尖瓣区。

（3）听诊内容

1）心率：正常成年人心率范围为 60～100 次/分。成年人心率超过 100 次/分，婴幼儿超过 150 次/分，称为心动过速。心率低于 60 次/分，称为心动过缓。

2）心律：指心脏跳动的节律。正常人心律规则，部分青年和儿童稍有不齐，指吸气时心率增快，呼气时减慢，这种随呼吸出现的心律不齐称窦性心律不齐。

期前收缩、心房颤动等常见心律不齐的听诊特点和临床意义。

3）心音：心音有 4 个，按其在心动周期中出现的先后，依次命名为第一心音（S_1）、第二心音（S_2）、第三心音（S_3）和第四心音（S_4）。正常情况下只能听到 S_1 和 S_2，在部分青少年中可听到 S_3，听到 S_4 多属病理性。

心音强度、性质的改变，心音分裂，额外心音的听诊特点和临床意义。

4）心脏杂音：是指在心音与额外心音之外，在心脏收缩或舒张时血液在心脏或血管内产生湍流所致的室壁、瓣膜或血管壁振动所产生的持续时间较长的异常声音。

听到杂音时，应注意其出现的时相（收缩期还是舒张期）、最响的部位、性质、强度、传导方向及与体位、呼吸运动的关系，以及临床意义。

5）心包摩擦音：心包摩擦音听诊特点及临床意义。

（三）腹部触诊

（1）压痛及反跳痛：分别在胆囊点和麦氏点进行压痛及反跳痛的触诊，掌握触诊手法、阳性体征和临床意义。

（2）肝脏触诊：掌握肝脏触诊手法、触诊内容和临床意义。

（3）脾脏触诊：掌握脾脏触诊手法、触诊内容和临床意义。

（4）胆囊触诊：掌握胆囊钩指触诊手法、阳性体征和临床意义。

三、教学系统登录及内容展示

（一）打开电脑，启动教学系统

电脑正常开机后，点击桌面教学软件启动程序（胸部检查网络教学系统或腹部检查网络教学系统），根据不同身份（教师、学生）按已设定的用户名，输入账号和密码即可登录（图7-2）。

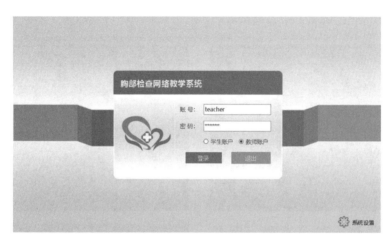

图7-2　智能型高仿真胸腹部检查教学系统之胸部检查网络教学系统登录界面

（二）进入操作界面，展示学习内容

系统电脑显示屏操作界面，从左至右分别是功能菜单、学习内容、内容显示区和模拟人控制面板（图7-3）。

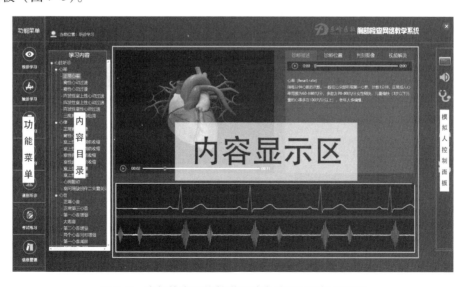

图7-3　胸部检查网络教学系统电脑显示屏操作界面

（1）功能菜单：系统采用了便捷的功能分类菜单，所有的功能都可以在菜单中找到对应的项目。其中包含视诊学习、触诊学习、叩诊学习、听诊学习4个学习模块；鉴别听诊和考试练习两大功能；以及对账号进行管理功能的信息管理。

（2）学习内容：点击"功能菜单"后，相应菜单的学习内容以树状目录形式从上至下排列，点击内容目录后，主窗体即"内容显示区"出现目录的功能和内容。

（3）内容显示区：内容显示区用来显示课件、技能训练项目、考试卷等内容，有动画说明、文字描述、语音理论讲解、图片资料、视频资料等形式。设置有诊断描述、诊断位置、判别图像和视频解说4个功能按钮设计，点击打开后出现对应教学内容（图7-4）。

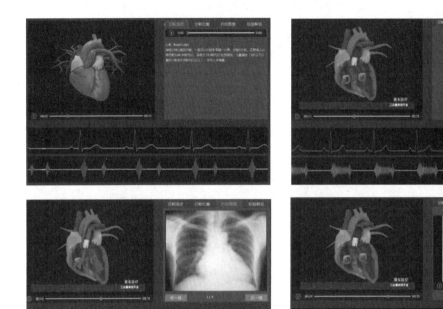

图7-4 内容显示区相应教学内容展示

（4）模拟人控制面板：通过该面板控制模拟人。胸部听诊模型和腹部触诊模型因内容和检查方法不同，有个性化控制面板设置（图7-5）。

四、教学系统操作与训练

教学生如何使用教学系统进行听诊、触诊等操作，包括如何正确放置电子听诊器、如何识别不同的心肺音及如何触摸到心尖搏动和腹部器官。

（一）肺脏听诊

点击电脑桌面"胸部检查网络教学系统"→采用相应账号登录→点击"功能菜单"的"听诊学习"→点击"学习内容"一级目录树"肺脏听诊"（即可显示该目录树下所有的教学内容）→点击三级目录树内容，在"内容显示区"左上方为视频教学资源，右上角为诊断

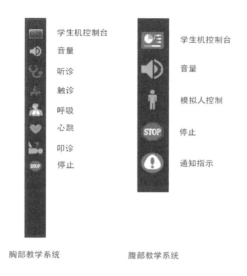

胸部教学系统   腹部教学系统

图 7-5 教师机模拟人控制面板内容

描述、诊断位置、判别图像和视频解说 4 个功能按钮设计，点击后则出现相应教学资源→点击"模拟人控制面板"的"听诊"图标。

如在胸部听诊模型上听"哮鸣音"。如图 7-6 操作，通过"诊断描述"的文字内容和"内容显示区"的视频讲解，回顾和熟悉哮鸣音的概念、听诊特点，点击"模拟人控制面板"的"听诊"图标，指导学生带好电子听诊器（图 7-7），将模型体件自肺尖开始，自上而下，先前胸（沿锁骨中线和腋前线）、再侧胸（沿腋中线和腋后线）、最后背部（沿肩胛线），逐一肋间听诊哮鸣音，并在两侧对称部位相互对比，判断声音改变，识记并理解哮鸣音的听诊特点。

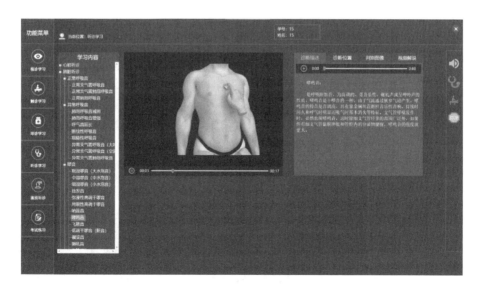

图 7-6 肺脏听诊之哮鸣音电脑显示屏操作界面

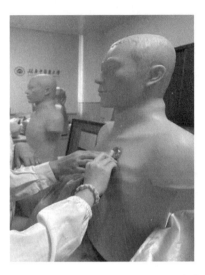

图 7-7　指导学生在胸部听诊模型上进行哮鸣音听诊

（二）心脏听诊

点击电脑桌面"胸部检查网络教学系统"→采用相应账号登录→点击"功能菜单"的"听诊学习"→点击"学习内容"一级目录树"心脏听诊"（即可显示该目录树下所有的教学内容）→点击三级目录树内容，在"内容显示区"左上方为视频教学资源，右上角为诊断描述、诊断位置、判别图像和视频解说 4 个功能按钮设计，点击后为相应教学资源→点击"模拟人控制面板"的"听诊"图标。

如在胸部听诊模型上听"二尖瓣关闭不全的收缩期杂音"。如图 7-8 操作，通过"诊断描述"的文字内容和"内容显示区"的视频讲解，回顾和熟悉二尖瓣关闭不全杂音听诊的特点，点击"模拟人控制面板"的"听诊"图标，指导学生带好电子听诊器，将模型体件

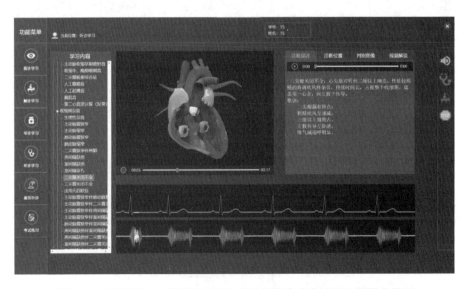

图 7-8　心脏听诊之二尖瓣关闭不全的收缩期杂音电脑显示屏操作界面

放在心尖部二尖瓣听诊区（图 7-9），注意其出现的时相（收缩期还是舒张期）、最响的部位、性质、强度、传导方向、与体位、呼吸运动的关系及临床意义。

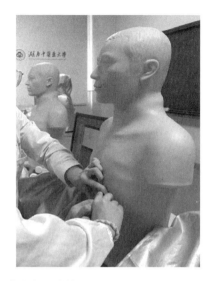

图 7-9　指导学生在胸部听诊模型上进行二尖瓣关闭不全的收缩期杂音听诊

（三）腹部触诊

点击电脑桌面"腹部检查网络教学系统"→采用相应账号登录→点击"功能菜单"的"触诊学习"→点击"学习内容"一级目录树"脏器触诊"（即可显示该目录树下所有的教学内容）→点击三级目录树内容，在"内容显示区"左上方为视频教学资源，右上角为诊断描述、诊断位置、判别图像和视频解说 4 个功能按钮设计，点击后为相应教学资源→点击"模拟人控制面板"的"模拟人控制"图标。

如在腹部触诊模型上触诊"肝脏触诊之肝脏中度肿大"。如图 7-10 操作，通过"诊断

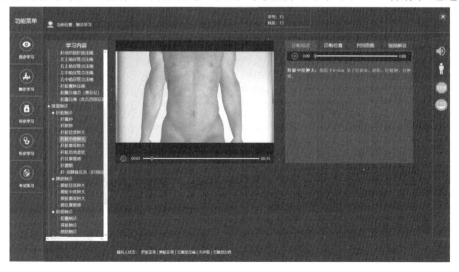

图 7-10　腹部触诊之肝脏中度肿大电脑显示屏操作界面

描述"的文字内容和"内容显示区"的视频讲解，回顾和熟悉肝脏触诊方法及注意事项，点击"模拟人控制面板"的"模拟人控制"图标，指导学生站好体位（图7-11），右手四指并拢，掌指关节伸直，与右肋缘大致平行地放在右上腹部（或脐右侧）估计肝下缘的下方，配合模拟人较深而均匀的腹式呼吸，呼气时，手指压向腹深部，吸气时，手指向前上迎触下移的肝缘，如此反复进行，沿着右锁骨中线、前正中线，手指逐渐向肋缘移动，直到触到肝缘。

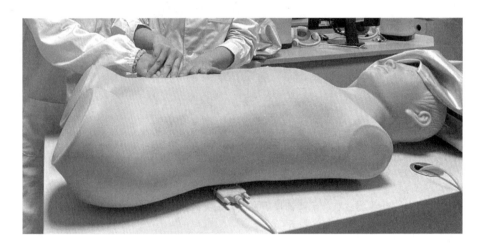

图7-11　指导学生在腹部触诊模型上进行肝脏中度肿大触诊

触到肝缘时，在右锁骨中线及前正中线上分别测量肝缘与肋缘或剑突根部的距离，以厘米（cm）表示；触诊肝脏的质地、边缘和表面状态，是否有压痛和搏动等。

五、临床思维培养

（1）通过模拟教学，进一步加深对理论教学内容的识记，以常衡变，对病理状态下的体征有初步直观的认知。

（2）培养学生的临床思维能力，教会他们如何根据模拟教学的症状和体征进行疾病的诊断和治疗。

（3）鉴别听诊：点击电脑桌面"胸部检查网络教学系统"→采用相应账号登录→点击"功能菜单"的"鉴别听诊"→点击"学习内容"中相应内容，进行鉴别听诊（图7-12）。

六、技能考核与反馈

进行技能操作考核，并提供反馈。帮助学生规范体格检查手法，提高操作技能。

点击电脑桌面"胸部检查网络教学系统"→采用相应账号登录→点击"功能菜单"的"考试练习"，学生可以通过理论试题的考试检验理论知识掌握情况，通过技能试题检验实践技能知识掌握情况。

七、布置作业

（1）完成实训报告。

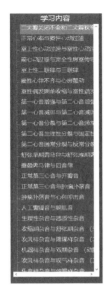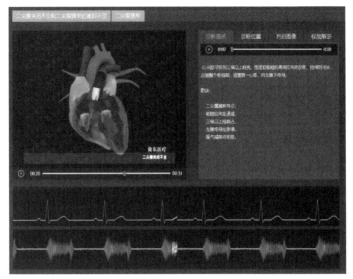

图7-12 鉴别听诊

（2）熟记理论知识，反复练习技能操作。

第二节 临床思维综合训练系统

学习目标

知识目标

1. 识记基础医学知识，包括解剖学、生理学、病理学等医学基础知识。

2. 灵活运用临床诊断的基本原则和流程，包括病史采集、体格检查、辅助检查等。

3. 理解常见疾病的发病机制、临床表现和诊断标准，掌握常见疾病的治疗原则、药物选择、手术指征等。

4. 整合多学科知识，形成对疾病的全面认识。

5. 学习临床思维的各种方法，如演绎法、归纳法、类比法等，综合分析并做出有效的临床决策。

6. 学习如何全面管理患者，包括疾病的预防、治疗、康复和随访。

7. 培养终身学习的习惯，不断更新医学知识和技能。

技能目标

1. 通过有效沟通获取患者的详细病史，掌握病史采集技能。

2. 理解并运用各种体格检查方法，掌握体格检查技能。

3. 理解并解释实验室检查、影像学检查等辅助检查结果，解读辅助检查。

4. 能够运用临床知识进行逻辑推理，形成初步诊断；对疾病进行鉴别诊断，排除其他可能的疾病，掌握临床推理和诊断能力。

5. 具备自我学习和反思的能力，能够从经验中学习并改进临床实践。

思政目标

1. 强化学生的职业道德观念，包括尊重生命、救死扶伤、诚信服务等。
2. 培养学生的团队合作能力和沟通能力。
3. 培养学生的人文精神、伦理意识、责任感和使命感。
4. 培养学生创新思维和批判性思维。
5. 培养学生文化自信，增强学生服务意识。

一、系统介绍

临床思维综合训练系统是一款专业的医学教育软件，旨在规范和提升医学生和医疗专业人员的临床诊断和治疗能力。该系统通过数字化和虚拟化真实的临床案例，模拟从病史采集、体格检查、辅助检查到诊断、鉴别诊断、治疗等一系列流程，让受训者能够在接近真实临床环境的情况下进行思维能力训练。

二、设备选择与系统登录

临床思维综合训练系统支持电脑端和手机端，以满足不同的学习需求和偏好。

（一）电脑端

（1）登录（图7-13）

1）浏览器输入：https://cta. tellyescloud. com。

2）用户名是手机号，初始密码为Tellyes951，进入后可修改密码。

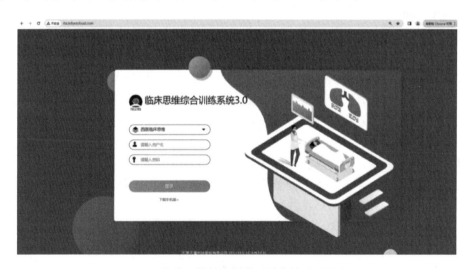

图7-13　临床思维综合训练系统电脑端登录界面

（2）系统操作首页及模块内容：电脑端登录后临床思维综合训练系统从左至右排列着"整体病例编辑""专项病例编辑""医患沟通编辑""跟师记录""学习资源编辑""练习管理""考试管理"7大模块（图7-14）。

（3）系统操作与学习

1）病例选择与训练：在系统中根据难度和类型的不同，分别从"整体病例编辑""专

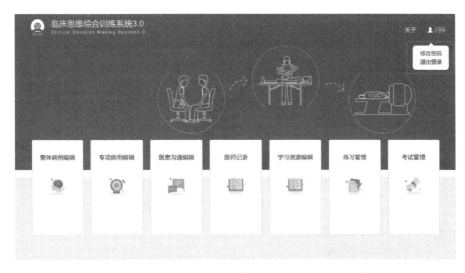

图 7-14　临床思维综合训练系统电脑端操作首页及模块内容

项病例编辑""医患沟通编辑"选择病例进行训练。不同模块训练内容和侧重点不同。在"整体病例编辑"模块中，可以根据不同科室选择病例，分别从"一般资料""患者信息""病史采集""体格检查""辅助检查""诊断""治疗"7 个内容进行临床思维综合训练（图 7-15、图 7-16）。

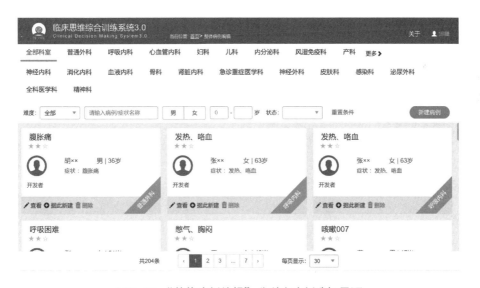

图 7-15　"整体病例编辑"分科室病例选择界面

医学生和医疗专业人员通过训练如何采集患者的病史信息，体格检查，解读实验室检查、影像学检查等各种辅助检查结果，对这些信息进行综合分析、鉴别诊断，形成初步的诊断，并根据诊断结果制订治疗计划，以及考虑治疗方案的合理性和可行性。

2）训练过程评价与反馈：对于每个病例训练的结果，系统会在"分值"这一模块予以评分，来了解相应病例临床思维综合训练情况（图 7-17）。

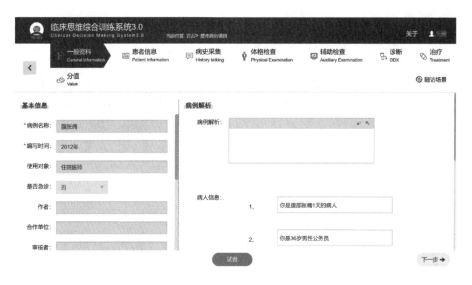

图 7-16 "整体病例编辑"病例综合训练界面

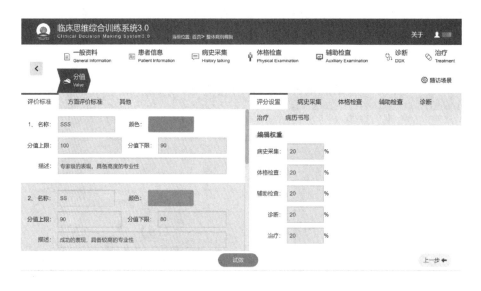

图 7-17 "整体病例编辑"病例综合训练"分值"界面

3）临床实践技能学习：在"学习资源编辑"模块中，"系统资源"有"临床实践技能体格检查"和"临床实践技能基本操作"两大内容，含有大量的实践技能操作学习视频（图 7-18），可供医学生和医护人员练习体格检查，掌握临床技能的步骤和技巧。

4）反复训练并分配练习：在"练习管理"模块中，通过给学生分配练习病例，智能化地跟踪和评价学生的临床思维过程，了解学生效果（图 7-19）。

5）考核与反馈：在"考试管理"模块中，给学生设置考试，了解学生相应知识的掌握情况和临床思维能力（图 7-20）。

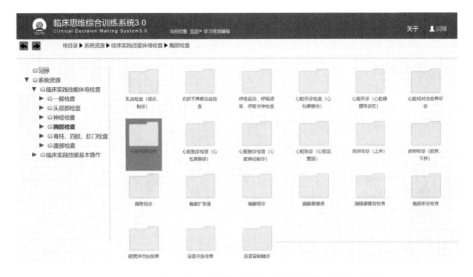

图7-18　"学习资源编辑"临床实践技能学习视频资料

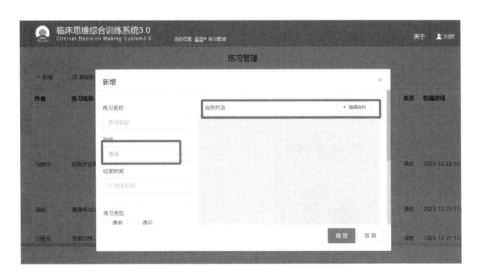

图7-19　"练习管理"分配练习病例

（二）手机端

（1）登录（图7-21）

1）在手机应用商店搜索"临床思维综合训练系统"APP，下载安装。

2）打开"临床思维综合训练系统"APP，用户名是手机号，初始密码为Tellyes951。

（2）系统操作首页及模块内容：手机APP端登录后，临床思维综合训练系统上排列着"整体思维病例管理""专项病例管理""跟师记录""练习管理""考试管理"5大模块（图7-22）。

（3）系统操作与学习

1）病例选择与训练：在系统中根据难度和类型的不同，分别从"整体思维病例管理"

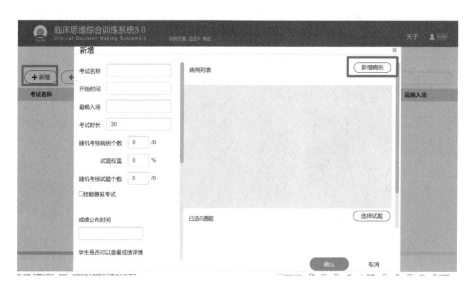

图7-20 "考试管理"给学生设置考试

"专项病例管理"选择病例进行训练。其过程和内容与电脑端基本一致。

2）反复训练并分配练习：在"练习管理"模块中，点击"新增"给学生分配练习病例，智能化地跟踪和评价学生的思维过程，了解学生临床思维综合训练效果。

3）考核与反馈：在"考试管理"模块中，点击"新增"给学生设置考试，了解学生相应知识的掌握情况和临床思维能力。

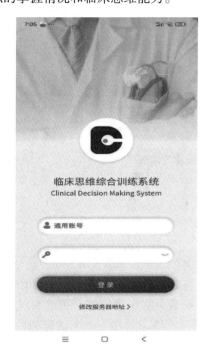

**图7-21 临床思维综合训练
系统手机APP端登录**

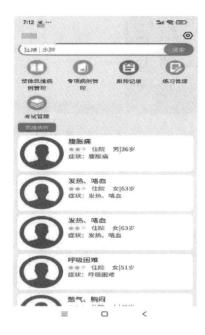

**图7-22 临床思维综合训练系统手机
APP端操作首页及模块内容**

三、布置作业

熟记理论知识，反复练习技能操作。

第三节 临床思维能力测评系统

学习目标

知识目标

1. 识记问诊及症状学等要点，并能运用其基础知识完成主诉和现病史采集。

2. 灵活运用临床诊断的基本原则和流程，包括病史采集、体格检查、辅助检查等。

3. 理解常见疾病的发病机制、临床表现和诊断标准，掌握常见疾病的治疗原则、药物选择、手术指征等。

4. 整合多学科知识，形成对疾病的全面认识。

5. 学习临床思维的各种方法，如演绎法、归纳法、类比法等，综合分析并做出有效的临床决策。

6. 学习如何全面管理患者，包括疾病的预防、治疗、康复和随访。

7. 培养终身学习的习惯，不断更新医学知识和技能。

技能目标

1. 通过有效沟通获取患者的详细病史，掌握病史采集技能。

2. 理解并运用各种体格检查方法，掌握体格检查技能。

3. 理解并解释实验室检查、影像学检查等辅助检查结果，解读辅助检查。

4. 能够运用临床知识进行逻辑推理，形成初步诊断；对疾病进行鉴别诊断，排除其他可能的疾病，掌握临床推理和诊断能力。

5. 具备自我学习和反思的能力，能够从经验中学习并改进临床实践。

思政目标

1. 强化学生的职业道德观念，包括尊重生命、救死扶伤、诚信服务等。

2. 培养学生的团队合作能力和沟通能力。

3. 培养学生的人文精神、伦理意识、责任感和使命感。

4. 培养学生创新思维和批判性思维。

5. 培养学生文化自信，增强学生服务意识。

一、系统介绍

临床思维能力测评（Clinical Thinking Assessment，CTA）系统，程序由天津天堰科技股份有限公司开发。CTA 系统不仅对考生在计算机模拟的临床情境下选择了某项信息的采集或者某项处置进行记录和评分，同时通过计算机系统强大的记录和计算能力，分析考生这些选择背后隐藏的思维能力并对其进行评分。系统网址：https://cta.osve.cn/#/login？unitcode＝osve。

二、教师操作路径

CTA 系统支持电脑端和手机端，以满足不同的学习需求和偏好，教师操作优先选择电脑端。

（一）用户登录（图 7-23）

（1）登录角色：单位管理员、教师角色可登录。

（2）单位选择：给予单位链接已包含单位信息，如遇到登录错误问题可手动下拉选择正确的单位。

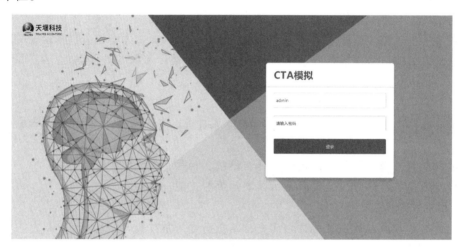

图 7-23　CTA 系统登录界面

（二）病例管理（图 7-24）

（1）病例统计：4 站分为 4 个 tab 页，tab 上展示本站全部病例。

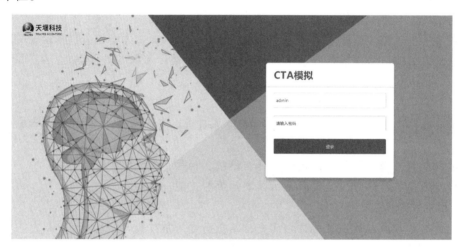

图 7-24　CTA 系统病例管理界面

（2）功能名词释义。①状态：已发布病例可用于作答、未发布病例可通过小程序预览；②学生可见：管理者决定病例是否公开给学生作答；③公开的病例，无论是否在有效期均可无限作答；④查看：只读查看病例内容，不可编辑；⑤编辑：编辑病例内容；⑥练习：病例的练习二维码，学生作答完成后可查看当次成绩，作答过程中实时给予作答反馈；⑦考核：病例的考核二维码，学生作答完成后不可查看当次成绩，作答过程中无作答反馈；⑧另存为：另存病例副本；⑨分享：分享至本单位教师角色。

（三）病例创建

（1）资料收集站

1）编辑病例基本信息，点击确定后自动跳转至病例详情页（图7-25）。

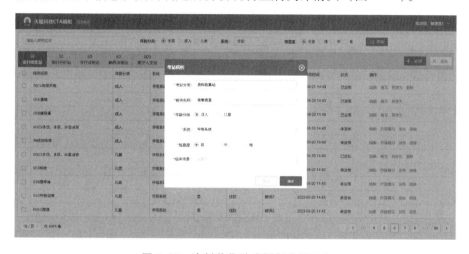

图7-25　资料收集站病例创建界面1

2）此页面填写病例基本信息，症状为必填项，病史资料、体格检查资料可简略填写，此处内容，学生端可以查看，填写完成后点击【下一步】页面内容会自动保存（图7-26）。

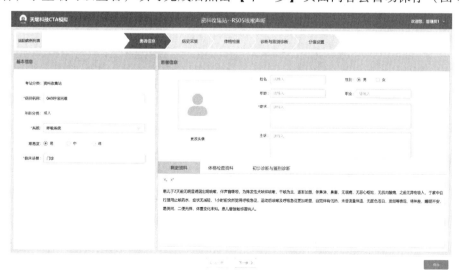

图7-26　资料收集站病例创建界面2

3）加载基础库内容，根据病例信息调整问答内容与评分规则，【重要】【次要】项为参考答案，支持只设置【重要】项，分类下存在【重要】【次要】问题的排序为顺序扣分的参考顺序，如沟通、症状、诊疗经过分类下存在参考答案，则此病例中病史采集的顺序扣分的标准答案为沟通、症状、诊疗经过，其余分类则不参与顺序扣分，如果默认分类不满足使用，可在管理分类中进行增删（图7-27）。

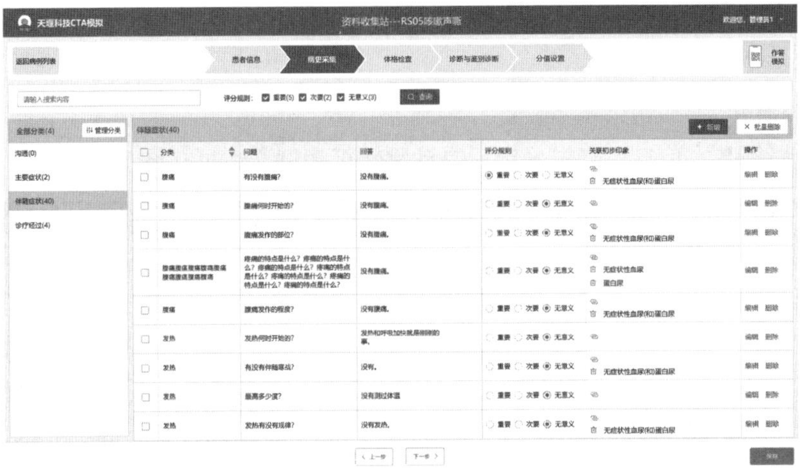

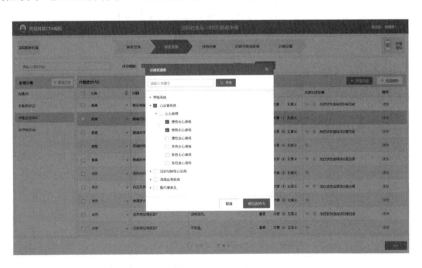

图7-27 资料收集站病例创建界面3

4）关联初步印象是指学生在作答过程中可以添加印象诊断，命中问题且命中诊断则会获得一定的加分，非必要操作，可不设置（图7-28）。

图7-28 资料收集站病例创建界面4

5）加载基础库内容，根据病例信息调整问答内容与评分规则，【重要】【次要】项为参考答案，可只设置【重要】项，如果默认分类不满足使用，可在管理分类中进行增删，体格检查同样可以添加初步印象诊断（图7-29）。

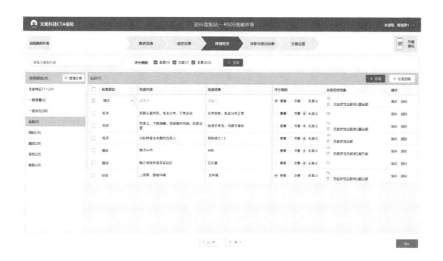

图 7-29　资料收集站病例创建界面 5

6）从左侧选择对应的诊断推至右侧标答处，需对诊断选择一个诊断类型（图 7-30）。

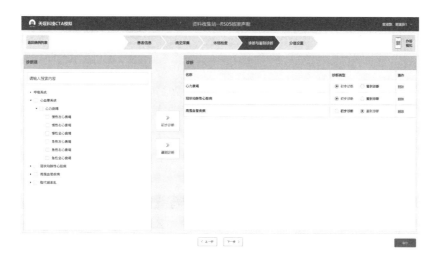

图 7-30　资料收集站病例创建界面 6

可以设置每个模块的分值，满足总分和为 100，病史采集、体格检查、诊断与鉴别诊断可以设置作答上限（图 7-31）。

（2）资料分析站

1）编辑病例基本信息，点击确定后自动跳转至病例详情页（图 7-32）。

2）此页面填写病例基本信息，症状为必填项，病史资料、体格检查资料为必填项，此处内容将递呈给学生，学生根据内容进行下一项操作，填写完成后点击【下一步】页面内容会自动保存（图 7-33）。

3）病史资料、体格检查资料带入前页填写内容，支持修改，可按照"。""；"进行拆分（图 7-34）。

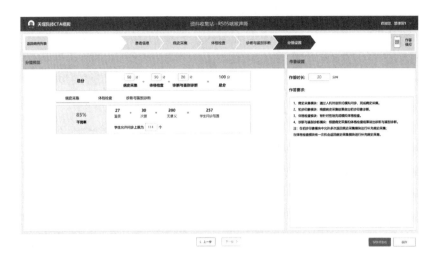

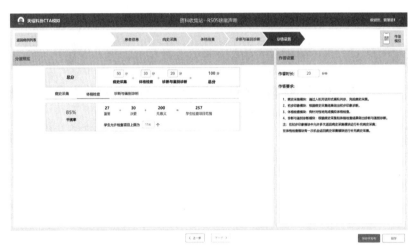

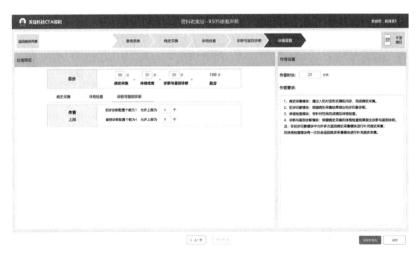

图 7-31 资料收集站病例创建界面 7

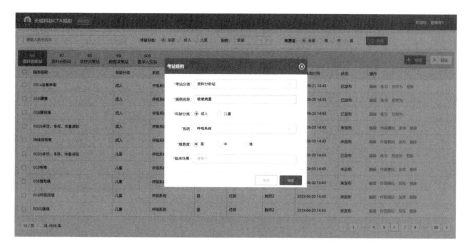

图7-32　资料分析站病例创建界面1

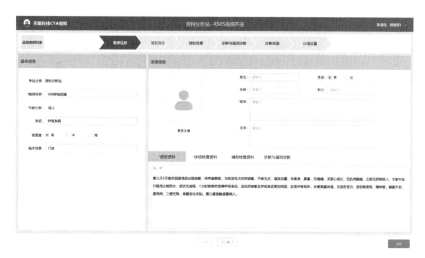

图7-33　资料分析站病例创建界面2

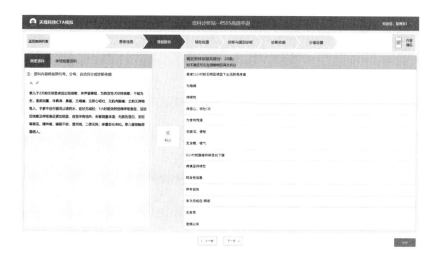

图7-34　资料分析站病例创建界面3

4）辅助检查提供基础内容，检查结果不在参考值内会标识，互斥等效项学生作答选择其中一项，其他等效项置灰，默认展示报告，关闭后学生选择检查后不再展示检查项目及结果（图7-35）。

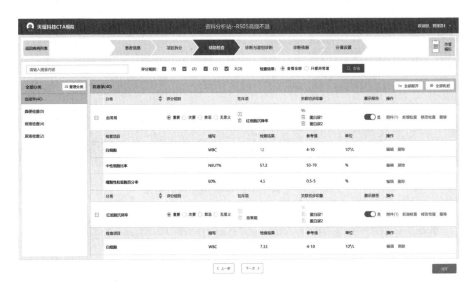

图7-35　资料分析站病例创建界面4

5）从左侧选择对应的诊断推至右侧标答处，需对诊断选择一个诊断类型（图7-36）。

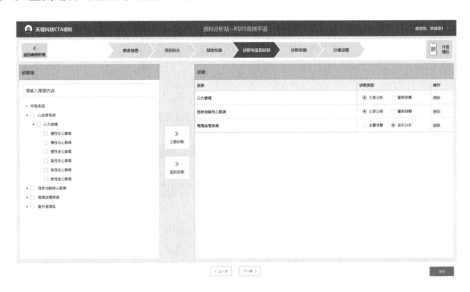

图7-36　资料分析站病例创建界面5

6）主要诊断只可选择支持依据，鉴别诊断可选择支持依据与不支持依据（图7-37）。

7）辅助检查可设置学生作答上限，诊断与鉴别诊断可设置学生诊断作答上限及每个诊断的诊断依据作答上限，作答设置同资料分析站（图7-38）。

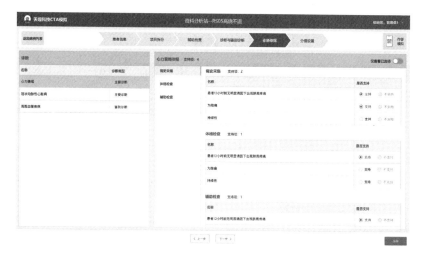

图 7-37 资料分析站病例创建界面 6

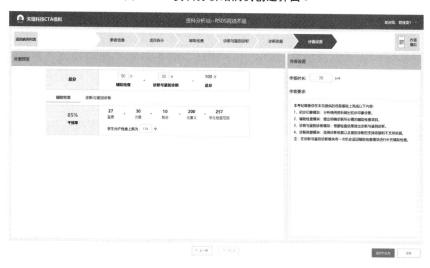

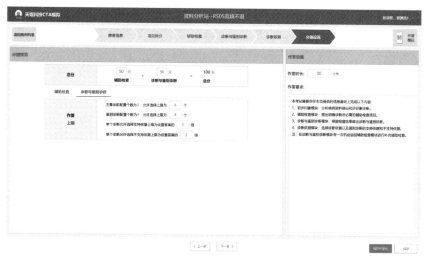

图 7-38 资料分析站病例创建界面 7

（3）诊疗决策站

1）编辑病例基本信息，点击确定后自动跳转至病例详情页（图7-39）。

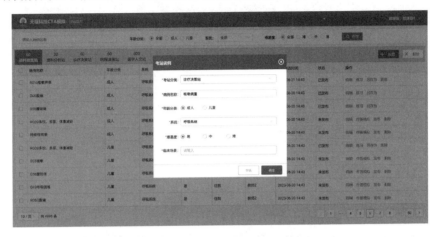

图7-39 诊疗决策站病例创建界面1

2）此页面填写病例基本信息，症状为必填项，病史资料、体格检查资料为必填项，此处内容将递呈给学生，学生根据内容进行下一项操作，填写完成后点击【下一步】页面内容会自动保存（图7-40）。

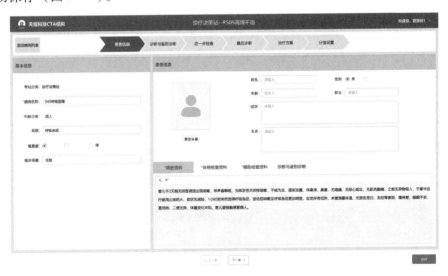

图7-40 诊疗决策站病例创建界面2

3）从左侧选择对应的诊断推至右侧标答处，需对诊断选择一个诊断类型（图7-41）。

4）同资料分析站中辅助检查新增费用栏（图7-42）。

5）从左侧选应对着的诊断推至右侧标答处，需对诊断选择一个诊断类型（图7-43）。

6）选择正确的治疗方案推至参考答案处，禁忌项为选择后扣分，直接展示项会展示在学生作答处，直接展示项不计入答案数量，可设置关联诊断（图7-44）。

7）诊断与鉴别诊断、进一步检查、最后诊断、治疗方案可设置学生作答上限，作答设置同资料分析站（图7-45）。

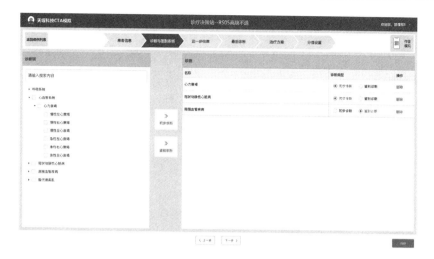

图 7-41 诊疗决策站病例创建界面 3

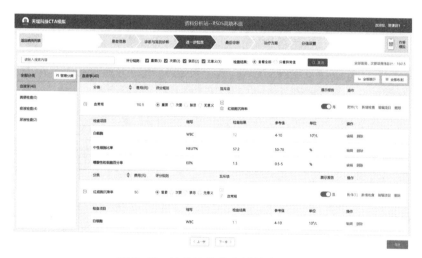

图 7-42 诊疗决策站病例创建界面 4

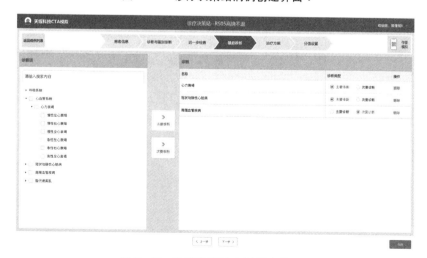

图 7-43 诊疗决策站病例创建界面 5

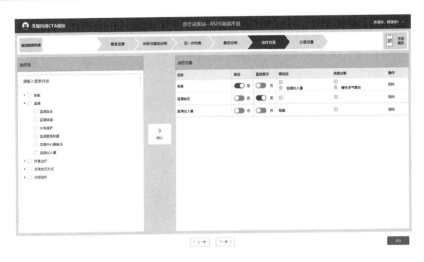

图 7-44　诊疗决策站病例创建界面 6

（4）病程决策站

1）编辑病例基本信息，点击确定后自动跳转至病例详情页（图 7-46）。

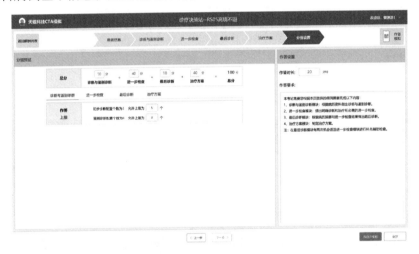

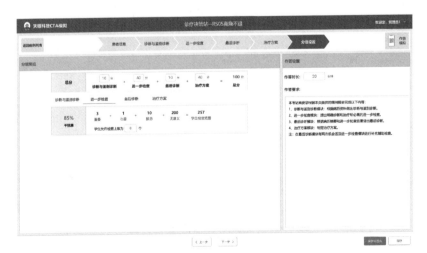

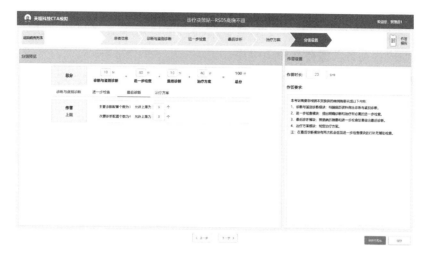

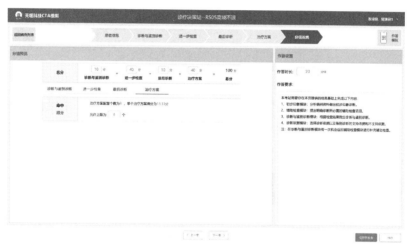

图7-45 诊疗决策站病例创建界面7

图7-46 病程决策站病例创建界面1

2）此页面填写病例基本信息，症状为必填项，病史资料、体格检查资料、辅助检查资料为必填项，此处内容将递呈给学生，学生根据内容进行下一项操作，填写完成后点击【下一步】页面内容会自动保存（图7-47）。

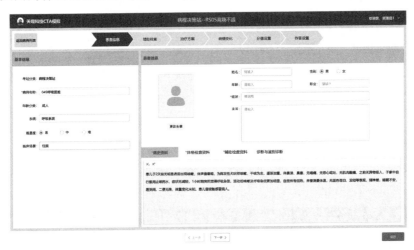

图7-47　病程决策站病例创建界面2

3）辅助检查提供基础内容，检查结果不在参考值内会标识，互斥等效项学生作答选择其中一项，其他等效项置灰，默认展示报告，关闭后学生选择检查后不再展示检查项目及结果（图7-48）。

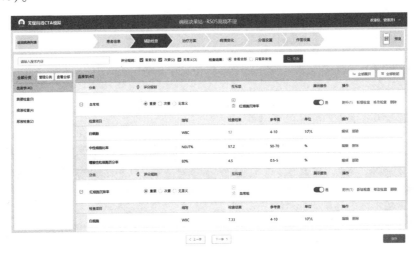

图7-48　病程决策站病例创建界面3

4）治疗方案区分医嘱类型，【直接展示】项将结果直接展示在作答端，必要性中【重要】【次要】为得分项，【禁忌】项为扣分项，【参与演进】项限制最多为3项，最少为1项（图7-49）。

5）可视化展示病情变化不同流程节点，【参与演进】项排列组合展示，如选择3项治疗方案参与演进，最多则有8条路径（含未命中演进项的路径），针对每一个病情变化节

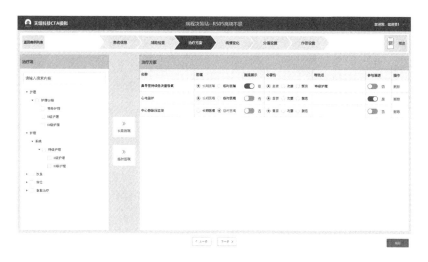

图 7-49　病程决策站病例创建界面 4

点，均可以再次设置，本节点是否继续病史采集、体格检查、辅助检查、治疗方案等操作，其中勾选治疗方案设置了演进项，本节点才可以设置下级节点（图 7-50）。

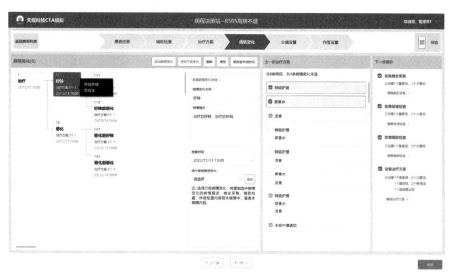

图 7-50　病程决策站病例创建界面 5

6）针对每个流程节点设置分数（图 7-51）。

（四）分享功能

需要被分享的病例，在操作栏选择【分享】；分享弹窗内展示本单位全部教师，支持教师筛选；选择教师后点击确定；分享完成（图 7-52）。

（五）成绩管理

（1）检索功能：支持多条件；成绩列表：区分【练习成绩】【考核成绩】，列表展示用

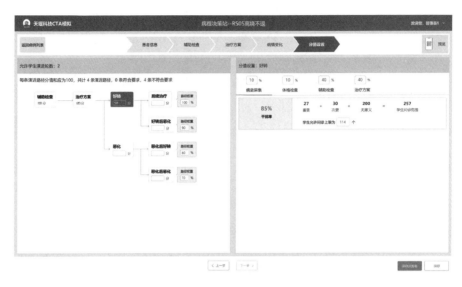

图 7-51　病程决策站病例创建界面 6

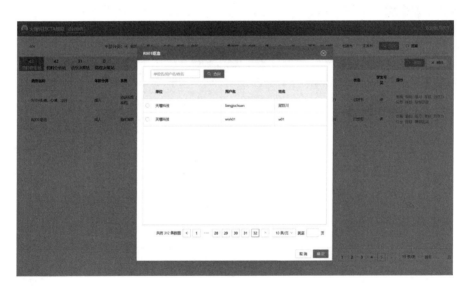

图 7-52　病例分享界面

时及实际作答开始结束时间，点击【详情】可查看完整作答信息（图 7-53）。

（2）病史采集模块：全部作答，展示学生的全部选择内容，按照选择顺序依次展示；命中得分，学生作答中命中的内容，同参考答案的对比展示；效率扣分，学生作答中无意义的内容；顺序扣分，学生作答的分类顺序同参考答案的分类顺序对比展示；关联加分，问题关联的初步印象诊断展示（图 7-54）。

（3）体格检查模块：全部作答，展示学生的全部选择内容，按照选择顺序依次展示；命中得分，学生作答中命中的内容，同参考答案的对比展示；效率扣分，学生作答中无意义的内容；关联加分，问题关联的初步印象诊断展示（图 7-55）。

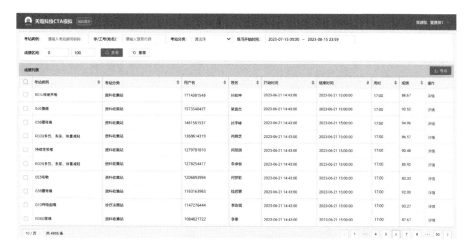

图 7-53　成绩管理界面

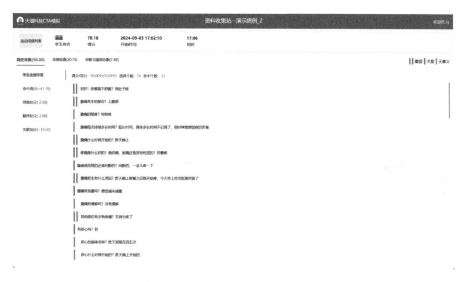

图 7-54　成绩管理病史采集模块界面

（4）诊断与鉴别诊断模块：命中得分，学生作答中命中的内容，同参考答案的对比展示；效率扣分，学生作答中非参考答案的诊断（图 7-56）。

三、学生操作路径

学生操作优先选择手机端。

（一）资料收集站

（1）用户登录：微信扫描病例二维码，进入病例，阅读病例的患者情况；授权手机号，首次使用 CTA 模拟小程序，需要授权手机号，以后再次使用无须再授权（图 7-57）。

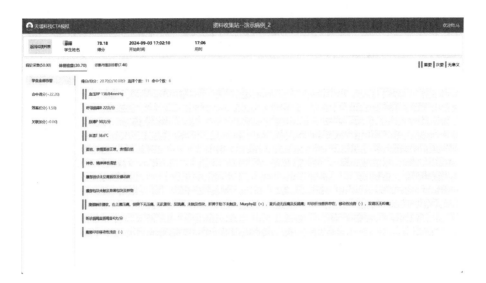

图7-55　成绩管理体格检查模块界面

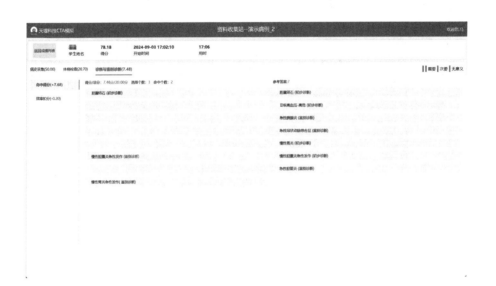

图7-56　成绩管理诊断模块界面

（2）病史采集：页面展示本站作答时长的倒计时，可搜索、可通过分类筛选问题，问诊过程中可随时添加初步印象诊断，可随时查看患者的基本信息（图7-58）。

（3）体格检查：操作方式同病史采集问诊（图7-59）。

（4）诊断与鉴别诊断：展示最高、最低数量；通过检索关键词的方式添加诊断，支持批量添加选择完成之后，点击确定选择即可添加诊断；对诊断进行分类；选择完成诊断并完成诊断分类，即可提交本站作答（图7-60）。

（5）成绩查询：展示总得分及各分模块满分和得分；展示作答与标答的对比，考生作答已命中的标记【命中】（图7-61）。

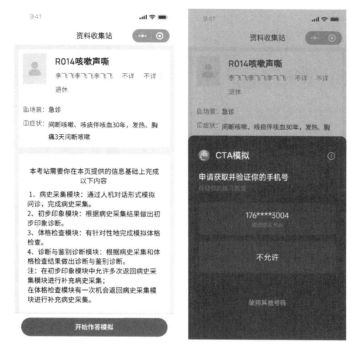

图 7-57　CTA 手机端资料收集站学生登录界面

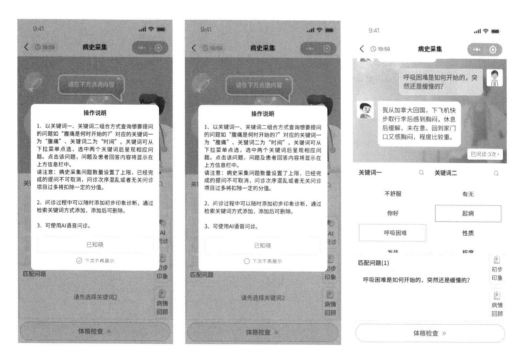

图 7-58　CTA 手机端资料收集站学生病史采集界面

（二）资料分析站

（1）患者信息：查看本站病例的患者信息，阅读完成之后，点击开始作答（图 7-62）。

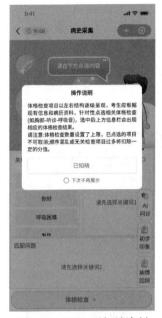

图 7-59　CTA 手机端资料
收集站学生体格检查界面

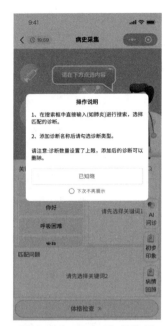

图 7-60　CTA 手机端资料
收集站学生诊断界面

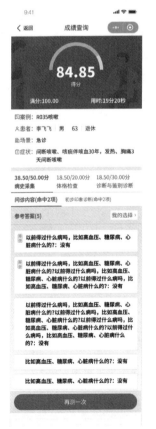

图 7-61　CTA 手机端资料
收集站学生成绩查询界面

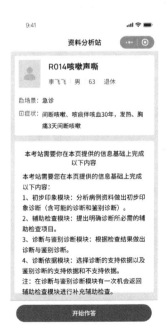

图 7-62　CTA 手机端资料
分析站学生查询患者信息界面

（2）病情回顾：查看患者的病史资料与体格检查资料，根据资料内容添加【初步印象诊断】（图7-63）。

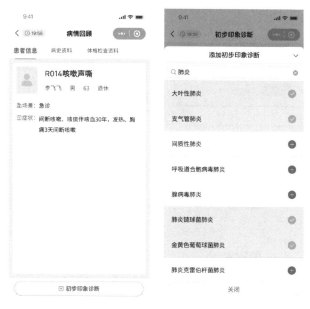

图7-63　CTA手机端资料分析站学生病情回顾界面

（3）辅助检查：选择需要检查，批量执行检查；执行检查后查看所选检查的报告；可继续添加检查；可随时查看诊疗日志（图7-64）。

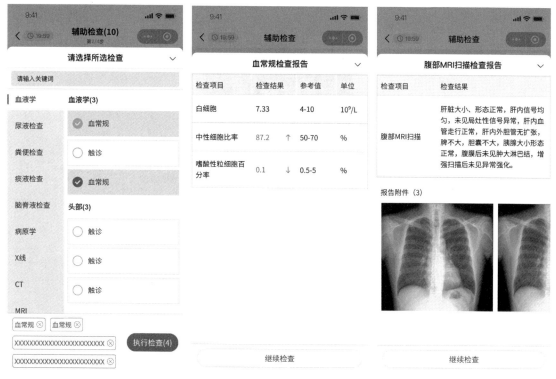

图7-64　CTA手机端资料分析站学生辅助检查界面

（4）诊断与诊断依据：添加诊断操作如资料收集站；对诊断进行分类；每个诊断选择对应的支持依据与不支持依据项（图7-65）。

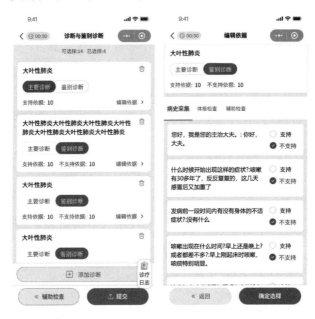

图7-65 CTA手机端资料分析站学生诊断界面

（5）成绩查询：展示总得分及各分模块满分和得分；展示作答与标答的对比，考生作答已命中的标记【命中】（图7-66）。

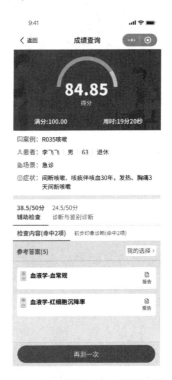

图7-66 CTA手机端资料分析站学生成绩查询界面

（三）诊疗决策站

（1）查看本站病例的患者信息，阅读完成之后，点击开始作答（图7-67）。

（2）病情回顾，给出诊断。查看患者的病史资料、体格检查资料、辅助检查资料，根据资料内容添加【诊断与鉴别诊断】，选择完成后展示在列表中，对诊断进行分类，可继续添加（图7-68）。

（3）进一步检查。添加方式同辅助检查，区别在于进一步展示每项的费用；展示合计费用，考生所做的全部检查费用（图7-69）。

（4）最后诊断：系统自动将诊断与鉴别诊断带入，将诊断分类，继续添加诊断（图7-70）。

（5）治疗方案：添加治疗方案，分类展示，可搜索关键词，列表查看已选治疗方案（图7-71）。

（6）成绩查询：展示总得分及各模块满分和得分；展示作答与标答的对比，考生作答已命中的标记【命中】（图7-72）。

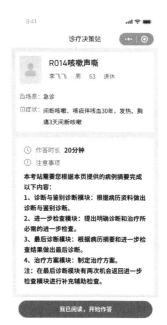

图7-67　CTA手机端诊疗决策站学生查询患者信息界面

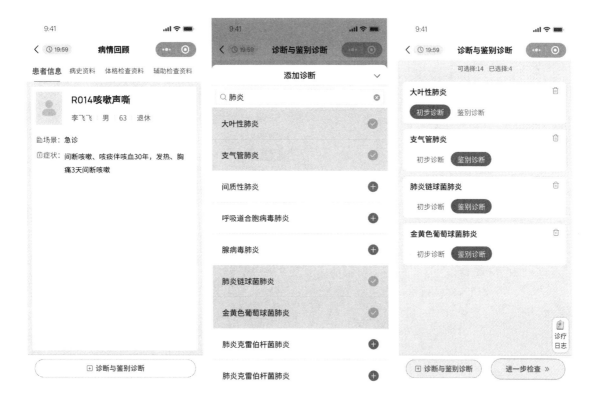

图7-68　CTA手机端诊疗决策站学生病情回顾与诊断界面

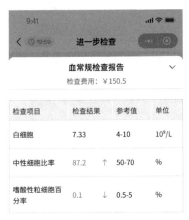
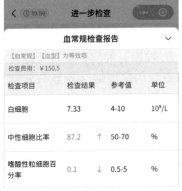
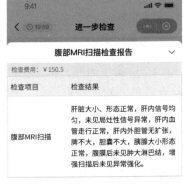

图 7-69　CTA 手机端诊疗决策站学生辅助检查界面

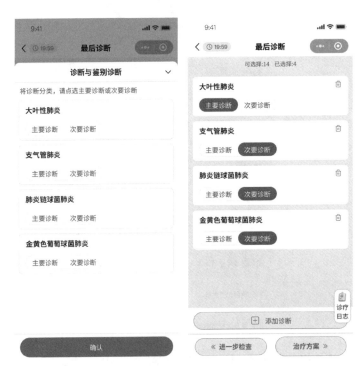

图 7-70　CTA 手机端诊疗决策站学生最后诊断界面

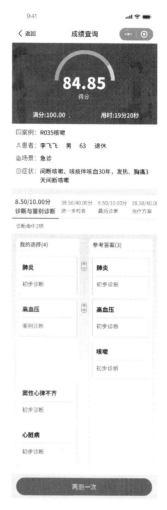

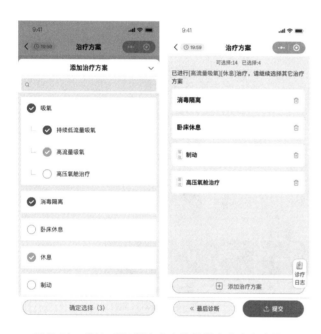

图 7-71 CTA 手机端诊疗决策站学生治疗方案界面

图 7-72 CTA 手机端诊疗
决策站学生成绩查询界面

（四）病程决策站

（1）查看本站病例的患者信息，阅读完成之后，点击开始作答（图 7-73）。

（2）病情回顾：查看患者的病史资料、体格检查资料、辅助检查资料；根据资料内容添加【辅助检查】（图 7-74）。

（3）辅助检查：选择需要检查，批量执行检查；执行检查后查看所选检查的报告；可继续添加检查；可随时查看诊疗日志（图 7-75）。

（4）治疗方案：选择治疗方案；对治疗方案的医嘱类型进行选择；长期医嘱项会带入下一病情变化的治疗方案中；选择实施治疗会判断是否参与演进（图 7-76）。

（5）病情变化：根据学生的治疗方案选择，会进入不同的病情变化；学生需要根据病情变化中患者状态的变化继续进行治疗；新的病情变化演进流程可能会包含病史采集、体格检查、辅助检查、治疗方案中的一项或多项（图 7-77）。

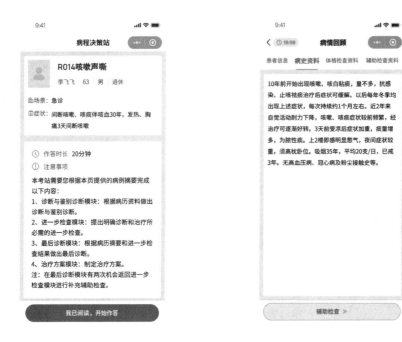

图 7-73　CTA 手机端病程决策站学生查询患者信息界面

图 7-74　CTA 手机端病程决策站学生病情回顾界面

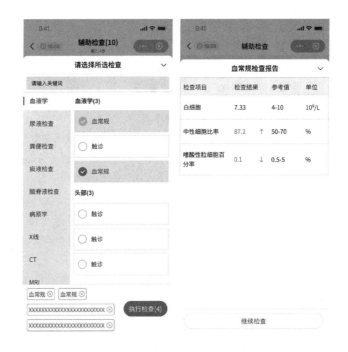

图 7-75　CTA 手机端病程决策站学生辅助检查界面

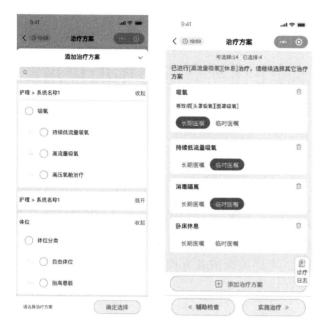

图 7-76　CTA 手机端病程决策站学生治疗方案界面

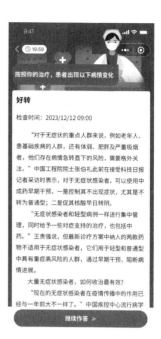

图 7-77　CTA 手机端病程决策站学生病情变化界面

四、布置作业

完成教师发布病例。

第八章　临床技能操作在社会服务中的应用

第一节　临床技能操作在暑假医学生
"三下乡"义诊活动中的应用

为了提高农村基础医疗水平，改善村民生活习惯，稳定高血压、糖尿病等慢性病和白内障、屈光不正、龋齿等五官科疾病的发病率，各个医学院校都有责任走进农村，服务农村，关爱儿童，深入推广卫生知识宣传教育，为村民提供各方面的医疗服务。在暑假医学生"三下乡"义诊活动中，临床技能操作在医疗专业组志愿者筛选、培训和服务村民中发挥着重要作用。

一、临床技能操作评价系统在志愿者招募中的应用

暑假"三下乡"实践队员的招募对象，一般面向的是大二及大三的临床医学专业学生。在对志愿者人员进行筛选时，临床技能操作是必不可少的检测项目之一。在考核项目选择时，要根据学生的已修学科及"三下乡"义诊活动项目的可行性进行设定。一般选择如测血压、视力检查等简单操作，具体参考本书第六章临床技能操作的评分标准，对学生操作技能进行筛选，同时，应更多地关注学生在操作过程体现出来的责任感、实践能力和协调组织能力。

二、临床技能规范化操作在志愿者培训中的应用

暑假"三下乡"义诊活动由于医疗条件及场地的限制，在对招募志愿者进行专业培训时，临床技能操作项目的选择需做到因地制宜。一般情况下，需要开展至少2次培训，一般选择的项目包括病史采集、血压测量、眼部检查（包括远视力检查、结膜巩膜检查、眼球运动检查）、口咽及扁桃体检查、心肺听诊、腹部触诊，有条件的可以进行心肺复苏、海姆利希手法、心电图检查和快速血糖测量的培训。对于中医专业和中西结合专业的学生，可以增加如针灸推拿、拔罐等中医专业技能培训项目。培训过程中，可以针对不同年级的学生进行不同项目的培训，如五官科相关检查可以由低年级志愿者完成。这样有的放矢地对志愿者进行培训，可以在短时间内获得较好的效果。

三、临床技能操作在服务村民中的应用

在"三下乡"义诊活动时，一般将活动地点设在当地的卫生所或社区服务中心，根据活动安排分组为病史采集组、内科组、外科组、中医内科组、五官科组、儿科组、体检组，每组均由一名临床医师带领3~4名实践志愿者组成，每位来诊村民由志愿者进行病史采集后分诊进入不同组别，由临床医师带领志愿者完成诊治，对于农村常见中老年疾病，如高血

压、冠心病、糖尿病、慢性阻塞性肺疾病、类风湿关节炎、脑卒中后遗症等，以及留守儿童常见五官科疾病如屈光不正、龋齿等的诊治，都应有充分的了解。在农村开展"三下乡"义诊活动，不仅可以让医学生近距离地接触临床，提高临床操作技能，还可以增加他们的临床经验，实现"早临床、多临床、反复临床"。鼓励同学把自己在校所学的先进科学的生活观念，在广大农村传播，我们应该紧密结合所学的医学专业技术知识，在农村开展多种形式的先进科技文化知识和生活观念的宣讲活动，从而提高农村人口的医疗观念和生活质量。同时为大学生了解中国国情，开启了一扇窗户。

第二节　医学生"三下乡"义诊活动策划

医学生"三下乡"义诊活动是积极响应国家医药卫生体制改革及 2023 年文化科技卫生"三下乡"义诊活动要求的义举。活动旨在践行"大健康"理念，通过宣传良好的生活习惯和健康管理，有效预防各类慢性疾病的发生。不断增强医疗服务的"广度""深度""温度"，提升群众的健康感、幸福感、获得感。本节以老年人、女性和儿童等人群为例，提供"三下乡"义诊活动方案策划参考，从目的、要求、方式、方法、进度等方面进行具体流程部署，具有很强的可操作性。

一、老年人义诊活动策划

（一）活动主题

×××××（例如："关爱老年人，关心健康"）。

（二）活动主办方

×××××（例如：××学校医学院）。

（三）活动时间

××年××月××日。

（四）活动目的

通过义诊向老年人普及高血压、糖尿病等慢性病预防的健康知识，为老年人进行血压测量，心肺听诊等基本体格检查，为已患慢性病的老年人提供诊疗方案和用药指导。继承和发扬敬老、爱老的传统美德，展现出当代大学生关心、尊重老年人的精神面貌。

（五）活动流程

1. 准备阶段
（1）拟定活动策划书。
（2）联系义诊地点主要负责人，待其许可，协商本次活动的各项具体安排及相关细节。
（3）取得学校领导的批准，并开出本次活动的许可证明。

2. 前期阶段
（1）制作宣传海报。

（2）动员志愿者参加。

（3）准备活动设备［如宣传横幅、医疗设备（如听诊器、血压仪等）、药品、健康知识手册、展架、患者统计表格、小礼品若干、健康档案等］。

3. 活动内容

（1）按通知的时间集合，统一前往义诊地点。

（2）布置活动现场（包括活动的桌椅布置、医疗设备、药物放置、横幅的悬挂、展架摆放）。

（3）有序地组织老年人进行血压测量、心肺听诊、中医脉诊等身体常规检查。

（4）发放药品和健康手册，进行慢性病预防的健康科普宣传。

4. 后期推广总结

（1）收集活动资料，写新闻稿宣传。

（2）做活动总结，对活动中暴露的不足和缺点加以讨论，以便改进。

（六）注意事项

（1）志愿者准时集合出发，统一返回，途中注意安全。

（2）志愿者要注意自身形象，展现当代大学生积极向上的精神风貌。

二、女性义诊活动策划

（一）活动主题

×××××（例如："关爱女性健康"）。

（二）活动主办方

×××××（例如：××学校医学院）。

（三）活动时间

××年××月××日。

（四）活动目的

为使女性权益得到更好的保护，医学生志愿者深入社区，深入乡镇，深入群众，开展义诊，提高女性的防病意识。针对女性常见"三高三癌"，即三种高发病：子宫肌瘤、乳腺病、宫颈疾病；三大癌症：乳腺癌、子宫颈癌、子宫内膜癌，开展健康卫生知识的宣传普及，倡导健康生活方式，增强女性身心健康自我检测和防范保护意识。并进行女性健康普查活动，给被普查者建立健康档案，为全面维护女性身心健康筑起一道健康屏障，让更多的女性得到关爱和帮助。

（五）活动流程

1. 准备阶段

同"老年人义诊活动策划"。

2. 前期阶段

（1）制作宣传海报。

（2）动员志愿者参加。

（3）准备活动设备［如宣传横幅、医疗设备（如 B 超仪）、药品、健康知识手册、展架、患者统计表格、小礼品若干、健康档案等］。

（4）邀请妇科医师、B 超医师及其他相关专业人员参与义诊活动。

3. 活动内容

（1）按通知的时间集合统一前往义诊地点。

（2）布置活动现场（包括活动的桌椅布置、医疗设备、药物放置、横幅的悬挂、展架摆放）。

（3）有序地组织女性进行妇科体格检查、B 超检查等。

（4）发放药品和健康手册，进行"三高三癌"预防的健康科普宣传。

4. 后期推广总结

同"老年人义诊活动策划"。

（六）注意事项

同"老年人义诊活动策划"。

三、儿童义诊活动策划

（一）活动主题

×××××（例如："关爱儿童身心健康"）。

（二）活动主办方

×××××（例如：××学校医学院）。

（三）活动时间

××年××月××日。

（四）活动目的

更好地关爱儿童生长发育，提高家长对儿童健康的认知，增强社会对儿童生长发育问题的关注，促进儿童身心的全面发展，为孩子们的健康成长保驾护航。

（五）活动流程

1. 准备阶段

同"老年人义诊活动策划"。

2. 前期阶段

（1）制作宣传海报。

（2）动员志愿者参加。

（3）准备活动设备［如宣传横幅、医疗设备（如体温计、体重秤、身高测量仪、视力表、口镜等）、健康知识手册、展架、患者统计表格、健康档案、小玩具、小礼品若干等］。

（4）邀请儿科医师、护士及其他相关专业人员参与义诊活动。

3. 活动内容

（1）按通知的时间集合，统一前往义诊地点。

（2）布置活动现场（包括活动的桌椅布置、医疗设备、横幅的悬挂、展架摆放、设立游戏区域）。

（3）有序地组织儿童进行体格检查和疾病诊断，包括量体温、量身高、测体重等常规检查项目，以及口腔检查、血压测量、视力、听力等专业检查项目，并给予相应的健康指导和建议。

（4）安排专家或医师对家长进行与儿童健康相关的讲座，内容包括儿童生长发育、营养健康、心理健康、儿童常见疾病的预防和处理方法等方面的知识。

（5）在活动现场设立游戏区域，为儿童提供与健康相关的娱乐游戏，如爱护视力、预防龋齿等，增加参与活动儿童的兴趣和互动，吸引他们和家长共同参与。

4. 后期推广总结

同"老年人义诊活动策划"。

（六）注意事项

同"老年人义诊活动策划"。

第九章 中医诊断学中的技法概览

第一节 总 论

中医诊断学是在中医学理论指导下，将研究诊法、诊病、辨证的基础理论、基本知识和基本技能相融合的一门学科。它是中医学专业的基础课程，发挥着基础理论与临床各科之间的桥梁作用，并在中医专业课程体系中占据主干地位。这门学科不仅要求理解并掌握理论知识，还强调临床操作的重要性，因此它是一门临床操作性很强的课程。中医诊断学中的技法主要包括望、闻、问、切四诊法，是中医诊察、收集病情资料的基本方法和手段。

望诊是指医师通过视觉对患者的全身、局部及排出物等方面进行有目的地观察，以了解健康状况，测知病情的方法。在全身望诊中，医师会关注患者的神、色、形、态4个方面，以期对患者病情的寒热虚实和轻重缓急等能获得一个总体的印象。局部望诊则是在全身望诊的基础上，主要通过对头面、五官、颈项、躯体、四肢、二阴及皮肤等部位进行深入、细致地观察，以测知相应脏腑的病变情况。另外，舌诊是观察患者舌质和舌苔的变化以诊察疾病的方法，是中医的特色诊法之一，实际上也属于局部望诊的内容。望排出物包括望分泌物、呕吐物及排泄物等。另外，儿科尚有望示指络脉的专门诊法。除了传统的望诊方法，现代中医学者一直致力于将中医诊断教学更好地与临床实践相结合。早在20世纪90年代，湖南中医药大学袁肇凯教授研制了BC-4型定量式光电血管容积仪，用于检测面色、脉象、舌象、甲诊的有关指标，从而系统开创了中医诊断学实验教学，丰富了中医望诊的内容，并能开拓学生科研思维、提高其实验技能、加深学生对诊法和辨证知识的理解。目前，爪甲望诊与甲襞微循环检测已成为湖南中医药大学《中医诊断实训》课程的重要内容。

闻诊是一种通过听声音和嗅气味以了解患者健康状况，诊察疾病的方法。听声音是指听辨患者言语气息的高低、强弱、清浊、缓急变化及咳嗽、呕吐、肠鸣等异常声响，以判断病变寒热虚实等性质的诊病方法。嗅气味是指嗅辨病体发出的异常气味、排出物及病室气味的方法。

问诊是一种医师通过对患者或陪诊者进行有目的地询问，以了解健康状态，诊察病情的方法。问诊的内容主要包括一般情况、主诉、现病史、既往史、个人生活史、家族史等。其中现病史中的现在症是问诊的重点，经历代医家不断补充、完善，归纳为10个方面，以"十问歌"的形式加以论述，得到广泛认同，为临床普遍采用。在问诊的过程中，需要抓住重点，全面询问，同时应边问边辨，问辨结合。湖南中医药大学朱文锋教授还成功研制文锋－Ⅲ中医（辅助）诊疗系统，将数学模型和"人机对话"技术应用到中医辨证思维和诊疗技能训练中，可以为医学生提供模拟训练的机会，帮助他们更好地掌握中医辨证思维和诊疗技能。湖南中医药大学已经将中医智能诊疗软件与操作作为中医诊断临床技能实训的重要内容之一。

　　切诊是医师用手指或手掌对患者的某些部位进行触、摸、按、压，从而了解病情，诊察疾病的方法。切诊主要包括脉诊和按诊。脉诊是中医的特色诊法之一，是医师通过手指对患者身体某些特定部位的动脉进行切按，体验脉动应指的现象，以了解健康状况或病情，辨别病证的一种诊察方法。近些年来，随着新材料技术及电子计算机技术的迅猛发展，以及其向医学领域的渗透，加速了脉诊客观化研究的步伐。目前脉图检测分析已经纳入湖南中医药大学《中医诊断实训》课程的教学内容。

　　中医诊断学中的技法与西医诊断学中的技法在许多方面都有共通之处。两者的目标是一致的，都致力于诊断疾病，为患者提供准确的诊断结果，从而指导后续治疗。同时，在诊断的过程中都会收集患者的病史、症状、体征等信息。在采集信息的方法方面，医师都主要是通过视觉、触觉、嗅觉、听觉、语言等观察、感受、了解患者的外在征象，为诊断和治疗提供重要的依据。此外，中医诊断学和西医诊断学都使用现代医疗技术来辅助诊断。当然，两者之间也有许多不同之处。中医诊断学主要依据中医理论和经验，通过望、闻、问、切等技法进行诊断；而西医诊断学则主要依据现代医学理论和科学技术，通过体格检查、实验室检查、影像学检查等技法进行诊断。中医诊断学注重整体观察和辨证施治，强调个体化的治疗；而西医诊断学则注重科学分析和客观证据，强调标准化的治疗。总之，中医诊断和西医诊断在理论基础、诊断方法、信息处理方式、疾病理解等方面都存在明显的差异和优劣势。然而，两者在临床实践中可以相互补充，为患者提供更全面、更准确地诊断和治疗。

第二节　中西医诊断实训报告对比

　　《诊断学》诊断实训报告以部位区别作为主线，强调体格检查的方法与技巧、正常表现与异常表现的区别，尤其是各种异常表现的临床意义。《中医诊断学》诊断实训报告以望、闻、问、切四诊为主线，强调四诊特点及临床意义。现以一般检查章节中部分项目的对比列举如下（表9-1）。

表 9-1　中西医诊断实训报告对比

观察内容	《诊断学》所属部分	《诊断学》中的描述	《中医诊断学》所属部分	《中医诊断学》中的描述
体温	生命体征	37 ℃	问诊 – 问寒热	恶寒发热、但寒不热、但热不寒、寒热往来
脉搏	生命体征	70 次/分	切诊 – 脉诊	从脉的位数形势 4 个方面进行分析描述，常见病理脉象 28 脉
呼吸	生命体征	16 次/分	望诊 – 望胸胁 闻诊 – 听声音 – 病变声音 – 呼吸	/
血压	生命体征	120/80 mmHg	/	/
发育	一般情况	正常、不良、超常	望诊 – 全身望诊 – 望形 – 形体强弱	体强、体弱

续表

观察内容	《诊断学》所属部分	《诊断学》中的描述	《中医诊断学》所属部分	《中医诊断学》中的描述
营养	一般情况	良好、中等、不良、过剩、恶病质	望诊－全身望诊－望形－形体强弱	体强、体弱
面容	一般情况	无病容、急性病容、慢性病容、其他	望诊－全身望诊－望神－神情	得神、少神、失神、假神
表情	一般情况	自如、痛苦、忧虑、恐惧、淡漠	望诊－全身望诊－望神－神情	得神、少神、失神、假神
体位	一般情况	自主、半卧位、被动、强迫体位	望诊－全身望诊－望态	动静姿态（坐形、卧式、立姿、行态）、异常动作（颤动、手足蠕动、手足拘急、四肢抽搐、角弓反张、循衣摸床、撮空理线、猝然跌倒、舞蹈病状）、疲惫姿态
步态	一般情况	正常、不正常	望诊－全身望诊－望态－行态	震动不宁、突然止步不前伴以手护心、以手护腰
神志	一般情况	清楚、嗜睡、模糊、昏迷、谵妄	望诊－全身望诊－望神－神乱	焦虑恐惧、淡漠痴呆、狂躁不安、猝然昏仆

第三节　病案示范

一、中医病案示例

患者，女，48 岁，2023 年 9 月就诊。

主诉：反复头晕 10 月余。

现病史：患者于 10 个月前无明显诱因出现头晕，呈天旋地转感，伴有恶心欲呕，无眼前黑蒙，无耳鸣耳聋，无肢体偏瘫、言语不利等不适，活动时加重，平卧休息后可自行缓解，患者未予重视。随后症状反复发作，头部剧烈摆动时容易诱发和加剧，频繁时每日多次发作，患者于当地医院就诊，给予活血通窍、止晕定眩等对症处理后症状无明显缓解，遂来我院就诊。现症见神清，精神倦怠，面色白，双下肢稍乏力，暂无头晕发作，无头痛，无恶心欲呕，无胸闷气促，夜寐欠安，纳差，小便尚可，大便溏稀，1~2 次/日。舌边有齿痕，苔白腻，脉弦滑。

既往史：否认高血压、糖尿病、心脏病等慢性疾病病史；否认乙型肝炎、结核等传染病病史；否认食物药物过敏史；否认手术外伤史；否认预防接种史。

中医诊断：眩晕。

辨证：风痰上扰证。

治法：健脾化痰，息风止眩。

处方：半夏白术天麻汤加减。

用药：法半夏 15 g，白术 15 g，天麻 15 g，党参 30 g，石菖蒲 15 g，茯苓 15 g，葛根 30 g，白芷 15 g，白芍 20 g，玉竹 20 g，砂仁 10 g（后下），大枣 15 g，炙甘草 5 g。

7 剂，水煎服，每日 1 剂，分 2 次温服。

二、西医病案示例

患者，女，48 岁，2023 年 9 月就诊。

主诉：反复头晕 10 月余。

现病史：患者自诉 10 个月前无明显诱因出现头晕，表现为旋转性眩晕，并伴有恶心欲呕，但无视物模糊、耳鸣、听力下降、肢体运动或言语障碍等。活动时头晕加重，经休息或平卧后可缓解。初期未予重视，但症状逐渐加重，严重时每日发作 5 ~ 6 次，特别是在头部剧烈摆动时易诱发和加剧。曾在当地医院就诊，经过扩血管、利尿脱水等对症治疗，但症状未见明显改善，遂来我院就诊。目前患者精神状态尚可，但略显倦怠，面色偏白，双下肢稍有乏力感，无头晕发作，无头痛、恶心、胸闷或气促等症状，但睡眠质量不佳，食欲差，每日 1 ~ 2 次，小便正常。

既往史：否认高血压、糖尿病、心脏病等慢性疾病病史；否认乙型肝炎、结核等传染病病史；否认食物药物过敏史；否认手术外伤史；否认预防接种史。

体格检查：T 36.5 ℃　P 80 次/分　R 16 次/分　BP 128/86 mmHg。

患者一般情况良好，生命体征平稳。神经系统查体未见明显异常，双下肢肌力、肌张力正常，无感觉障碍。

西医诊断：眩晕原因待查：良性阵发性位置性眩晕？前庭神经炎？梅尼埃病？

治疗：完善相关检查，包括头颅 MRI、前庭功能检查等，以明确眩晕病因，根据病因制定相应治疗方案。目前予以护胃等对症支持治疗。

第十章　医学临床技能教学实验中心制度与学生守则

第一节　医学临床技能教学实验中心建设管理制度

一、总则

为了加强医学临床技能教学实验中心的建设和规范管理，提高教学质量和办学效益，根据高等学校实验中心工作规程的精神，结合自身的具体情况，制定本规定。

二、任务

1. 医学临床技能教学实验中心统一承担全校医学实验教学任务，包括本科生基础课实验、专业课实验、综合实验等教学任务。

2. 努力提高教学质量，实验教学应培养学生创新意识和良好的实践习惯，努力培养实用型、创新型人才；培养学生医学临床专业技能和动手能力；培养学生中西医思维和独立思考能力；提高学生对医学知识综合、灵活运用的能力；培养学生实事求是的科学态度，准确、细致、整洁等良好的科学习惯及科学的思维方法；培养敬业、严肃认真、一丝不苟的工作精神，勤俭节约的优良作风，相互协作的团队精神。

3. 实验教学应当反映当前教学和科研的新成果，不断更新实验内容，不断改善教学方法。

4. 完成仪器设备的管理、维修，使仪器设备处于完好状态，积极开展实验装置的改进和科研工作。

5. 承担医学临床技能教学实验中心开放实验的管理。

三、管理

1. 实验中心在大学教务处的领导下，开展各项医学临床技能实践课程、医学临床技能考核、医学技能强化训练等日常实验教学活动，研究并处理实验中心建设、管理和开放中的相关问题。

2. 实验中心学术委员会由学校相关教授组成，学术委员会负责评审和决定实验中心的工作方向、发展目标、评价等。

3. 医学临床技能教学实验中心实行主任负责制，由实验中心主任具体负责管理与运作。实验中心主任安排实验技术人员和实验场地，保证完成各类实验教学任务。每门实验课程应有实验技术人员负责并提供固定场所，实验技术人员应接受实验教师在业务上的指导。

4. 实行大型仪器由实验中心组长专门管理，小型仪器由实验中心管理员专门管理，分级负责、责任到人、全面开放管理。

5. 实验中心仪器设备和材料、低值易耗品等物资的管理，按照仪器设备管理制度、低值易耗品管理制度、大型精密仪器设备管理制度、仪器设备损坏丢失赔偿制度、仪器设备出借管理制度等有关管理办法执行。

6. 实验指导教师由各教研室按相关要求统一安排，保证实验教师的资质。各教研室于每学期期末将下学期开设的所有实验课程的课程表及实验要求交实验中心。若实验中心有教学场地冲突，应服从实验中心统一安排；各教研室临时课程必须提前两周与实验中心联系，并将实验课表上交实验中心。

7. 实验中心向全校开放，大学校内任何单位、任何个人都要遵循大学各项规定，事先预约，取得上级部门批准，都可以使用实验中心的资源。

8. 实验中心致力于为全校师生提供教学、科研、开发的平台，并在工作上提供便利。凡要求利用本实验中心资源的师生，均需提出申请，由实验中心主任审查批准，并上报教务处审核后方可使用。

9. 实验中心建成之初，免费向全校师生开放；以后逐步过渡到校内师生科研、技能训练等收取部分耗材费用，具体规定由有关部门协商后经学校批准执行，同时，学校每年必须给予适当的运转费用，以保障实验中心易耗品、维修保养等费用能有较稳定的来源。

10. 实验中心按开放型的实验中心进行管理，让更多的学生可以参与实验，参与管理，从中受益，不断提高开放服务水平，鼓励和支持高年级本科生开展大学生科研项目的研究。

11. 实验教师应本着严谨、认真、负责的态度，严格按实验计划和实验中心管理要求进行工作，严禁随意调整实验课时间及缩短课时，凡未办理相关手续而串课、误课者，按教学事故处理。

12. 实验教师应提前10分钟到达实验中心，检查实验准备工作，进入实验中心应穿工作服，着装整洁、大方。严格要求学生，培养学生的实验动手能力，使学生养成良好的实验中心工作习惯。

13. 为加强实验室安全管理，对侵入性操作实施上报制度，说明实验课程名称、目的、注意事项，经教研室主任、二级学院教务科科长审批后报大学教务处备案。

四、实验中心工作人员职责

1. 实验中心工作人员应热爱本职工作，熟悉实验原理，熟悉所需要的仪器设备、药品等，熟悉实验技术人员及安全措施；掌握实验的工作方法和步骤。

2. 熟知实验中心的药品、仪器设备，要有计划、有目的地增添仪器设备，充分发挥每件仪器、设备的作用，做到物尽其用；了解各种仪器、药品的规格、性能，掌握使用方法；熟悉各类器材的保养和维修知识，对损坏的器材应及时维修，努力学习业务知识，提高业务水平。

3. 爱护仪器设备，正确使用，做好维护保养工作，定期对仪器、设备进行检测，发现故障及时安排维修，提高设备完好率，仪器设备出现故障时积极组织维修。

4. 制订学期工作计划，根据每学期实验工作任务，与有关实验教师一同制订出每个学期的实验安排及增添仪器设备、药品的计划。

5. 协助实验教师指导实验教学，每次实验前准备好实验所需的仪器设备、药品，做好预备实验；并积极与实验教师联系，共同完成实验教师的准备实验，在实验过程中，应协助指导教师指导实验教学工作。

6. 做好实验中心的管理工作。实验中心应健全教学仪器、药品、设备的验收、入账、报废、出借、领用、赔偿制度。定期进行实物清点，实验中心、准备室、储藏室必须清洁整齐。各种仪器、药品要分类编号存放。试剂必须有标签，各类仪器必须清洁干净。

五、实验教师工作职责

1. 实验教师应本着严谨、认真、负责的态度，严格按实验计划和实验中心管理要求进行工作，严禁随意调整实验课时间及缩短课时，凡未办理相关手续而串课、误课者，按教学事故处理。

2. 首次上课必须向学生宣读学生守则及实验中心各项规章制度。

3. 经常对学生进行实验操作的安全教育和爱护实验中心财产的教育。

4. 按照教学大纲和实验教学大纲，认真写好实验课教案，指导实验人员预做一般实验，亲自预做难度较大的实验，及时做好各项准备工作，保证实验顺利进行。

5. 对学生开出实验，应提前1周通知实验人员并提出实验方案及必要的器材清单，并协助实验技术人员做好准备工作。

6. 学生实验时，教师应主动和耐心地指导，坚守岗位，巡回指导，不得擅自离开实验中心，不得做与本次实验无关的事。上课认真讲解和指导，讲授简明扼要，突出重点，示教规范准确，指导应耐心细致，发现问题及时纠正。

7. 为加强实验室安全管理，对侵入性操作实施上报制度，说明实验课程名称、目的、注意事项，经教研室主任、二级学院教务科科长审批后报大学教务处备案。

8. 实验结束时，应督促学生保养仪器，整理内务，清扫场地，关好水电，清点设备器材。

9. 实验用仪器、设备交接手续清楚，下课后及时做好《实验教学记录本》的记录工作，以及督促学生填写《仪器设备使用登记本》。

10. 认真批阅学生实验报告并保存相关资料。

11. 支持并配合实验中心执行实验教学改革的相关事项。

六、实验中心安全卫生

1. 实验中心由专人负责实验中心仪器设备及人身的安全。

2. 加强四防（防火、防盗、防水、防事故）。

3. 实验前要全面检查安全，实验要有安全措施。若仪器设备在运行中，实验教学人员和实验教辅人员不得离开现场。

4. 易燃、易爆物品必须存放在安全处，严禁带电作业。

5. 如遇火警，除应立即采取必要的消防措施灭火外，应马上报警（火警电话为119），并立即向上级报告，火警解除后要注意保护现场。

6. 如有盗窃和事故发生，立即采取措施及时处理，不得隐瞒，应及时报告主管和保卫部门，并保护好现场。实验工作人员在学生做实验前必须熟悉实验内容、操作步骤及各类仪器的性能，严格执行操作规程，并做好必要的安全防护。

7. 进行有毒、有害、有刺激性物质或有腐蚀性物质操作时，应戴好防护手套、防护镜。

8. 实验中心内使用的空调设备、电热设备等的电源线，必须经常检查有否损坏，移动电气设备，必须先切断电源，电路或用电设备出现故障时，必须先切断电源后，方可进行检查。

9. 实验中心应配有各类灭火器，按保卫部门要求定期检查，实验中心人员必须熟悉常用灭火器材的使用。

10. 在实验中心及走廊里不准吸烟和吃食物，并禁止带食物进入实验中心。

11. 高压气体钢瓶的存放应满足实验环境条件的规定。

12. 下班前，实验中心人员必须检查操作的仪器及整个实验中心的门、窗和不用的水、电、气路，并确保关好。

13. 与实验中心无关的易燃、易爆等危险物品不得随意带入实验中心。

14. 实验教师及实验工作人员上岗时，应穿好工作服，着装整洁、大方。

15. 实验课结束后，废物要放入纸篓或废物箱内，保持教室整洁。

16. 实验中心产生的工作废物及医疗废物，应妥善处理，属剧毒或强致癌物质的，必须与保卫部取得联系并统一处理，其他废物应按有关规定处理。

第二节　医学临床技能教学实验中心学生守则

1. 学生必须按规定的时间到实验中心参加实验课，不得迟到、早退。实验前应做好预习。

2. 学生必须遵守实验中心的一切规章制度。上课过程中保持安静，禁止大声喧哗；禁止吸烟、随地吐痰、乱扔纸屑杂物等；禁止带食物进入实验中心。

3. 学生进入实验中心，应穿好工作服，着装整洁、大方。

4. 必须服从实验教师和管理人员的安排，做实验时，要爱护仪器设备，除指定使用的仪器外，不得随意乱动其他设备，实验用品不准挪作他用。不得擅自在实验中心多媒体设备内下载或安装软件等。

5. 各项临床技能训练要按有关制度和操作规范进行，爱护实验室各种模型，学生必须在指导教师的指导下，按操作规程进行学习，实验过程中不得擅自离开操作岗位。

6. 必须严格无菌操作，避免交叉感染，对有毒、有害物品及医疗废弃物必须在教师指导下进行处理，不准乱扔、乱放。

7. 实验过程中切实注意安全，出现事故时要保持镇静，迅速采取措施（包括切断电源、水源等），防止事故扩大，要注意保护现场并及时向指导教师报告。

8. 凡损坏或丢失仪器、设备、器皿、工具或实验材料超额消耗者，应主动说明原因并接受检查，写出损坏情况报告或填好报废单，根据规定和损坏具体情况及时接受处理。

9. 节约水、电和药品，实验完毕，应及时清洁实验室，把洗净的仪器，工具放回原处，并检查仪器、物品及水、电、煤气，并报告指导教师或管理人员，经同意后才能离开。

10. 实验中心内一切物品，未经本中心负责人批准，严禁携出室外。

11. 课外时间到实验室进行实验，要提前预约，实验中心主任批准，并报教务处备案，在指导教师或实验室技术人员的指导下进行实验。

参考文献

［1］万学红，卢雪峰．诊断学［M］.9 版．北京：人民卫生出版社，2018.

［2］陈红，郝长来．诊断学基础［M］.4 版．北京：北京大学医学出版社，2016.

［3］葛均波，徐永健，王辰．内科学［M］.9 版．北京：人民卫生出版社，2019.

［4］成战鹰，王肖龙．诊断学基础［M］.2 版．北京：人民卫生出版社，2017.

［5］万学红，陈红．临床诊断学［M］.3 版．北京：人民卫生出版社，2015.

［6］马克·斯沃茨．诊断学：问诊与查体［M］.7 版．北京：中国协和医科大学出版社，2015.

［7］蒋钰，李春明．临床基本技能学［M］.北京：人民卫生出版社，2019.

［8］陈翔，吴静．湘雅临床技能培训教程［M］.2 版．北京：高等教育出版社，2019.

［9］唐惠芳，任妹．医学生临床实践教学教程［M］.北京：科学出版社，2021.

［10］丁建中，刘明军，吴力群，等．2021 中医执业医师资格考试实践技能指导用书（具有规定学历师承或确有专长）［M］.北京：中国中医药出版社，2021.

［11］阿虎医考研究组，吴春虎，李烁．2021 中医执业医师资格考试实践技能拿分考典［M］.北京：中国中医药出版社，2020.

［12］医学教育网，叶冬，孔德全．2023 国家医师资格考试临床执业（助理）医师实践技能步骤图解［M］.昆明：云南科学技术出版社，2021.

［13］曾学军，沙悦，黄晓明．北京协和医院内科临床思维基本功释例［M］.北京：中国协和医科大学出版社，2013.

［14］医师资格考试指导用书专家编写组．2023 临床执业医师资格考试实践技能指导用书［M］.北京：人民卫生出版社，2022.